实用呼吸内科学

主 编　薛真真[等]

吉林科学技术出版社

图书在版编目（CIP）数据

实用呼吸内科学 / 薛真真等主编. -- 长春 : 吉林科学技术出版社, 2022.4

ISBN 978-7-5578-9264-7

Ⅰ. ①实… Ⅱ. ①薛… Ⅲ. ①呼吸系统疾病—诊疗 Ⅳ. ①R56

中国版本图书馆 CIP 数据核字(2022)第 088453 号

实用呼吸内科学

主　　编　薛真真等
出 版 人　宛　霞
责任编辑　史明忠
封面设计　金熙腾达
制　　版　金熙腾达
幅面尺寸　185mm×260mm
字　　数　430 千字
印　　张　18.75
印　　数　1-1500 册
版　　次　2022年4月第1版
印　　次　2023年3月第1次印刷

出　　版　吉林科学技术出版社
发　　行　吉林科学技术出版社
地　　址　长春市福祉大路5788号
邮　　编　130118
发行部电话/传真　0431-81629529 81629530 81629531
81629532 81629533 81629534
储运部电话　0431-86059116
编辑部电话　0431-81629518
印　　刷　三河市嵩川印刷有限公司

书　　号　ISBN 978-7-5578-9264-7
定　　价　129.00元

前　　言

呼吸系统疾病严重危害人民的生命健康，一直是最主要的致死和致残的原因之一，近二十年来得到了世界各国卫生工作者的高度重视。随着现代医学科技发展日新月异，循证医学成果不断推陈出新，各种新理论、新设备、新技术不断涌现，大大地提高了呼吸疾病的诊治水平。因此，将近年来全球在呼吸系统领域的最新研究进展和规范化诊疗策略进行梳理，系统地介绍给呼吸系统专业的学生和广大从事呼吸疾病诊疗的第一线工作者是十分必要的。为此，我们结合国内外参考资料编写了《实用呼吸内科学》一书。

本书首先介绍了呼吸系统概述和呼吸内科常见症状及其护理；然后重点介绍了各种呼吸系统疾病鉴别诊疗与护理，包括呼吸系统感染性疾病、慢性阻塞性肺病、支气管哮喘与支气管扩张、呼吸窘迫综合征、弥散性间质性肺疾病、肺血管疾病、胸膜疾病、同期调节功能障碍疾病；继而对呼吸系统重危疾病诊疗进行了介绍，包括呼吸衰竭、肺动脉高压、纵隔疾病、膈肌疾病、肺癌和新型冠状病毒肺炎；最后对呼吸内科常用检查与治疗术进行了介绍。全书体例清晰、明确，内容具有基础性、专业性、指导性及可操作性等特点，贴近临床，注重实用，对呼吸系统疾病临床诊治与护理相关基础理论和应用可供广大医务人员，尤其呼吸专业人员参考。

本书编写过程中，得到了多位同道的支持和关怀，他们在繁忙的医疗、教学和科研工作之余参与撰写，在此表示衷心的感谢。

由于时间仓促，专业水平有限，书中存在的不妥之处和纰漏，敬请读者和同道批评指正。

编　者

2022 年 2 月

目　录

第一章　呼吸系统概述 …… 1

第一节　呼吸系统解剖生理 …… 1
第二节　肺通气换气的生理功能 …… 9
第三节　血液中气体的运输功能 …… 23
第四节　呼吸的调节功能 …… 26
第五节　肺的免疫系统 …… 32

第二章　呼吸内科常见症状及其护理 …… 39

第一节　呼吸困难 …… 39
第二节　咳嗽与咳痰 …… 42
第三节　胸痛 …… 45
第四节　咯血 …… 47

第三章　呼吸系统常见疾病诊疗与护理（一） …… 51

第一节　呼吸系统感染 …… 51
第二节　慢性阻塞性肺疾病 …… 63
第三节　支气管哮喘与支气管扩张 …… 75
第四节　呼吸窘迫综合征 …… 99

第四章　呼吸系统常见疾病诊疗与护理（二） …… 109

第一节　弥散性间质性肺病 …… 109
第二节　肺血管疾病 …… 139
第三节　胸膜疾病 …… 166
第四节　通气调节功能障碍疾病 …… 182

第五章　呼吸系统重危疾病诊疗 …… 193

第一节　呼吸衰竭 …… 193
第二节　肺动脉高压 …… 205
第三节　纵隔疾病 …… 214

第四节　膈肌疾病 …… 227
第五节　肺癌 …… 235
第六节　新型冠状病毒肺炎 …… 245

第六章　呼吸内科常用检查与治疗术 …… 249

第一节　可弯曲支气管镜检查术 …… 249
第二节　支气管肺泡灌洗术 …… 266
第三节　内科胸腔镜 …… 269
第四节　呼吸支持术及呼吸科相关操作 …… 273

参考文献 …… 291

第一章　呼吸系统概述

第一节　呼吸系统解剖生理

呼吸系统（respiration system）由呼吸道和肺组成。呼吸道包括鼻、咽、喉、气管及支气管等。通常称鼻、咽、喉为上呼吸道，气管和各级支气管为下呼吸道。肺由实质组织和间质组织组成，前者包括支气管树和肺泡；后者包括结缔组织、血管、淋巴管、淋巴结和神经等。呼吸系统的主要功能是进行气体交换，即吸入氧，排出二氧化碳。此外还有发音、嗅觉、神经内分泌，协助静脉血回心和参与体内某些物质代谢等功能。

一、鼻

鼻（nose）是呼吸道的起始部，分三部分，即外鼻、鼻腔和鼻旁窦。鼻又是嗅觉器官。

1. 外鼻（external nose）

是以鼻骨和鼻软骨为支架，外被皮肤、内覆黏膜，位于面部中央的呼吸器官。分为骨部和软骨部。软骨部的皮肤因其富含皮脂腺和汗腺，成为痤疮、酒渣鼻和疖肿的好发部位。外鼻与额相连的狭窄部称鼻根，鼻根与鼻尖之间为鼻背，外鼻前下端的隆起部位为鼻尖，鼻尖向两侧半圆形隆起部称鼻翼（nasal ala），呼吸困难的患者有鼻翼翕动的症状。

2. 鼻腔（nasal cavity）

是呼吸道起始部，顶部窄，底部宽，前后狭长的腔隙。是由骨和软骨及其表面被覆的黏膜和皮肤构成。鼻腔内衬黏膜并被鼻中隔分为两半，向前借鼻孔通外界，向后借鼻后孔通鼻咽部。每侧鼻腔又借鼻阈分为鼻前庭和固有鼻腔。每侧鼻腔又借鼻阈分为鼻前庭和固有鼻腔。鼻阈为鼻前庭上方的弧形隆起，是皮肤和黏膜的交界处。鼻前庭由皮肤覆盖，富有皮脂腺和汗腺，生有鼻毛，鼻毛有滤过和净化空气的功能，鼻前庭为疖肿的好发部位，且因其缺少皮下组织，故在发生疖肿时疼痛剧烈。

3. 鼻旁窦（paranasal sinuses）

是含气颅骨开口于鼻腔的骨性腔洞，分别位于额骨、筛骨、蝶骨和上颌骨内。窦壁内衬黏膜并与鼻腔黏膜相移行。有温暖、湿润空气及对发音产生共鸣的作用，又称副鼻窦。

（1）额窦（frontal sinus）：位于额骨额鳞的下部内，左右各一，呈三棱锥体形。底向下，尖向上，中隔常偏向一侧，大小不一。中国人和额窦平均高 3.2cm，宽 2.6cm，前后深度为 1.8cm。额窦口在窦底部通筛漏斗，开口于中鼻道。

（2）筛窦（ethmoidal sinuses）：鼻腔外侧壁上部与两眶之间筛骨迷路（ethmoidal labyrinth）内有海绵状的小气房，每侧 3 ～ 18 个。按部位分为前筛窦、中筛窦和后筛窦。前筛窦气房数 1 ～ 6 个，中筛窦的气房有 1 ～ 7 个，两者均开口于中鼻道；位于筛骨迷路后部的后筛窦，开口于上一鼻道。因其与视神经管毗邻，后筛窦的感染向周围蔓延，可引起视神经炎。

（3）蝶窦（sphenoidal sinus）：蝶骨体内的含气的腔洞，位于鼻腔上部的后方，与后筛窦为邻。容积平均 7.5mL，被中隔分为左、右两腔，窦口直径 2 ～ 3mm，分别开口于左、右蝶筛隐窝。

（4）上颌窦（maxillary）：位于上颌骨体内，近似三角形的腔洞。成人上颌窦平均高 3.3cm、宽 2.3cm、长 3.4cm，容积平均为 14.67mL，分 5 个壁。前壁为上颌骨体前面的尖牙窝，骨质薄；后壁与翼腭窝毗邻；上壁即眶下壁；底壁即上颌骨的牙槽突，常低于鼻腔下壁。因上颌第前磨牙、第 1 和第 2 磨牙根部与窦底壁邻近，只有 1 层薄的骨质相隔，有时牙根可突入窦内。此时 1 牙根仅以黏膜与窦腔相隔，故牙病与上颌窦的炎症或肿瘤可互相累及。内侧壁即鼻腔的外侧壁，由中鼻道和大部分下鼻道构成。上颌窦开口于中鼻道的半月裂孔，开口处直径平均 3mm，上颌窦因开口位置较高，分泌物不易排出，窦腔积液时，应采用体位引流。

二、喉

喉（larynx），是呼吸的管道，又是发音的器官，主要由喉软骨和喉肌构成。上界是会厌上缘，下界为环状软骨下缘。借喉口通喉咽部，以环状软骨气管韧带连接气管。成年人的喉位于第 3 ～ 6 颈椎前方。其前方自浅入深有皮肤、颈筋膜、舌骨下肌群等成层排列，其后方为咽，两侧有颈血管、神经和甲状腺侧叶。

1. 喉软骨

喉的支架由甲状软骨、环状软骨、会厌软骨和成对的杓状软骨等喉软骨构成。

（1）甲状软骨（thyroid cartilage）：形似盾牌，为最大的喉软骨。位于环状软骨与会厌软骨之间，构成喉的前壁和侧壁，由前缘互相愈着的呈四边形的左、右软骨板组成。融合处称前角（anterior horn），前角上端向前突出，称喉结，在成年男子尤为显著。喉结上方有呈“V”形的切迹，称上切迹（superior notch）。左、右软骨板的后缘游离并向上、下方突起，分别称上角和下角。上角较长，借韧带与舌骨大角相连；下角较短，与环状软骨相关节。

（2）环状软骨（cricoid cartilage）：喉软骨中唯一完整的软骨环，位于甲状软骨的下方。由前部低窄的环状软骨弓（cricoid arch）和后部高阔的环状软骨板（cricoid lamina）构成。板上缘两侧各有一杓关节面（arytenoid articular surface）。环状软骨弓平对第6颈椎，弓与板交界处有甲关节面（thyroid articular surface）。环状软骨的作用是支撑呼吸道，保持其畅通，损伤会导致喉狭窄。

（3）会厌软骨（epiglottic cartilage）：一个薄而具有弹性的树叶状软骨板，位于舌骨体后方。上宽下窄，呈树叶状，下端借甲状会厌韧带连于甲状软骨前角内面的上部。会厌软骨被覆黏膜构成会厌（epiglottis），为喉口的活瓣，吞咽运动时，喉随咽上提并向前移动，会厌封闭喉口，阻止食团入喉并引导食团进咽。

（4）杓状软骨（arytenoid cartilage）：坐落于环状软骨板上缘两侧，形似三棱椎体形，成对的喉软骨。分为一尖、一底、两突和3个面。它与环状软骨底之间有关节面，底面有向前伸出的突起称声带突（vocal process），为声韧带附着处；向外侧伸出的突起称肌突（muscular process），大部分喉肌附着其上。

2. 喉的连接

喉的连接分喉软骨间的连接及舌骨、气管与喉之间的连接。

（1）甲状舌骨膜：位于甲状软骨上缘与舌骨之间的结缔组织膜。其中部增厚称甲状舌骨正中韧带。连接甲状软骨上角和舌骨大角的韧带为甲状舌骨外侧韧带，其内常含有麦粒软骨。

（2）环甲关节：由环状软骨的甲关节面和甲状软骨下角的环状软骨关节面构成的联合关节。在环甲肌牵引下，甲状软骨在冠状轴上能做前倾运动。前倾使甲状软骨前角与杓状软骨间距变大、声带紧张；复位时，两者间距变小、声带松弛。

（3）环杓关节：由环状软骨板上缘外侧部的杓关节面和杓状软骨底的关节面构成喉软骨间连接。杓状软骨可沿该关节垂直轴做旋内与旋外运动。旋内使声带突互相靠近，缩小声门；旋外使声带突互相分开，开大声门。环杓关节还可做向前、后、内侧、外侧等各方向上的滑动。

（4）方形膜：起于甲状软骨前角后面和会厌软骨两侧缘，向后附着于杓状软骨前内侧缘。构成喉前庭外侧壁的基础。上缘强厚，包被杓状会厌襞，下缘游离称前庭韧带，即室韧带。

（5）弹性圆锥：喉腔内呈圆锥形的弹性结缔组织膜，又称环声膜或环甲膜。起于甲状软骨前角内面，呈扇形向后、向下止于杓状软骨声带突和环状软骨上缘。其上缘游离增厚，紧张于甲状软骨至声带突之间，称声韧带，较前庭韧带厚而短。其中部弹性纤维增厚称环甲正中韧带。急性喉阻塞时，为抢救患者生命可在环甲正中韧带处进行穿刺，以建立暂时性通气道。当紧急切开弹性圆锥进行抢救时，注意勿损伤环甲动脉吻合弓。声韧带连同声带肌及覆盖于其表面的喉黏膜一起，称为声带。

（6）环状软骨气管韧带：为连接环状软骨下缘和第 1 气管软骨环的结缔组织膜。

3. 喉肌

发音的动力器官，系横纹肌。具有紧张或松弛声带、缩小或开大声门裂以及缩小喉口等作用。按其部位分内、外两群；按其功能分声门开大肌和声门括约肌。

（1）环甲肌：唯一的一对喉外肌群。起于环状软骨弓前外侧面，肌束斜向后上方，止于甲状软骨下角和下缘。环甲肌收缩将增加甲状软骨前角与杓状软骨间距，紧张并拉长声带。

（2）环杓喉肌：成对，起于环状软骨板后面，斜向外上方，止于同侧杓状软骨的肌突。该肌收缩能使环杓关节在垂直轴上旋转，拉肌突转向后内下，使声带突转向外上，开大声门裂，紧张声带。

（3）环杓侧肌（lateral cricoarytenoid muscle）：起于环状软骨弓上缘和弹性圆锥的外面，自甲状软骨的内侧向后上方斜行，止于杓状软骨肌突的前面。该肌收缩牵引肌向前下方运动，使声带突转向内侧，使声门裂变窄。

（4）甲杓肌：起于甲状软骨前角后面，向后止于杓状软骨外侧面。上部肌束位于前庭韧带外侧，收缩能缩短前庭襞；下部肌束位于声襞内，声韧带的外侧，称声带肌。收缩使声襞变短并松弛。

（5）杓肌：杓肌位于喉的后壁，包括杓横肌、杓斜肌和杓会厌肌。

4. 喉腔

由喉软骨、韧带、纤维膜、喉肌和喉黏膜等共同围成的管腔。上起自喉口，与咽相通；下通气管，与肺相连。喉腔侧壁有上、下两对鞘膜皱襞，上方的一对称前庭襞，下方的一对称声襞。借上述两对皱襞将喉腔分为前庭襞上方的喉前庭，声襞下方的声门下腔，前庭襞和声襞之间的喉中间腔。

（1）喉口：喉腔的上口。由会厌上缘、杓状会厌襞和杓间切迹共同围成。连接杓状软骨尖与会厌软骨侧缘的黏膜皱襞称杓状会厌襞。

前庭襞喉腔侧壁上有一对矢状位、呈粉红色的黏膜皱襞，连于甲状软骨前角后面与杓状软骨声带突上方的前内侧缘之间。两侧前庭襞之间的裂隙称前庭裂，较声门裂宽。声襞喉腔侧壁下有一对呈白色的黏膜皱襞。张于甲状软骨前角后面与杓状软骨声带突之间，它较前庭襞更突向喉腔。

（2）喉前庭：位于喉口与前庭襞之间，上宽下窄呈漏斗状的部分喉腔。前壁中下分附着有会厌软骨茎，附着处的上方有呈结节状隆起，称会厌结节。

（3）喉中间腔：为喉腔中声襞与前庭襞之间的部分。向两侧经前庭襞与声襞间的裂隙至喉室。声带由声韧带、声带肌和喉黏膜构成。声门裂是位于两侧声襞及杓状软骨底和声带突之间的裂隙，比前庭裂长而窄，是喉腔最狭窄之处。声门裂前 2/3 在两侧声带之间，称膜间部；后 1/3 位于两侧杓状软骨底和声带突之间，称软骨间部。声带和声门裂合称为声门。

（4）声门下腔：声襞与环状软骨下缘之间的部分喉腔。其黏膜下组织疏松，感染时易发生喉水肿，尤以婴幼儿更易发生急性喉水肿而致喉梗死，造成呼吸困难。

三、气管与支气管

1. 气管

气管位于喉与气管杈之间的通气管道。成人男、女性气管平均长分别为 10.31cm 和 9.71cm。气管起自环状软骨下缘约平第 6 颈椎体下缘，向下至胸骨角平面约平第 4 胸椎体下缘处，分叉形成左、右主支气管。其全长以胸廓上口为界，分为颈部和胸部。在气管杈的内面，有一矢状位向上的半月状嵴，称气管隆嵴，略偏向左侧，是支气管镜检查时判断气管分叉的重要标志。

气管由黏膜、气管软骨、平滑肌和结缔组织构成。气管软骨由 14 ～ 17 个呈“C”形缺口向后的透明软骨环构成。气管软骨后壁缺口由气管的膜壁封闭，该膜壁由弹性纤维以及平滑肌构成的气管肌构成。甲状腺峡多位于第 2 ～ 4 气管软骨环前方，气管切开术常在第 3 ～ 5 气管软骨环处施行。

2. 支气管

气管分出的各级分支。其中一级分支为左、右主支气管，二级分支为肺叶支气管，三级分支为肺段支气管，如此反复分支达 23 ～ 25 级直至肺泡管。

（1）右主支气管：气管杈与右肺门之间的通气管道。男性平均长 2.1cm，女性平均长 1.9cm。其外径男性平均长 1.5cm，女性平均为 1.4cm。气管中线与主支气管下缘间夹角称嵴下角，男性右嵴下角平均为 21.96°，女性平均为 24.7°。

（2）左主支气管：气管杈与左侧肺门之间的通气管道、男性平均长 4.8cm，女性平均长 4.5cm。其外径男性平均长 1.4cm，女性平均长 1.3cm。男性左嵴下角平均为 36.4°，女性平均为 39.3°。

左、右主支气管的区别：前者细而长，夹角大，斜行，通常有 7 ～ 8 个软骨环；后者短而粗，夹小，走行相对直，通常有 3 ～ 4 个软骨环，经气管坠入的异物多进入右主支气管。

四、肺

肺为呼吸系统中最重要的器官，位于胸腔内。坐落于膈肌的上方、纵隔的两侧。肺的表面覆盖着胸膜，透过胸膜可见许多呈多角形的小区，称肺小叶，如感染称小叶性肺炎。生活状态下的正常肺呈浅红色，质柔软呈海绵状，富有弹性，成人的肺质量约等于本人质量的 1/50，男性肺质量平均为 1000 ～ 1300g，女性肺质量平均为 800 ～ 1000g。健康成年男性左、右两肺的空气容量为 5000 ～ 6500mL，女性小于男性。

1. 肺的形态

两肺外形不同，右肺宽而短、左肺狭而长。肺呈圆锥形，包括一尖、一底、三面、三缘。肺尖即肺的下端，钝圆，经胸廓上口突入颈根部，在锁骨中内1/3交界处向上伸至锁骨上方达2.5cm。肺底即肺的下面，坐落于膈肌之上，受膈肌压迫肺底呈半月形凹陷。肋面即肺的外侧面与胸廓的侧壁和前、后壁相邻。纵隔面即内侧面，与纵隔相邻，其中央为椭圆形凹陷，称肺门或第一肺门。肺门为支气管、血管、神经和淋巴管等出入的门户，它们被结缔组织包裹，称肺根。两肺根内的结构排列自前向后依次为：上肺静脉、肺动脉、主支气管。两肺根的结构自上而下排列不同，左肺根的结构自上而下为：肺动脉、左主支气管、下肺静脉；右肺根的结构自上而下为：上叶支气管、肺动脉、肺静脉。膈面即肺底，与膈相毗邻。前缘为肋面与纵隔面在前方的移行处；较锐利，左肺前缘下部有心切迹，切迹下方有一突起称左肺小舌。后缘即肋面与纵隔面在后方的移行处，位于脊柱两侧的肺沟内。下缘为膈面、肋面与纵隔面的移行处，其位置随呼吸运动变化有显著变化。

肺借叶间裂分叶，左肺的叶间裂为斜裂，由肺门的后上斜向前下，将左肺分为上、下两叶。右肺的叶间裂包括斜裂和水平裂，将右肺分为上、中、下3叶。肺的表面有被毗邻器官压迫形成的压迹或沟。例如：两肺门前下方均有心压迹；右肺门后方有食管压迹，上方有奇静脉沟；左肺门后方有胸主动脉，上方毗邻主动脉弓。

2. 胎儿肺与成人肺的区别

胎儿和未曾呼吸过的新生儿肺不含空气，比重较大（1.045 ～ 1.056），可沉于水底。有过肺通气者因肺含空气，肺的比重较小（0.345 ～ 0.746），能浮出水面。这一点在法医学鉴定中非常具有实用价值。

3. 支气管树

在肺门处，左、右主支气管分出2级支气管，进入肺叶，称为肺叶支气管。左肺有上叶和下叶支气管；右肺有上叶、中叶和下叶支气管。肺叶支气管经第二肺门进入肺叶后，陆续再分出次级支气管，即肺段支气管。全部各级支气管在肺叶内如此反复分支直达肺泡管，共分23 ～ 25级，形状如树，称为支气管树。

4. 支气管肺段

每一肺段支气管及其分布区域的肺组织在结构上和功能上均为一个独立的单位，称支气管肺段，又称肺段。肺段呈圆锥形，尖端朝向肺门，底面朝向肺的表面，通常左、右肺各有10个肺段。有时因左肺出现共干肺段支气管，例如后段与尖段、前底段与内侧底段支气管形成共干，此时左肺只有8个支气管肺段。每个支气管肺段由一个肺段支气管分布，相邻支气管肺段间隔以肺静脉属支及疏松结缔组织。由于支气管肺段结构和功能的相对独立性，临床可以支气管肺段为单位进行手术切除。

5. 支气管及肺段的血液供应

肺动脉起自肺动脉杈，是运送血液至肺进行气体交换的功能性血管，分左肺动脉和右肺动脉。在肺门其分支先位于支气管前方，再转向后方。在肺内的分支多与支气管的分支伴行，直至分支进入肺泡隔，包绕肺泡壁形成肺泡毛细血管网。

支气管动脉是指主动脉弓及胸主动脉供应支气管的较细分支，为肺的营养血管，通常有 1 ～ 4 支。左侧主要起自胸主动脉和主动脉弓，右侧主要来自第 3 ～ 5 肋间后动脉。在肺门处支气管动脉互相吻合，交通成网，并伴随肺叶支气管走行进入肺叶内，由支气管肺段门进入支气管肺段内，形成 1 ～ 3 支肺段支气管动脉。支气管动脉最终在支气管壁的外膜和黏膜下层形成供应支气管的毛细血管网。经支气管动脉的介入疗法目前已成为治疗肺肿瘤的方法之一。

五、胸膜

胸膜衬覆于胸壁内面、膈上面、纵隔两侧面和肺表面等部位的一层浆膜。依据衬覆部位不同，将胸膜分为壁胸膜与脏胸膜。脏、壁两层胸膜间密闭、狭窄、呈负压的腔隙称胸膜腔。脏、壁两层胸膜在肺根表面及其下方互相移行，在两肺根下方两层胸膜的移行处融合，形成三角形的皱襞，称肺韧带。

1. 壁胸膜

覆盖胸壁内面、纵隔两侧面、膈上面及突至颈根部胸廓上口平面以上的胸膜部分称壁胸膜。按其衬覆部位不同分为以下四部分。

（1）肋胸膜：衬覆于肋、胸骨、肋间肌、胸横肌及胸内筋膜等诸结构内面的壁胸膜。其前缘位于胸骨后方，后缘达脊柱两侧，下缘以锐角反折移行为膈胸膜，上部移行至胸膜顶。

（2）膈胸膜：覆盖于膈上面的壁胸膜，与膈紧密相贴、不易剥离。

（3）纵隔胸膜：衬覆于纵隔两侧面的壁胸膜，其中部包裹肺根并移行为脏胸膜。纵隔胸膜向上移行至胸膜顶，下缘与胸膜相移行，前、后缘连接肋胸膜。

（4）胸膜顶：肋胸膜和纵隔胸膜向上的延续，突至胸廓上口平面以上，与肺尖表面的脏胸膜相邻。在胸锁关节与锁骨中、内 1/3 交界处之间，胸膜顶高出锁骨上方为 1 ～ 4cm。

2. 脏胸膜

覆盖于肺表面，并伸入至叶间裂内的一层浆膜。因其与肺实质连接紧密故又称肺胸膜。

3. 胸膜腔

脏、壁两层胸膜在肺根处相互移行，两者之间围成一个封闭的、潜在的胸膜间隙，左、右各一，呈负压，互不相通。胸膜腔是一个潜在的间隙，其内仅有少许浆液，可减少摩擦。

4. 胸膜隐窝

不同部分的壁胸膜反折并相互移行处的胸膜腔，即使在深吸气时，肺缘也达不到其内，故称胸膜隐窝。包括肋膈隐窝、肋纵隔隐窝和膈纵隔隐窝等。

（1）肋膈隐窝：肋胸膜与膈胸膜反折形成的一个半环形间隙，左右各一。是诸胸膜隐窝中位置最低、容量最大的部位。深度可达两个肋间隙，胸膜腔积液常先积存于肋膈隐窝。

（2）肋纵隔隐窝：覆盖心包表面的纵隔胸膜与肋胸膜相互移行处，在胸膜腔前方形成的隐窝，肺前缘不能伸入。因左肺前缘有心切迹，故左侧肋纵隔隐窝较大。

（3）膈纵隔隐窝：位于膈胸膜与纵隔胸膜之间，由于心尖向左侧突出而形成，故该隐窝仅存在于左侧胸膜腔。

5. 胸膜与肺的体表投影

各部壁胸膜相互移行反折之处称胸膜反折线。肋胸膜与纵隔胸膜前缘的反折线是胸膜前界；与其后缘的反折线是胸膜后界；而肋胸膜与膈胸膜的反折线则是胸膜下界。

（1）胸膜前界体表投影：上端起于锁骨中、内 1/3 交界处上方约 2.5cm 的胸膜顶，向内下斜行，在第 2 胸肋关节水平，两侧互相靠拢，在正中线附近垂直下行。右侧于第 6 胸肋关节处越过剑肋角与胸膜下界相移行。左侧在第 4 胸肋关节处转向外下方，沿胸骨的左侧缘 2 ～ 2.5cm 的距离向下行，在第 6 肋软骨后方与胸膜下界相移行。因此左、右胸膜前界的上、下分彼此分开，中间部分彼此靠近。胸膜上部在第 2 胸肋关节平面以上胸骨柄后方，两侧胸膜前反折线之间呈倒三角形区，称胸腺区。儿童胸腺区较宽，容纳胸腺；成人胸腺区较窄，内有胸腺遗迹和结缔组织。胸膜下部在第 4 胸肋关节平面以下两侧胸膜反折线互相分开，形成位于胸骨体下部和左侧第 4、5 肋软骨后方的三角形区称心包区。此区心包前方无胸膜遮盖，因此，左剑肋角处是临床进行心包穿刺术的安全区。

右侧胸膜的下界前内侧端起自第 6 胸肋关节的后方，左侧胸膜的下界内侧端则起自第 6 肋软骨后方。两侧胸膜下界起始后分别斜向左一、右侧胸下部的外下方，它们在锁骨中线与第 8 肋相交，腋中线与第 10 肋相交，肩胛线与第 11 肋相交，最终止于第 12 胸椎高度。

（2）肺的体表投影：两肺下缘的体表投影相同，在同一部位肺下界一般较胸膜下界高出两个肋的距离。在锁骨中线处肺下缘与第 6 肋相交，腋中线处与第 6 肋相交，肩胛线处与第 8 肋相交，再向内于第 11 胸椎棘突外侧 2cm 左右向上与其后缘相移行。

六、纵隔

纵隔为左、右两侧纵隔胸膜间全部的器官、结构和结缔组织的总称。纵隔稍偏左，上窄下宽、前短后长，呈矢状位。其前界为胸骨，后界为脊柱胸段，两侧为纵隔胸膜，上界是胸廓上口，下界是膈。纵隔分区方法较多，解剖学常用四分法。该方法是在胸骨角水平面将纵隔分为上纵隔和下纵隔。下纵隔又以心包为界，分为前、中、后纵隔。

1. 上纵隔

上纵隔是胸骨角平面以上的纵隔部分。其上界为胸廓上口，下界为胸骨角至第 4 胸椎体下缘的平面，前方为胸骨柄，后方为第 1 ～ 4 胸椎体。上纵隔内自前向后有胸腺、左和右头臂静脉、上腔静脉、膈神经、迷走神经、喉返神经、主动脉弓及其三大分支及其后方的气管、食管、胸导管等。

2. 下纵隔

下纵隔是指胸骨角平面以下的纵隔部分。上界为上纵隔的下界，下界是膈，左、右侧为纵隔胸膜。下纵隔分 3 部分，心包前方与胸骨体之间为前纵隔，心包连同其包裹的心脏所在的部位为中纵隔，心包后方与脊柱胸段之间为后纵隔。

（1）前纵隔：位于胸骨体与心包之间，非常狭窄，只容纳胸腺或胸腺遗迹、纵隔前淋巴结、胸廓内动脉纵隔支、疏松结缔组织及胸骨心包韧带等，是胸腺瘤、皮样囊肿和淋巴瘤的好发部位。

（2）中纵隔：位于前、后纵隔之间，容纳心脏及出入心的大血管，如升主动脉、肺动脉干、上腔静脉根部、肺动脉及其分支、左、右肺静脉、奇静脉末端及心包、心包膈动脉、膈神经和淋巴结等。中纵隔是心包囊肿的多发部位。

（3）后纵隔：位于心包与脊柱胸部之间，容纳气管杈及左、右主支气管、食管、胸主动脉及奇静脉、半奇静脉、胸导管、交感干胸段和淋巴结等。纵隔内结缔组织及其间隙向上经胸廓上口、向下经主动脉裂孔及食管裂孔，分别与颈部和腹部的结缔组织及其间隙相互延伸，因此纵隔气肿可向上蔓延达颈部，向下蔓延至腹膜后间隙。后纵隔为支气管囊肿、神经瘤、主动脉瘤与膈疝等的多发部位。

第二节　肺通气换气的生理功能

肺和胸廓是人类呼吸系统中的重要器官。在中枢神经的控制下，呼吸肌发生节律性收缩，使胸廓容量发生周期性变动，进而引起肺内压改变，驱动气体出入肺，实现肺通气过程。

一、西医学对于肺的生理功能的认识

（一）肺通气

肺通气是肺与大气之间的气体交流。实现肺通气的结构包括呼吸道、肺泡和胸廓等。呼吸道是沟通肺泡与外界联系的气流通道，肺泡是气体交换的场所，而胸廓的节律运动犹如“通气泵”，则是实现肺通气的动力。气体进出肺取决于两方面的因素：一是推动气体流动的动力；二是阻止其流动的阻力。前者必须克服后者方能实现肺通气。

1. 肺通气的动力

呼吸运动是实现肺通气的原动力。胸廓活动引起肺容积及肺内压的周期性变化，形成了肺内压与大气压差，是导致气体进出肺的直接动力。

胸膜腔的密闭是保证肺能随胸廓的容积变化而扩大或缩小。胸膜腔负压可保持肺的扩张状态，并促进血液、淋巴液回流。

2. 肺通气的阻力

肺通气的阻力来源于呼吸器官本身（包括肺和胸廓）的弹性阻力和通气过程中形成的非弹性阻力（包括气道阻力、慢性阻力和组织的黏滞阻力）。平静呼吸时，弹性阻力是主要因素。

在呼吸过程中，随着肺容量的变化，气道阻力会发生周期性变化。吸气时肺泡扩大，小气管拉开，口径增大，阻力减小；呼气时发生相反变化，阻力增大。因此支气管哮喘患者呼气要比吸气更为困难。

3. 肺通气能力的评价

了解肺通气的简单方法是用肺量计记录进出肺的气量。

（1）肺容量

肺容量指肺容纳气体的量，随着呼吸运动而变化。

1）潮气量（TV）：指平静呼吸时，吸入或呼出的气量。平静呼吸时，正常成人潮气量为 400 ～ 600mL。

2）补吸气量（IRV）：指平静吸气末再尽力吸气所能吸入的气量。正常成人补吸气量为 1500 ～ 2000mL。

3）补呼气量（ERV）：指平静呼气末再尽力呼气所能呼出的气量。正常成人补吸气量为 900 ～ 1200mL。

4）余气量（RV）和功能余气量（FRC）：余气量指最大呼气末肺内所余留的气体量。

正常成人余气量为 1000 ～ 1500mL。平静呼气末，肺内所余留的气体量称为功能余气量。它实际是余气量与补呼气量之和。正常成人功能余气量为 2000 ～ 2500mL。增加见于肺气肿，减少见于肺纤维化。

5）肺总容量（TLC）：指肺所能容纳的最大气量。正常成人男性肺总容量约为 5000mL，女性肺总容量约为 3500mL。

（2）肺活量

1）肺活量（VC）：指最大吸气后，再用力呼气，所能呼出的最大气量。它实际是潮气量、补吸气量和补呼气量之和。正常成人男性肺活量约为 3500mL，女性肺活量约为 2500mL。一般运动员、重体力劳动者肺活量较大。肺活量可作为肺通气功能好坏的指标之一，但其个体差异较大，适宜做自身比较。

2）时间：肺活量指用力吸气后再用力并以最快的速度呼出，在头几秒钟所呼出的气体量占肺活量的百分数。正常成人第 1、第 2、第 3 秒所呼出的气量及其各占用力肺活量的百分率，正常分别为 83%、96%、99%，即正常人在 3 秒内基本上可呼出全部肺活量的气体。阻塞性肺气肿呼出时间延长，胸廓受限、肺不张时往往提前。时间肺活量是测定肺通气功能的最佳指标。

（3）肺通气量

1）每分通气量：指每分钟进或出肺的气体总量。每分通气量 = 潮气量 × 呼吸频率。正常成人平静呼吸潮气量约为 500mL，呼吸频率为 12 ～ 18 次 /min，故每分通气量为 6 ～ 9L。若 >10L 表示通气过度，而通气量 < 3L 表示通气不足。

2）每分最大通气量：指以最快的速度和尽可能深的幅度进行呼吸时的每分通气量。它代表单位时间内肺的全部通气能力充分发挥时的通气量，是估计一个人能进行多大运动量的重要生理指标。最大通气量一般可达 70 ～ 150L/min。

3）肺泡通气量：在通气过程中由于鼻、咽、喉、气管、支气管等对气体交换来说是无效的，这部分称为解剖无效腔，正常成年人约 150mL。因此，肺泡通气量等于（潮气量—无效腔气量）× 呼吸频率。从肺泡气体更新的角度看，适度的深而慢的呼吸比浅而快的呼吸更有利于气体交换。

（二）气体交换

肺泡与肺毛细血管血液之间 O_2 和 CO_2 的交换称为肺换气；血液与组织细胞之间 O_2 和 CO_2 的交换称为组织换气，均通过扩散的方式进行。气体扩散的条件是呼吸膜和细胞膜对气体分子的通透性。

1. 气体交换原理

组成气体各自的压力就称为该气体的分压。在液体中的气体分压也称气体张力。气体分子从分压高处向分压低处运动，称为气体扩散。肺泡气、血液和组织内的 PO_2（P 表示压力，下同）和 PCO_2 各不相同，彼此间的分压差，决定着气体扩散的方向。

2. 气体交换过程

在肺泡处，肺泡内 PO_2 13.83kPa（104mmHg）高于静脉血中 PO_2 5.32kPa（400mmHg），所以 O_2 从肺泡扩散入血；肺泡内 PCO_2 25.32kPa（40mmHg）低于静脉血中 PCO_2 6.12kPa（46mmHg），所以静脉血中 CO_2 扩散入肺泡中，结果静脉血变成动脉血。

在组织处，由于组织细胞在代谢过程中不断消耗 O_2 并产生 CO_2，因此组织中的 PO_2 4.0kPa（30mmHg）低于动脉血 PO_2 13.3kPa（100mmHg），所以 O_2 透过毛细血管壁向组织中扩散；而组织中 PCO_2 6.65kPa（50mmHg）高于动脉血中 PCO_2 5.32kPa（40mmHg），所以 CO_2 由组织扩散入血。于是动脉血又变成了静脉血。

3. 影响气体交换的因素

（1）呼吸膜：是肺换气的结构基础，其通透性、厚度以及面积都会影响气体交换的效率。呼吸膜包括 6 层结构：肺表面活性物质的液体层、肺泡上皮细胞层、上皮基膜间隙、毛细血管基膜和毛细血管内皮细胞层。正常成人呼吸膜的有效面积约 $70m^2$，厚度约 0.6μm，通透性好，气体易于扩散通过。

气体扩散速度与呼吸膜面积成正比，与呼吸膜的厚度成反比。在某些病理情况下，如肺纤维化、肺水肿等使呼吸膜增厚，肺不张、肺炎、肺气肿等使呼吸膜面积减少，这些均可降低气体扩散速率，减少气体扩散量，影响气体交换效率而导致呼吸困难。

（2）通气 / 血流比值：即每分肺泡通气量（***V***）与每分肺血流量（***Q***）的比值。正常成人安静时，每分肺泡通气量约为 4.2L，每分心输出量约为 5L，***V/Q***=0.84，此时气体交换效率最高。若肺泡通气不足，而肺泡周围的血流量正常，则 ***V/Q*** 值下降，血液不能进行充分的氧合，称为功能性短路；若肺泡通气量正常，而流经肺泡周围的血流量不足，则 ***V/O*** 值升高，肺泡通气过剩，不能充分与血流进行交换，致使肺泡无效腔增大。

（三）气体在血液中的运输

气体在血液中的运输形式为物理溶解和化学结合。虽然溶解形式 O_2 和 CO_2 很少，但很重要。在肺或阻止换气时，进入血液的 O_2、CO_2 先溶解，提高分压，再产生化学结合；O_2、CO_2 从血液释放时，也是溶解的先逸出，分压下降，结合的再分离出来，补充失去的溶解气体。溶解的和结合的两者之间处于动态平衡。

1.O_2 的运输

（1）物理溶解：血液中物理溶解的量与氧分压成正比。当动脉血 PO_2 为 13.3kPa（100mmHg）时，每 100mL 血液中溶解 O_2 为 0.3mL，约占血液 O_2 含量的 1.5%。

（2）化学结合：O_2 主要与血红蛋白（Hb）结合。在每 100mL 动脉血中，以化学结

合形式存在的 O_2 可达 20mL，约占血液总 O_2 含量的 98.5%。O_2 与 Hb 结合有以下一些重要特征：①反应快、可逆、不需酶催化，受 PO_2 影响；② Fe^{2+} 与 O_2 结合是氧合，不是氧化；③ 1 分子 Hb 可以结合 4 分子 O_2；④ Hb 与 O_2 结合与解离的曲线呈 S 形。

（3）影响 Hb 与 O_2 亲和力的因素：氧分压、二氧化碳分压、血液酸碱度、温度、2.3-二磷酸甘油酸等因素影响着 Hb 与 O_2 亲和力。当 pH 值降低，PO_2 升高，温度升高时，Hb 对氧的亲和力减弱，O_2 容易解离被组织细胞摄取利用；反之，O_2 不易解离，从而使血液 O_2 运输量增加。

HbO_2 呈鲜红色，去氧血红蛋白呈紫蓝色。如果毛细血管床血液含去氧 Hb 达 50g/L 以上，则皮肤、甲床或黏膜出现蓝色，称为发绀，是一种缺 O_2 的标志。CO_2 与 Hb 的亲和力是 O_2 的 250 倍，因此，CO_2 中毒时，形成大量的一氧化碳血红蛋白（CO-Hb），使血液呈樱桃红色，机体严重缺氧，但不出现发绀。

2.CO_2 的运输

（1）物理溶解：CO_2 溶解度较 O_2 约大 24 倍，但也仅占血液中 CO_2 总量的 5% 左右。因此，CO_2 主要运输方式是化学结合。

（2）化学结合：CO_2 的化学结合有两种形式：形成碳酸氢盐，约占血液中 CO_2 总量的 88%；生成氨基甲酸血红蛋白，约占总量的 7%。

（3）影响Hb与CO_2亲和力的因素：主要是PO_2值，当PO_2升高时，携带CO_2能力下降；反之携带能力升高。原因主要是由于去氧 Hb 比氧合 Hb 能结合更多的 H^+，还能形成氨基甲酸血红蛋白。故在组织中静脉血能携带更多的 CO_2，而在肺部则释放 CO_2。

二、中医学对于肺的生理功能的认识

中医藏象理论认为，人体是一个有机的整体，构成人体的各个组成部分之间在结构上不可分割，在生理上相互协调、互为补充，在疾病上则相互影响。人体的生命活动是以脏腑为根本，以经络为联系，将人体的脏与脏、脏与腑、脏腑与体表各个组织器官纵横地联系起来，构成一个有机的五脏系统。因此，人体在结构上是以五脏为中心，通过经络系统，把六腑、五体、五官、九窍、四肢百骸等全身组织器官联系成有机的整体，并通过精、气、血、津液的作用，共同完成机体的各种功能活动。所以，肺的功能与人体五脏六腑都有密切关系。

（一）肺的生理特征

肺为华盖，肺为娇脏，是肺的两个方面的生理特性。肺气的宣发和肃降既是肺气运动的基本形式，又是肺的生理特性之一。

1. 肺为华盖

“华盖”原指古代帝王的车盖。《黄帝内经》喻为肺脏。《素问·病能论》说：“肺者藏之盖也。”肺位于胸腔，覆盖五脏六腑之上，位置最高，因而有“华盖”之称。肺居高位，又能行水，故称为“水之上源”。肺覆盖于五脏六腑之上，又有宣发卫气于体表，具有保护诸脏免受外邪侵袭的作用，故《素问·痿论》说“肺者，脏之长也”；《灵枢·九针论》说：“肺者五脏六腑之盖也。”由于肺位最高，与外界相通，故温邪外侵，首先被犯：肺又外合皮毛，风寒燥湿外袭，皮毛受邪，亦内合于肺。故肺为诸邪易侵之脏。

2. 肺为娇脏

这是对肺的解剖形态特点、生理病理特征的概括。称肺为娇脏的原理，主要有两个方面。①肺易受外邪的侵犯，其他脏腑病变亦常累及于肺。邪从口、鼻、皮毛而入，是外邪侵犯人体的主要途径。因为肺的位置最高，开窍于鼻，直接与外界相通，而且又外合皮毛，所以外邪侵犯人体，肺首当其冲。此外，肺为百脉朝会之所，与脏腑、气血在功能上联系密切。所以其他脏腑或气血的病变，也易波及于肺，增加了肺对许多疾患的易发生性。②肺为清虚之脏，不耐邪侵。肺一旦受到邪气的侵犯，就会导致肺气宣降运动失常而发生病变。正因为肺既易受到邪气的侵犯，又不耐邪气侵犯，故称为“娇脏”。无论外感、内伤或其他脏腑病变，皆可病及于肺而发生咳嗽、气喘、咯血、失音、肺痨、肺痿等病症。若娇嫩之肺脏一旦被邪侵犯，治疗当以“治上焦如羽，非轻不举”为法则，用药以轻清、宣散为贵，过寒过热过润过燥之剂皆所不宜。

3. 主宣发与肃降

（1）肺主宣发：指肺气具有向上升宣和向外周布散的作用。肺气宣发的生理作用，主要体现在3个方面：①呼出体内的浊气；②将脾所转输来的津液和水谷精微中较清轻的部分上输头面诸窍，外达于皮毛肌腠；③宣发卫气于皮毛肌腠，以温分肉、充皮肤、肥肌腠、司开合，将代谢后的津液化为汗液并控制和调节其排泄。

（2）肺主肃降：指肺气具有向内、向下清肃通降的作用。肺气肃降的生理作用，主要体现在3个方面：①吸入自然界的清气，并将吸入之清气与谷气相融合而生成的宗气向下布散至脐下，以资助元气；②将脾转输至肺的津液及水谷精微中较稠厚的部分向下向内布散于其他脏腑以濡润之；③将脏腑代谢后产生的浊液下输于肾和膀胱，成为尿液生成之源；④肺的肃降，有助于大肠的传导，肺气清肃下降，气畅津输，使大肠气顺便通，肺失宣肃，无以行清肃之令，则见大便干结或便秘不畅。换句话说，肺主肃降，是指肺气宜清宜降。“肃”，有清肃之意，由于肺居胸部以及肺在体内所起的作用（如司呼吸、主气、主治节、通调水道等），决定了肺气必须在清肃下降的情况下，才能保持其正常的功能活动。

肺气的宣发和肃降，是相互制约、相互为用的两个方面。宣发与肃降协调，则呼吸均匀通畅，水液得以正常地输布代谢，所谓“水精四布，五经并行”。宣发与肃降失调，则见呼吸失常和水液代谢障碍。一般说来，外邪侵袭，多影响肺气的宣发，导致肺气不宣为主的病变；内伤及肺，多影响肺气的肃降，导致肺失肃降为主的病症。宣发与肃降失常又是相互影响，同时并见的。如外感风寒首先导致肺的宣发功能障碍而出现胸闷、鼻塞、恶寒发热、无汗等症，同时也可引起肺的肃降功能失常而伴有咳嗽喘息。

（二）手太阴肺经是肺脏象体内外沟通的重要渠道

经络，是指经脉和络脉的总称，是运行全身气血，联络脏腑形体官窍，沟通上下内外，感应传导信息的通络系统，是人体结构的重要组成部分。经络作为人体组织结构的名称，最早见于《内经》。《灵枢·本藏》说："经脉者，所以行血气而营阴阳，濡筋骨利关节者也。"《灵枢·海论》曰："夫十二经脉者，内属于腑脏，外络于肢节。"均指出经络是一种运行气血，沟通联系脏腑肢节及上下内外的通道。

经络系统的组成中，还包含了其连属部分。经络对内连属各个脏腑，对外连于筋肉皮肤而称为经筋和皮部。

经筋，是十二经脉之气"结、聚、散、络"于筋肉、关节的体系，为十二经脉的附属部分，具有连缀百骸、维络周身、主司关节运动的作用。

皮部，是十二经脉功能活动反映于体表的部位，也是络脉之气散布之所在。《素问·皮部论》说："凡十二经络脉者，皮之部也。"十二皮部的分布区域，是以十二经体表的分布范围为依据，把全身皮肤划分为十二部分，分属于十二经脉。《素问·皮部论》说："欲知皮部以经脉为纪者，诸经皆然。"故凡经络者，皆可沟通其脏象体内外（包括直接和间接）。《灵枢·经脉》曰："肺手太阴之脉，起于中焦，下络大肠，还循胃口，上膈属肺，从肺系横出腋下，下循臑内，行少阴心主之前，下肘中，循臂内上骨下廉，入寸口，上鱼，循鱼际，出大指之端；其支者，从腕后直出次指内廉，出其端。"《灵枢·经别》曰："手太阴之正，别入渊腋少阴之前，入走肺，散之太阳，上出缺盆，循喉咙，复合阳明。"

且肺在体合皮，其华在毛，在窍为鼻，在志为悲，在液为涕。手太阴肺经为手阳明大肠经之属，络于肺，与大肠相为表里。

肺之于皮毛则"宣五谷味、熏肤、充身、泽毛，若雾露之溉"。

皮毛之于肺则能宣散肺气，以调节呼吸；皮毛受邪可内合于肺。皮毛为表，手阳明大肠为里，手太阴经所循，得以沟通肺脏象体内外。

（三）肺脏象的生理功能

肺的主要功能是主气，司呼吸，主行水，朝百脉，主治节。

1. 主气，司呼吸

肺主气，首见于《黄帝内经》。《素问·五藏生成篇》曰："诸气者，皆属于肺。"肺主气，包括主呼吸之气和主一身之气两个方面。

肺主呼吸之气即是指肺是体内外气体交换的场所，通过肺的呼吸，吸入自然界的清气，呼出体内的浊气，实现了体内外气体的交换。通过不断的呼浊吸清，吐故纳新，促进气的生成，调节气的升降出入运动，从而保证了人体新陈代谢的正常运行，维持人体的生命活动。

肺主一身之气是指一身之气都归属于肺，由肺所主。肺主一身之气，首先体现于气的生成方面，特别是宗气的生成，主要是靠肺吸入的清气与脾胃运化的水谷精气相结合而成。其次，还体现于对全身气机的调节作用，肺有节律地一呼一吸，对全身之气的升降出入运动起着重要的调节作用。肺的呼吸均匀通畅，节律一致，和缓有度，则各脏腑经络之气升降出入运动通畅协调。

肺主一身之气和呼吸之气，实际上都基于肺的呼吸功能。肺的呼吸调匀是气的生成和气机调畅的根本条件。如果肺的呼吸功能失常，势必影响一身之气的生成和运行。若肺丧失了呼吸功能，清气不能吸入，浊气不能排出，则新陈代谢停止，人的生命活动也就终结了。

2. 主行水

肺主行水，是指肺气的宣发、肃降作用推动和调节全身水液的输布和排泄。《素问·经脉别论》称“通调水道”。通，即疏通；调，即调节；水道，是水液运行和排泄的道路。肺的通调水道功能，是指肺的宣发和肃降对体内水液的输布、运行和排泄起着疏通和调节的作用。通过肺的宣发，不但将津液和水谷精微宣发至全身，而且主司腠理的开合，调节汗液的排泄；通过肺的肃降，将体内的水液不断地向下输送，而成为尿液生成之源，经肾和膀胱的气化作用，生成尿液而排出体外。可见，肺的宣发和肃降，不但能使水液运行的道路通畅，而且在维持机体水液代谢平衡中发挥着重要的调节作用，所以说，“肺主行水”。又因为肺为华盖，在五脏六腑中位置最高，参与调节全身的水液代谢，故清汪昂所著《医方集解》称“肺为水之上源”。如果肺主行水的功能减退，可发生水液停聚而生痰、成饮，甚至水泛为肿等病变。

3. 朝百脉，主治节

肺朝百脉，是指全身的血液能通过百脉流经于肺，经肺的呼吸，进行体内外清浊之气的交换，然后再通过肺气宣降作用，将富有清气的血液通过百脉输送到全身。

全身的血脉均统属于心，心气是血液循环运动的基本动力。而血液的运行，有赖于肺气的推动和调节，即肺气具有助心行血的作用。肺通过呼吸运动，调节全身气机，从而促进血液运行。故《素问·平人气象论》说：“人一呼脉再动，一吸脉亦再动。”《难经·一难》说：“人一呼，脉行三寸。一吸，脉行三寸。”同时，肺吸入的自然界清气与脾胃运化而来的水谷之精所化的谷气相结合，生成宗气，而宗气有“贯心脉”以推动血液运化的作用。肺气充沛、宗气旺盛、气体调畅，则血运正常。若肺气不足，虚弱，壅塞，不能助心行血，则可导致心血运行不畅，甚至血脉淤滞出现心悸、胸闷、唇青舌紫等症；反之，心气虚衰或心阳不振，心血运行不畅，也能影响肺气的宣通，出现咳嗽、气喘等症。

肺主治节，是指肺气具有治理调节肺之呼吸及全身之气、血、水的作用。《素问·灵兰秘典论》曰：“肺者，相傅之官，治节出焉。”肺主治节的生理作用主要表现在4个方面。一是治理调节呼吸运动：肺气的宣发与肃降作用协调，维持通畅均匀的呼吸，使体内外气体得以正常交换。二是调理全身气机：通过呼吸作用，调节一身之气的升降出入，保持全身气体调畅。三是治理调节血液的运行：通过肺朝百脉和气的升降出入运动，辅佐心脏，推动和调节血液的运行。四是治理调节津液代谢：通过肺气的宣发和肃降，治理和调节全身水液的输布与排泄。由此可见，肺主治节，是对肺的主要生理功能的高度概括，《中医基础理论》将之概括为治节呼吸，调理气机，辅心行血，和通调水道4个方面。其实，人体的各种生理功能都与肺密切相关，如气血津液的生成与运行，还有脏腑的功能活动等，肺为华盖，下覆诸脏，肺主宣降。一则精微物质“若雾露之盖”轻清下行，诸脏俱仰戴其泽；二则气机下行，平抑诸脏抗逆之气。正如《血证论》所说，清肃下行，天道下际而光明，故五脏六腑皆调利而不亢，莫不受其制节也”。这是治节五脏的生理基础。

（四）肺与他脏的相互联系

1. 肺与脾的关系

肺与脾，以母子相应，关系极为密切。肺司呼吸主一身之气；脾主运化，为气血生化之源。肺气宣降，则水道通利；脾气健运，则运化水液。因此，肺与脾的关系主要体现在气的生成和津液输布两个方面。在气的生成方面：生理上肺主气，脾生气。肺司呼吸而吸收自然界清气，脾主运化而化生水谷精气，上输于肺，两者结合化为宗气。脾所化生的水谷精气等营养物质，必须依赖肺气的宣发和肃降才能敷布全身。而肺主宗气的生成，则须不断依靠脾运化的水谷精液来供给，故脾能助肺益气。因此，有“肺为主气之枢，脾为生气之源”之说。《本草通玄 · 卷下》云：“肺为摄气之龠，脾为元气之母。”在病理上，久病咳喘，肺气虚弱，宣降无力，亦可累及脾土，而导致肺弱脾虚之证。另外，在水液代谢方面：在津液的生化、输布过程中，肺脾是密切配合和相互为用的。若脾失健运，水湿不化，聚湿生痰，影响及肺，则肺失宣降，而出现咳嗽、痰多、喘息等症，故言“其标在肺，其本在脾”。因此，又有“脾为生痰之源，肺为贮痰之器”之说。关于肺脾相关性，史料记载甚多。《黄帝内经 · 生气通天论》曰：“饮入于胃，脾为输转，肺气通调，肺主周身之气。”《类经 · 经络类》记载：“三经之动，皆因胃气也。胃为五脏六腑之海，其盛气所及故动则独甚，此手太阴之脉动者，以胃受水谷而清气上注于胃，肺气从手太阴经而行之，其行也以息往来，息行则脉动，故呼吸不已，而寸口之脉亦动而不止也。盖胃气上注于肺，本出一原，虽胃为阳明，脉上出于人迎，肺为太阴，脉下出于寸口，而其气本相贯，故彼此之动，其若一也。谷食入胃，化而为气，是为谷气，亦曰胃气。此气出自中焦，传化于脾，上归于肺，积于胸中气海之间，乃为宗气。宗气之行，以息往来，通达三焦，而五脏六腑皆以受气。”《类经 · 疾病类》曰：“三阴之藏，脾与肺也，肺主气，朝会百脉，脾属土，为万物之母，故三阴为六经之主。”《血证论 · 饮食》亦提出：“水谷入胃，其浊者为渣滓，下出幽门，达大小肠而为粪，以出于谷道，其清者，倏然而化，依脾气而上升于肺，其至清而至精者，由肺而灌溉乎四体，而为汗液津唾，助血脉，益气力，而为生生不息之运也。”可见，在气的生成和津液的输布上，肺、脾是共同作用、互相影响、共同完成的。

2. 肺与肾的相互关系

肺主宣降，通调水道，为水之上源；肾阳气化，升清降浊，为主水之脏；肺主呼气，肾主纳气。人体的呼吸运动，虽然由肺所主，但在呼吸过程中，需要肾的纳气功能协助才能完成。即肾气对于吸入之气具有摄纳作用。只有肾气充盛，吸入之清气才能经过肺之肃降而下纳于肾，肺肾相互配合，共同完成呼吸的生理活动，故有“肺为气之主，肾为气之根”之说。另外，肺属金，肾属水，金能生水，肾阴为人体阴液之本，能滋养于肺，即水能润金。所以肺与肾的关系，主要体现在呼吸运动、水液代谢和阴液互资3个方面。

肺居上焦，肾位下焦，肾脉上肺，此乃子依母气，其阴精亦相互滋生。肺的呼吸功能，需要肾的纳气作用来协助，而肾的纳气，又必须通过肺的肃降作用来实现。在水液代谢方面，肺使水精四布，五经并行，肾主水而为胃关，共同调节水液的运行。肺与肾的关系，概称为“金水二脏为生化之源”。

在呼吸运动肺肾相关方面，古籍记载甚多，如《类经·疾病类》曰：“肾脉上行，其直者从肾上贯肝膈，入肺中，出气口，是二阴至肺也。”《石室秘录·逆医法》曰：“盖人身肺气，夜卧必归气于肾中，此母居子舍之义也。”《素灵微蕴·卷三》曰：“肺主呼吸，而呼吸之气直达肾水，故肾水之中亦有肺气……吸随阴入，呼因阳出。”《医彻·咳嗽》：“肺出气，肾纳气，升降往来，舒徐不迫。”《血证论·发渴》曰：“肾中天癸之水，至于胞中，循气冲，随呼吸，而上于肺部，肺金司之布达其气，是以水津四布。”充分说明肺肾两脏在呼吸运动方面所起的作用。总之，“咳嗽之病，其标在肺，其本在肾”（《血证论·卷六》）。肺肾相关理论，近年来，越来越多地受到重视，在治疗上据此采用发作时治肺，缓解时治肾，能提高治愈率，降低复发率。

3. 肺脾肾相关性

《医灯续焰·水病脉证第七十》曰：“盖脾属土，主运化；肺属金，主气；肾属水，主五液。凡五气所化之液，悉属于肾，五液所行之气，悉属于肺。转输于二脏之中。以制水生金者，悉属于脾。”《医彻·喘论》提出：“呼出心与肺，在上为阳；吸入肝与肾，在下为阴；脾胃中州而调之，故徐而不迫，则合其一万三千五百息之常度也。”《本草述钩元·蔓草部》曰：“金气归于土，而下行入肾，以土为气交，金母趋子，所以气归形，而形象肾也……”均指出肺脾肾在呼吸运动及水液代谢、生理活动中的密切相关，而脾胃又是脏腑经络之枢、气机升降之宗，为水津布散之均衡。

4. 肺与其他脏腑的相关性

（1）肺与肝的关系主要体现在气机升降和气血运行方面，因为肺主肃降，肝主升发，则肝升肺降，气机调畅，气血流行，脏腑安和。

（2）肺与心同居上焦，肺主气，心主血，肺与心之间主要体现气血关系。在生理上，肺主胸中之宗气，贯通心脉以助心行血，而心主一身之血脉，百脉聚会于肺，两者相互配合，保证气血正常运行。《医精精义》上卷中的一段文字论述了肺心的相关性：“心为君主，肺在心外，以辅相之。心火恐其太过，则肺有清气以保护之，如师傅之辅助其君也，故称相傅之官。究其迹象，则因心血回入于肺，得肺气吹出血中浊气，则复变红而返于心。”

5. 五脏的传变规律

五脏的传变主要是根据阴阳五行的生克制化乘侮规律来传变的。这一传变规律早在《内经》中就有深刻的论述。《素问·六节脏象论》说：“五气更立，各有所胜。”《素问·至真要大论》曰：“有生有复，无胜则否。”《素问·藏气法时论》曰：“合人形以法四时五行而治。”就是说：要了解病变发展的关键所在，必须掌握五行胜克的规律，才能执简驭繁地辨别五脏之间的病机传变情况。因为五脏的生克制化，在正常状态下，反映了机体之间的依存制约关系；在病变情况下，则表示五脏之间失去正常协调，发生病气传变。《难经 · 五十三难》曰：“经言七传者死，间传者生，何谓也？然：七传者，传其所胜也，间传者，传其子也，何以言之？假令心病传肺，肺传肝，肝传脾，脾传肾，肾传心，一脏不再伤，故言七传者死也。间传者也，传其所生也，假令心病传脾，脾传肺，肺传肾，肾传肝，肝传心，是母子相传，周而复始，如环无端，故曰生也。”这就指出，传变有相生、相克两个方面：一是传其所胜；二是母子相传。

（1）肺系病证相生关系的传变：按相生规律传变时，其传变主要分为两个方面：一是母病及子；二是子病及母。在临床观察的 278 例患者中，肺脾两虚证中的传变主要为肺气虚，久病及脾的“肺病及脾”，即子病及母。肺肾两虚中的传变主要为肺病传及肾脏，为“肺病及肾”，即母病及子。

1）肺病及脾：为子病及母传变。金为土之子，生理上，肺主气为其本，脾生气为其源；肺主治节而降下，脾主运化而生清；肺司宣降而为之上源，脾主运化而为水之中洲。古籍详细阐述了肺病及脾的病机，《类经·卷十三》云：“肺病则及脾，盗母气也。肺金受伤，窃其母气，故脾不能守。人受气于谷，谷入于胃，以传于肺，肺病则谷气无以行，故胃不能清。”提出了肺病及脾的论点。《重广补注黄帝内经素问·卷二十三》论述及肺病及脾：“肺气伤则脾外救，故云脾气不守。肺脏损则气不行，不行则胃满，故云胃气不清。肺者主行荣卫阴阳，故肺伤则经脉不能为之行使也。”《理虚之鉴》亦云：“若久病气虚，肺失其制，脾失其统。”《小儿卫生总微方论·卷四》提出：“肺若虚甚，则脾母亦弱，木气乘之，四肢即冷。”以上均阐明了子盗母气所致肺病及脾（肺脾两虚、金虚土弱）的病机传变。《黄帝内经素问吴注·卷四》：“脾主行气于三阴，肺主治节而降下，脾肺病则升降之气皆不行，故令腹胀而闭塞。凡升降之气，一吸一呼谓之一息，腹胀闭则升降难，故不得息，既不得息，则惟呕可以通之……若不逆则否塞于中，肺气在上而不降，脾气在下而不升，上下不相交通，不通则土气实，肾水受邪，故面黑。”阐述了肺气不降，则脾气不升的病机传变。

许多学者认为肺病及脾应有两种情况：金病及土，是相生关系失去平衡，脏气太过所引起的病变，从母子关系来说，叫作子病犯母，从脏腑关系来说，是由于脏气太过，病变多为实证。实际上，金虚土弱，也是相生关系失去平衡，脏气不及所引起的病变，从母子关系上来说为子盗母气，从脏腑关系上来说，也是肺病及脾，由于脏气不及，病变多属虚证，所以“肺病及脾”应是广义的，包括了实证的金病及土（肺气未虚）及虚证的金虚土弱（肺气虚）。

所以，正如前所云，肺病及脾有以下几个方面：子盗母气，肺气虚损则母来相救，终致脾气虚弱而不守，而成肺脾两虚证；如果肺气壅滞、固而不通，可致脾气受阻；如肺气在上不降，则脾气在下难升，上下失于交通，可使土气壅实，如肺失治节，水道失调，水湿滞留，因此脾土受困于中。总之，肺病及脾，其病机重在气的生化与运行，以及水液代谢失常两个方面。肺脾母子相依，二者共同为用，又相互为害。

“肺病及脾”现象在临床上是非常多见的。通过我们长期的临床观察，大家应注意的问题为：“肺病及脾”可包含两个方面。一方面是肺脏脏气太过所致子病犯母，如上呼吸道感染、急性气管 / 支气管炎等疾病，多见子病犯母的母病症状如泄泻、纳呆、痰多等症。此多为实证。该病病情较轻，如果治疗及时，则预后好。另一方面则是肺脏脏气不及所致的子盗母气。本项研究观察的肺脾两虚证的病例主要属于此类，多为久病致肺气虚，金虚土弱，肺病及脾，正气虚弱，卫外不固，而反复易感外邪，疾病反复发作，造成肺脾更虚，故临床多见肺脾两虚证。疾病发展至此阶段，本因脾虚肺虚，此类型符合五行学说所言子病及母为虚证为逆证之说。

通常认为，按相生规律传变时，母病及子病情浅，子病及母病情较重，如《难经经释》说：“邪挟生气而来，则虽进而易退”；“受我之气者，其力方旺，还而相克，来势必甚”。但详观前所述，子病及母实分两种情况，子病犯母多预后好，子盗母气病情缠绵反复，病情较重，所以不可仅以五行相生次序的逆顺来区分病势的轻重。临证辨析不能片面认为子病及母为逆，病情重、预后差。对母子相及传变的轻重，应按临床辨证情况具体分析。

所以在运用五行生克乘侮来阐释五脏传变影响时，有时也要与其他基础理论配合应用，才能做出较明确的解释。

2）肺病及肾：为相生关系的传变：即母病及子的传变。疾病的传变，是从母脏传及子脏。《类经·卷十四》云：“肺病连肾，以气陷下部而母病及子也。”提出了肺病及肾的传变论点。《洪炉点雪 · 卷一》则进一步阐述了肺病及肾的传变：“如始于风寒邪郁，久咳伤肺嗽血，渐呈水亏，此金绝生化之源，母令子虚。”金为水之母，金水相生、肺肾相关的理论，于肺肾二者的生理、病理及病治中皆有重要意义。

肺肾共同参与水液代谢，同时共同主司呼吸，其生理相关性前已论述。在水液代谢方面肾虽为水脏，然肺乃“水之上源”，肾主水功能有赖于肺宣发肃降和通调水功能的正常。若肺虽宣肃，通调水道失职，必累及肾，而致尿少，甚至水肿。对此古籍论述亦颇多。《重广补注黄帝内经素问·卷十》曰：“肺藏气，肾主水，夫肺寒入肾，肾气有余。肾气有余则上奔于肺。故云涌也。”《医经秘旨·卷上》曰：“肺气虚，小便数。”《明医杂著·卷三十六》曰：“肺金有热，不能生肾气，而小便不利。”《内经知要 · 卷下》亦阐述了母病传子而致水液代谢失常：“肺主皮毛，风寒在表，故汗出中风，母病传子，故肾病而小便数而欠也。”《素问·气厥论》提出“肺移寒于肾，为涌水”“肺移热于肾，传为柔痓”的观点。据前所述，在水液代谢方面，肺病及肾，可有如下两方面病理表现。

A. 肺肾之阴阳相互滋生，故肺热肺寒皆可移于肾。肺移寒于肾，肾阳既虚，无力气化行水则为涌水、飧泄等病。肺阴虚移热于肾，真阴消烁，液干髓枯，筋骨失养而为柔痉；肺热入肾，消烁肾脂，津液、精微无气管摄。

B. 肺为水之上源，肾乃水之下源，上源治则下流调也，倘若上之宣降失治，则下之开合失调，如肺受火烁，上焦有热，绝水之源，源郁而渗道闭，见溺涩或小便不利也。肺虽主司呼吸，然其吸气的功能须赖肾主纳气之职相助，即所谓"肺为气之主，肾为气之根"。若肺气久虚，日久及肾，致肾不纳气，可见动则气喘之证。本论所观察的肺肾两虚证，多为此类。《症因脉治·卷二》曰："肾经咳嗽之因，有劳伤肺气，则金不生水。"论述了肺虚及肾金不生水之咳，《石室秘录 · 卷一》则论述了母病及子（肺虚及肾）之喘："盖喘病虽是肾虚，毕竟肺虚，不能生肾水也。"《医悟·卷五》曰："外感之喘出于肺，内伤之喘出于肾。喘之始出纳不利，病责之在肺。喘既久，升降不调，病遂及肾。肺主出气，肾主纳气者也。"阐述了肺虚致喘的发病机制，故肺病及肾病所表现的另一方面，则为气的升降、呼吸出纳的异常。

按五行相生规律传变时，母病及子有一些较为常见情况。①母行虚弱，累及子行也相应不足，导致母子两行皆虚，即所谓"母能令子虚"。如肺病日久，伤及肾气，而致肾不能纳气，皆可出现动则气喘、呼多吸少的肾不纳气之病证；肾之气化功能失调，水液代谢障碍，而为水肿之疾患。故肺肾两虚症状者多见咳喘气短、水肿等症。②母行过亢，引起其子亦盛，导致母子两行皆亢。理论认为母病及子病情较浅为顺，但古籍《难经 · 卷一》中论述为"损脉从上而行，由肺而之肾也。从上下者，从肺损及肾，五脏俱尽，故死，肺在上也。"到底顺逆如何？我们可由肺病及肾的两种情况来分辨顺逆证。一是金病及水。为相生关系失去平衡，脏气太过而引起的病变。从母子关系来说，为肺病及肾，由于脏气太过，病变多为实证。如肺病风水，肺气不降，失去通调水道的功能，母病及子，膀胱气化不利，症见四肢全身水肿，小便不利。该症病情较浅易治愈，为顺证。值得注意的是，部分哮喘患者因先天肾气不足，而使肺之脏气相对太过而致肾之摄纳不足，临床出现气短喘息等症（如哮喘、部分急性支气管炎患者），这种肺病及肾（母病及子）病情较浅，临床较易治疗，亦为顺证，符合"五行学说"中，母病及子病情浅为顺证之说。二是金不生水。是相生关系失去平衡，脏气不及所引起的病变。从母子关系来说，为母不顾子；从脏腑关系来说，是肺虚及肾，由于脏气不及，病变多为虚证。通过临床病例的观察，慢性肺系病证多属此类，多见肺肾气虚之喘，肺肾阴虚之咳，该种病情较深重，缠绵难愈，非为顺证，预后较差。

所以，肺病及肾包括两种类型，实证为金病及水，虚证为金不生水，其发病机制不同，是由于母脏的太过或不及而导致的两种不同情况，所以母病及子不能单纯地以为顺证，金病及水之证为实为顺，而肺病及肾（金不生水）之肺肾两虚型，为虚为重为逆。

（2）肺系疾病相克关系的传变：脾病传肾：其传变为相克关系的传变。《类经 · 卷二十八》记载了"土气克水，故肾水受邪，肾病则并及膀胱"之说。相克关系的传变有两种：一为相乘；二为相侮。脾病传肾，则为相乘，引起相乘的原因有两种：一种是一脏过盛，而致被克之脏受到过分克伐；另一种是一脏过弱，不能耐受"克我"之脏的克制，从而出现克伐太过。

脾属土，肾主水。在病理情况下，脾病传肾一般有以下几种情况。一为脾胃虚弱（土不制水），后天不能滋养先天，所谓“脾病不能运化，故元气衰少是也”。此为虚证。二为脾湿太盛(土行乘水)，乘其所胜，下流于肾，而致肾水无制致病，出现腹满水肿等证。《圣济总录·卷第七十九》论曰：“肾主水，脾胃俱属土，土克水，胃为水谷之海，其气虚，不能传化水气，使水气浸渍脏腑。又脾得水湿之气，土衰不能制之，水气独归于肾，肾虚三焦不泻，经络闭塞，故水气溢于肌肤，传流四肢，所以通身肿也。”即所谓“湿土胜而肾气伤”是也，此为实证。三为胃热内盛，灼伤肾阴，湿热病由中焦而传至下焦，亦为实证。所以，脾病传肾的其中一大原因为脾胃虚弱，造成脾胃虚弱的原因很多，不再赘述，其中与肺系疾病有关的则为久病伤肺，致肺气虚；肺气虚，则子盗母气，致脾亦虚。

由于脾虚，运化功能下降，后天不能资养先天，而致肾亦虚，通过这一系列相生相克的传变，而成肺脾肾俱虚之候。《类经·卷十五》论述了“肝病兼治，则传及肾，在脾兼治，则土邪乘肾，病名疝瘦”的发病过程。

所以，脾病传肾也是肺系疾病传变的一个过程，可以由肺到脾造成脾病（虚弱），脾虚不治，脏气不及，土不制水，水停下焦而致肾阳不足，最终成为肺脾肾三脏俱虚。肺脾肾俱虚，直接影响到气的生成及气的生理效应的正常发挥，使人体的呼吸功能、水液代谢及气的生化运行受到影响，病情一般较深重。

这种相乘传变，后世医家认为，按相乘传变的病邪为“贼邪”，病情一般较深重。但临床所见，按相乘关系传变也有病情浅者，按相侮规律传变，也有病情深重的。而前述脾病传肾之“土行乘水”，虽属贼邪，但病情一般较轻浅。

（3）肺脾肾的传变及脾之枢纽作用：如前所述，中医学以生克关系的失常来分析和阐述脏腑病理状态下的相互影响，五脏的功能因五行的生克关系而联系成为一个有机整体，任何一脏功能的正常发挥，必然要受到其他四脏的资助或制约。因而，五脏中某一脏腑功能失常，必然将以母子相及或乘侮的方式影响其他四脏。在肺脾肾三脏的相互影响及作用中，脾处重要地位。从脾之生理功能来看，脾在疾病的发生与传变过程中占有重要的枢纽地位。“转输二脏，以游溢清气，通畅上下，则皆赖于脾。”《内经纲要·肿胀类》就明确提出脾之枢纽作用。《医源·卷五》曰：“脾金主五气，肾水主五液，而转运上下制水生金者，则归于脾土。”《本草述钩元·卷九》曰：“中气者下而肾肝，有阴中之阳，上而心肺，有阳中之阴，阴阳互为根基，然化源却先在阴。至于中土，握升降之枢而行化育，亦本于由阴生阳之元，并畅其由阳归阴之用，所以时贤言气有阴气阳气之分也。”《本草述钩元·卷二十四》充分强调了脾为脏腑经络之枢：“夫脾乘出地之阳而上行，在中气以统血，故五脏皆有阴气，而脾为之枢。”《冯氏锦囊秘录·卷十一》提出“盖脾具坤类柔之土德，实有健运之干功。土为金母，金乃水源。脾安则土不凌水，水安其位。故脾安则肾安也。”“夫脾象于土，脾为中州，其肝心肺肾，皆受脾之精气以荣养焉。”《难经本义·卷上》曰：“脾受谷味，灌溉诸脏，诸脏皆多受气于脾土。”则分别论述了脾输布水液调节水精平衡的作用。而从病理上看，脾肾亦相互影响。《医经精义·上卷》提到：“脾土能制水，所以封藏肾气也。脾不统摄，则遗精，脾不制水，则肾水泛为痰饮。”

所以就脾的生理功能而言，脾主运化；以通调而言，与肺之通调有所不同，肺是由宣发肃降而通调水道，脾由上能生金下能制水而主水道通调，故脾的这一作用，取决于其所处的重要地位。《医灯续焰·卷十一》云："脾居中焦，属土，合肌肉，为水之堤防，主化谷生津，津生不穷，故水得灌溉也。"其在水之上源下流之间，故以肺脾肾三脏在水液代谢中的关系而论，张景岳在《景岳全书·卷二十二》所说的："水为至阴，故其本在肾，水化于气，故其标在肺，水惟畏土，故其制在脾"是非常恰当的。

第三节　血液中气体的运输功能

这一节将讨论气体是怎样运送到周围组织的。首先从 O_2 的运输开始，O_2 以两种形式被血液携带：以物理溶解的形式、与血红蛋白化学结合的形式。

一、溶解的 O_2

根据享利定律，气体在溶液中溶解的量与其分压成正比。0.1kPa（1mmHg）的 O_2 分压，在每 100mL 血液中的溶解 O_2 为 0.003mL（0.003mL/100mL）。正常动脉血 O_2 分压为 13.3kPa（100mmHg），溶解 O_2 为 0.3mL/100mL。只靠溶解形式来运送 O_2 显然不能适应机体代谢的需要。当剧烈运动时，如果心输出量是 30L/min，每 1000mL 血液中的溶解 O_2 为 3mL，那么每分钟运送到组织的 O_2 总量是 30×3=90mL，与组织 3000mL/min 的需养量相差甚远，因此还需要其他的运输形式。

二、氧解离曲线

血液中的 O_2 主要以氧合血红蛋白（HbO_2）形式运输。O_2 与 Hb 很容易结合，这种结合是可逆的：$O_2+Hb \leftrightarrow HbO_2$，受 PO_2 的影响。当血液流经 PO_2 高的肺部时，O_2 与 Hb 结合形成 HbO_2；当血液流经 PO_2 低的组织时，HbO_2 迅速解离，释放 O_2 成为去氧 Hb。1g 纯 Hb 可以结合 1.39mL 的 O_2，正常血液含有 Hb 15g/100mL，100mL 血液中 Hb 所能结合的最大 O_2 量（即 Hb 的氧容量）为 20.8 mL。Hb 实际结合的 O_2 量称为 Hb 的氧含量，Hb 氧饱和度见图 1-1 的氧解离曲线，反映了 Hb 氧饱和度、PO_2、O_2 含量三者之间的关系，掌握这三者之间的关系有重要意义。如图 1-1 示，动脉血 PO_2 为 13.3kPa（100mmHg），氧饱和度约为 97.5%；混合静脉血 PO_2 为 5.3kPa（40mmHg），氧饱和度约为 75%。例如，一位严重贫血患者，心肺正常，Hb 含量为 5g/100mL，PO_2 为 13.3kPa（100mmHg），氧饱和度为 97.5%，该患者 Hb 的氧容量为 6.95mL/100mL 明显下降，Hb 的氧含量只有 6.78 mL/100mL，加上溶解的 O_2 为 0.3 mL/100 mL，总的血氧含量是 7.08mL/100mL，明显低于正常。血氧含量通常可以用以下公式计算：

$$血氧含量 = \frac{Hb的氧含量}{Hb的氧容} \times 100\%$$

（1.39×Hb× 氧饱和度 %）＋（0.003×PO_2）

Hb 的单位是 g/100mL，PO_2 的单位是 mmHg。

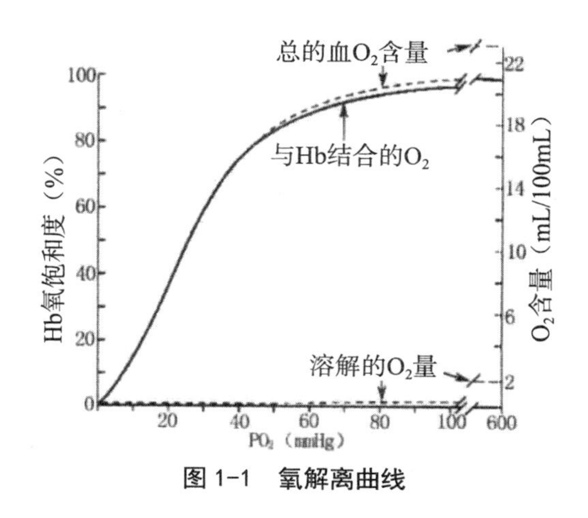

图 1-1 氧解离曲线

氧解离曲线的形态也有重要的生理意义。在相当于 PO_2 8.0 ～ 13.3kPa 即(60 ～ 100mmHg) 的这段曲线较平坦，可以认为是 Hb 与 O_2 结合的部分，PO_2 的变化对 Hb 的氧饱和度影响不大。在疾病状态下，肺泡气 PO_2 下降，但是只要不低于 8.0kPa（60mmHg），Hb 氧饱和度仍能保持在 90% 以上，血液仍可携带足够量的 O_2，不至于发生明显的低氧血症。氧解离曲线的起始段曲线较陡，可以看作是 HbO_2 解离释放 O_2 的部分，PO_2 稍有降低，HbO_2 就可大大下降，以利于组织 O_2 的摄取。

HbO_2 是鲜红色，去氧 Hb 呈紫蓝色，Hb 的氧饱和度降低可以引起皮肤发绀，但不是绝对的。影响发绀的因素有很多，除了光线、皮肤色素外，去氧 Hb 的含量很重要。红细胞增多症的患者，发绀会很明显，而贫血患者就很少出现发绀的情况。

三、影响氧解离曲线的因素

Hb 与 O_2 的结合和解离受 H^+ 浓度、PCO_2，体温、红细胞内 2，3-DPG 的影响，H+ 浓度增高、PCO_2 升高、体温升高，红细胞内 2，3-DPG 的增加，氧解离曲线右移，反之氧解离曲线左移。氧解离曲线右移有利于组织中毛细血管的血液释放 O_2。简单的记忆方法是肌肉运动时局部温度升高，CO_2 和酸性代谢产物增加，有利于 HbO_2 的解离，使运动的肌肉获得更多的 O_2，以适应其代谢的需要。

红细胞的内环境也影响 Hb 与 O_2 的结合和解离。2，3-DPG 是红细胞的代谢终产物，在慢性缺氧的情况下(如高原缺氧，慢性肺病)2,3-DPG增加，有利于HbO_2的解离。相反，如血库中库存的血中2，3-DPG缺乏，不利于HbO_2的解离。通常用P50来表示氧解离曲线的位置，P50是使Hb氧饱和度达到50%时的PO_2，正常情况下为3.6kPa（27mmHg），P50增大，曲线右移；P50降低，曲线左移。

CO与Hb结合形成碳氧血红蛋白（COHb），占据了O_2的结合位点，可以严重干扰O_2的运输。CO与Hb的亲和力是O_2的250倍，CO解离曲线的形态又与氧解离曲线非常相似，这意味着结合同样Hb所需要的PCO低于PO_2的250倍。例如，2.1kPa(0.16mmHg）的PCO就可以使75%的血中红蛋白与CO结合形成COHb。这种情况一旦发生（如CO中毒事件），即便是Hb的量和PO_2都正常，血氧含量也会大大降低。此外，CO中毒的另一特点是COHb使氧解离曲线左移，造成组织严重缺氧。

四、CO_2在血液中存在的形式

CO_2以物理溶解、碳酸氢盐和氨基甲酸血红蛋白3种形式存在于血液中（图1-2）。溶解的CO_2也遵循亨利定律，溶解的量与其分压成正比。由于CO_2的溶解度是O_2的20倍，因此溶解的CO_2比溶解的O_2多。溶解的CO_2和氨基甲酸血红蛋白只占CO_2总运输量的一小部分，碳酸氢盐是CO_2的主要运输形式。

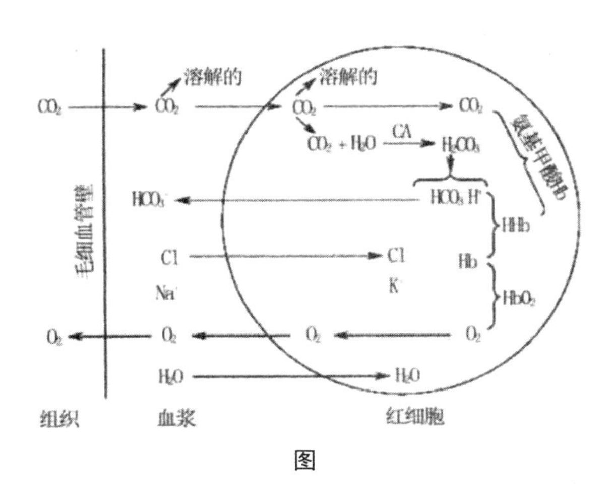

图

1-2 CO_2在血液中的运输示意图

从组织扩散入血的CO_2与H_2O结合形成H_2CO_3，H_2CO_3又解离成$H_2CO_3^-$和H+：

$$CO_2+H_2O \leftrightarrow H_2CO3 \leftrightarrow H^+ + H_2CO_3^-$$

第一步反应在血浆中很慢，但在红细胞内极为迅速，因为红细胞内有碳酸酐酶，在其催化下上述反应加快。第二步反应H_2CO_3的解离很迅速，不需要酶的催化。随着红细胞

内离子浓度的升高，HCO_3^-可以顺浓度梯度通过红细胞膜扩散进入血浆。由于红细胞膜不允许正离子自由通过，H^+不能外出，于是Cl^-便由血浆扩散进入红细胞以维持电平衡，这一现象称为Cl^-转移。部分解离的H^+与Hb结合：

$$H+ + HbO_2 \leftrightarrow H^+ \cdot Hb + O_2$$

调节这一反应的主要因素是氧合作用，去氧Hb酸性较HbO_2弱，容易与H^+结合。在外周组织，由于HbO_2释放出O_2而成为去氧Hb，血液中去氧Hb的增多促进血液携带CO_2。在肺毛细血管则相反，O_2与Hb的结合促使了CO_2的释放，这一现象称为何尔登效应（Haldane effect）。

一部分CO_2与Hb的氨基结合形成氨基甲酸血红蛋白，这一反应无需酶的催化，而且迅速、可逆。调节这一反应的主要因素也是氧合作用，去氧Hb比HbO_2更容易与CO_2结合形成氨基甲酸血红蛋白（见图1-2）。在外周组织，氨基甲酸血红蛋白的形成促进血液携带CO_2，在肺则促使CO_2的释放。可见，O_2和CO_2的运输不是孤立进行的，而是互相影响的，CO_2通过何尔登效应影响O_2的结合和释放，O_2又通过何尔登效应影响CO_2的结合和释放。

第四节　呼吸的调节功能

呼吸运动是一种节律性活动，由呼吸肌的协同活动来完成。这些肌肉是骨骼肌，并无自动节律性，然而呼吸运动却可以自动地、有节律地进行，这是中枢神经系统调节的结果。与心脏活动的自律性不同的是，呼吸运动也可以是一种随意运动，即在很大程度上，由大脑皮质产生的人的意识可以控制呼吸运动的进行。

正常呼吸运动是在中枢神经系统各级中枢的相互配合调节下进行的。它们在多种传入冲动的作用下，反射性地调节着呼吸运动的频率和深度，从而改变肺通气量以适应机体代谢的需要。

一、呼吸中枢

呼吸中枢是指中枢神经系统中发动和调节呼吸运动的神经细胞群。这些细胞群分布于大脑皮质、间脑、脑桥、延髓和脊髓等部位。各部位中枢在呼吸节律的产生和调节中的作用不同。正常呼吸运动是在它们的相互协调下进行的。

（一）脊髓

支配呼吸肌的运动神经元胞体位于脊髓前角。其中，支配肋间肌的肋间神经起自胸脊髓，支配膈肌的膈神经起自颈脊髓。但如在脊髓和延髓之间横断，呼吸运动立即停止，说明呼吸的自动节律不是脊髓产生的。脊髓是联系上位脑和呼吸肌的中继站与整合某些呼吸反射的初级中枢。

（二）低位脑干

低位脑干是指延髓和脑桥。实验表明，在动物脑桥与中脑之间横断，呼吸运动并无明显变化，表明低位脑干是呼吸节律产生的部位，而高位脑干尽管也参与呼吸运动的调节，但对呼吸节律的产生并非必须。

1. 延髓呼吸中枢

在延髓，有呼吸节律的基本中枢。其中呼吸神经元主要集中在背侧和腹侧两组神经核团内，分别称背侧呼吸组（dorsal respiratory group，DRG）和腹侧呼吸组（ventral respiratory group，VRG）。

（1)背侧呼吸组：(其中多为吸气神经元。大多数吸气神经元交叉到对侧下行至脊髓，主要支配膈运动神经元。DRG 还接受来自外周和中枢其他部位的传入冲动，并与脑桥有双向联系。

（2)腹侧呼吸组：是由多个神经元核团组成的复合体。其中大部分交叉到对侧下行，支配肋间肌和腹肌的运动神经元，也有侧支支配膈肌的运动神经元。VRG 也与脑桥有双向联系。

2. 脑桥呼吸调整中枢

在脑桥上部，有抑制吸气的中枢结构，称脑桥呼吸调整中枢。这些神经元主要集中于脑桥的臂旁内侧核（nudeus parabrachial medialis，NPBM）以及邻近的 Kolliker-Fuse（K-F）核，合称 PBKF 核群。PBKF 核群与延髓的呼吸神经核团之间有双向联系，主要作用为限制吸气，并促进吸气向呼气转换。

（三）大脑皮质对呼吸运动的调节

大脑皮质对呼吸运动的调节可通过两条途径实现：一是通过脑桥和延髓呼吸中枢的作用，调节呼吸的节律和深度，即自主节律呼吸调节系统。二是通过皮质脊髓束下行，直接支配脊髓呼吸神经元的活动，即随意呼吸调节系统。人类的语言、唱歌等，实际上都依赖于大脑皮质支配下复杂的呼吸运动的配合。

（四）基本呼吸节律形成的假说

呼吸节律是怎样产生的，目前尚未完全阐明，已提出多种假说。以下介绍的是局部神经元回路反馈控制假说。

平静呼吸时，吸气是主动的，呼气是被动的，故可以认为安静时，中枢的呼吸节律主要是吸气活动的节律。有人认为在延髓还有一个吸气切断的结构，其中的神经元一旦兴奋即可切断吸气而转为呼气。根据这一假说，认为延髓中存在着吸气活动发生器（CIAG）和吸气切断机制（IOS）。

（1）吸气活动发生器（CIAG）可通过局部神经元回路联系，引起吸气神经元渐增性兴奋，产生吸气；吸气切断机制（IOS）的活动则使吸气切断而转为呼气。

（2）吸气切断机制（IOS）的活动是由吸气神经元反馈性引起的。在吸气活动发生器（CIAG）的作用下，吸气神经元兴奋时，可分别传向：①脊髓吸气肌运动神经元引起吸气动作、肺扩张；②脑桥 PBKF 核群；③直接到 IOS。当 CIAG 开始活动，引发吸气并逐渐加强的同时，通过上述 3 个方面的作用使 IOS 的活动也加强，从而抑制 CIAG 的活动，使吸气中止，转为呼气。

上述假说尚存在许多不完善之处，如 CIAG 和 IOS 的确切位置还不能肯定，呼气如何转为吸气，用力呼吸时呼气又是如何成为主动的，目前了解较少，有待进一步研究。

二、呼吸运动的反射性调节

呼吸节律虽然产生于中枢神经系统，但呼吸运动可因机体受到各种刺激而反射性加强或减弱，其中比较重要的反射包括以下几方面。

（一）肺牵张反射

肺的扩张或缩小引起的吸气抑制或兴奋的反射称为肺牵张反射或黑 - 伯反射。该反射包括肺扩张反射和肺缩小反射。

1. 肺扩张反射

感受器位于气管到支气管的平滑肌内的牵张感受器。当吸气时，肺扩张牵拉呼吸道，使感受器兴奋。传入冲动沿迷走神经传入纤维传至延髓，使吸气切断机制兴奋，从而促进吸气中止，转为呼气。在动物实验中，如切断迷走神经，动物将立即出现深而慢的呼吸。

在人类，肺扩张反射对正常呼吸的调节并不重要。初生儿存在这一反射，约 4 ～ 5d 后即消失。在病理情况下，肺扩张反射表现出一定的作用，如肺水肿。肺充血和肺不张等疾病时，出现浅快呼吸，可能与之有一定关系。

2. 肺缩小反射

当肺缩小时可引起吸气的反射。这一反射在较强的缩肺时才起作用，在平静呼吸时意义不大，但在阻止呼气过深和肺不张等方面可能有一定作用。

从上述反射过程看出，肺牵张反射是一种负反馈调节机制。其生理意义是使吸气不至于过深过长，促使吸气及时转为呼气。

（二）呼吸肌本体感受性反射

呼吸肌尤其是肋间外肌内有肌梭感受器，是呼吸肌的本体感受器。当肌梭受到牵拉时，感受器兴奋传至脊髓，反射性使肌梭所在肌肉收缩加强。这一反射在机体自动调节呼吸强度以克服呼吸阻力时，有重要作用。

（三）防御性呼吸反射

1. 咳嗽反射

咳嗽是常见而重要的防御性呼吸反射，其感受器分布于喉及以下的呼吸道的黏膜上皮。感受器的传入神经在迷走神经中上行。

咳嗽时，先出现短促、深的吸气，然后声门紧闭，并发生强烈的呼气动作，使胸压内压和肺内压均迅速上升。此后声门突然开放，由于压力差极大，肺泡内气体以极高的速度喷出，将存在于气道中的异物或分泌物随之排出体外。但强烈的持续咳嗽可使胸腔内压显著上升，减少静脉血的回流，对机体可能造成不利影响。长期的慢性咳嗽还可因肺内压持续升高而使肺组织弹性下降，并引起肺循环阻力加大，是形成肺气肿和肺源性心脏病的重要原因。

2. 喷嚏反射

感受器位于鼻部黏膜，传入神经为三叉神经。这一反射过程与咳嗽反射相似，不同的是，腭垂下降，舌压向软腭，而不是声门关闭。其特点是气流主要从鼻腔喷出，以消除鼻腔中的异物。

（四）血压对呼吸的影响

当人体血压升高时，会刺激主动脉弓和颈动脉窦压力感受器，反射性引起呼吸抑制，甚至暂停。反之，当血压降低时，会引起呼吸加快。

（五）疼痛对呼吸的影响

疼痛刺激可引起呼吸加深加快。手术后，若因麻醉太浅引起患者疼痛，导致呼吸加深加快，最终可因二氧化碳排出过多而发生呼吸抑制。

三、化学因素对呼吸的调节

血液中化学成分的改变，特别是血液氧分压、二氧化碳分压和 H^+ 水平的变化，可通过刺激化学感受器，改变呼吸中枢的功能状态而调节呼吸运动。呼吸运动的变化又改变了血液中氧分压、二氧化碳分压和 H^+ 的水平。这种负反馈调节环路使得呼吸运动能够与机体代谢水平相适应，在保证机体内环境的相对稳定方面，具有特别重要的意义。

（一）化学感受器

接受血液和脑脊液中化学物质的感受器称化学感受器。以其所在部位不同，可分为两类。

1. 外周化学感受器

即颈动脉体和主动脉体，两者分别经窦神经和降压神经传入冲动，然后再分别混入舌咽神经和迷走神经中到达延髓呼吸中枢。外周化学感受器可感受动脉血中氧分压、二氧化碳分压和 H^+ 浓度的变化。当血液氧分压下降、二氧化碳分压升高和 H^+ 浓度升高时。传入冲动增多，可使呼吸运动加强。相比较而言，颈动脉体的作用更重要。

2. 中枢化学感受器

位于延髓腹侧浅表部位，左右对称，与延髓呼吸中枢是分开的，但有神经纤维联系。中枢化学感受器的敏感刺激是脑脊液中 H^+ 浓度的变化。

当脑脊液中H^+浓度升高时，中枢化学感受器兴奋，并传至呼吸中枢而加强呼吸运动。血液中的二氧化碳较易通过血脑屏障，在脑脊液中，二氧化碳与水在碳酸酐酶的作用下化合生成碳酸，后者再离解为 H+ 和HCO_3^-，而 H^+ 对感受器有刺激作用。血液中的 H^+ 因不易透过血降低脑屏障而对中枢化学感受器的作用不大。

（二）CO_2、H+ 和低 O_2 对呼吸的影响

1. 二氧化碳对呼吸的影响

二氧化碳是调节呼吸运动的最重要的化学因素。当动脉血中二氧化碳分压升高时，可使呼吸运动加强，肺通气量加大。二氧化碳分压下降时，则出现相反效应，即出现呼吸运动的减弱甚至暂停，直到二氧化碳分压回升后才恢复正常呼吸运动。可见，二氧化碳不仅调节呼吸运动，也是维持呼吸中枢正常兴奋性所必需的。机体在代谢过程中不断产生二氧化碳，通过呼吸感受器作用于呼吸中枢，调节肺通气量的大小，从而使动脉血和肺泡气中二氧化碳分压保持正常水平。

二氧化碳刺激呼吸的作用是通过两条途径实现的。

（1）刺激中枢化学感受器再经神经联系兴奋呼吸中枢。

（2）刺激外周化学感受器，冲动经窦神经和迷走神经传入延髓呼吸中枢，反射性地引起呼吸加强。

这两条途径以前者为主。如二氧化碳分压长期维持在较高水平，则在几天后，感受器

出现适应现象，其刺激呼吸加强的效应逐渐下降。

外界空气中，正常时二氧化碳浓度约为 0.04%，如吸入气中二氧化碳含量增多，可立即引起呼吸运动加强，肺通气量随即加大，最大可增加数倍。但当吸入气中二氧化碳浓度过高时，肺泡气和动脉血中二氧化碳分压过度升高，将导致二氧化碳对中枢神经系统的麻醉作用，呼吸抑制。机体出现呼吸困难，头痛、意识丧失等症状，甚至发生惊厥。

2.H+ 浓度对呼吸的影响

当机体发生酸中毒时，血中 H^+ 浓度升高，将引起呼吸运动的明显加强。H^+ 主要通过外周化学感受器刺激呼吸。由于H^+难以通过血脑屏障，故其对中枢化学感受器无明显作用。

3. 低氧对呼吸的影响

当动脉血氧分压下降时，可出现呼吸运动的加强。其特点有以下几点。

（1）低氧是通过刺激外周化学感受器起作用的，如切断外周化学感受器的传入神经，低氧兴奋呼吸的效应即消失。

（2）低氧对呼吸中枢有直接的抑制作用，但外周化学感受器的传入冲动对呼吸中枢的兴奋作用可在一定范围内对抗低氧对呼吸中枢的直接抑制作用，而表现为呼吸运动的加强。只有在严重缺氧的情况下，才表现为呼吸的抑制。

（3）从通气现象来看，低氧对正常呼吸运动的调节似乎作用不大，因为只有在动脉血氧分压下降至 10.7kPa（80mmHg）时，才会出现可觉察到的肺通气量的增加，对于在海平面地带生活的人，这一般是不会发生的。但在一些特殊情况下，低氧刺激呼吸的作用有着特别重要的意义。如严重肺源性心脏病、肺气肿等患者，肺部气体交换受到限制，导致动脉血中二氧化碳分压升高而氧分压下降，并可刺激呼吸增强。但以后随着中枢化学感受器对二氧化碳的适应，二氧化碳的刺激效应逐渐减弱，此时，低氧成为维持和加强呼吸的主要刺激因素，因为外周化学感受器对低氧适应很慢。

调节呼吸的各种体液因素是相互联系、相互影响的。在同一时间内，常常不单是一个因素在变化。例如，当低氧和 H^+ 浓度增加时，都可以提高二氧化碳对呼吸的刺激效应。因此，在探讨呼吸运动的调节时，必须全面地、动态地进行观察和分析，综合考虑，才能得到正确的结论。

（三）呼吸对海拔的适应

急性暴露于低气压下，氧分压降低，引起通气量立即增加。该过程由外周化学感受器介导。持续暴露于低气压，人类的通气量持续升高数天，并同时引起 $PaCO_2$ 的逐渐降低，该过程称为习服。造成习服与失习服的原因可能有如下三点。

（1）存在未被实验证明确切位置的中枢化学感受器，感受器组织间液或者感受器内部发生缓慢的 pH 值改变时，pH 值改变触发了习服与失习服。

（2）一段时间后，低氧可引起某些化学介质的产生，如谷氨酸盐，这些化学物质对呼吸的刺激作用出现和消失是缓慢的。

（3）这种逐渐的呼吸变化并不只针对低氧，大多数导致过度通气的机制都可以引起长时间持续的刺激，尽管有始动机制，例如长时间刺激颈动脉窦神经中枢端存在。

第五节 肺的免疫系统

肺是呼吸器官，但也具有重要的免疫功能，包括固有免疫、适应性免疫和免疫调节等。

一、肺的固有免疫

固有免疫系统是宿主抗感染的第一道防线。固有免疫在个体出生时即已具备，其生物学功能为：①对侵入机体的病原体迅速产生应答，发挥非特异性抗感染作用；②参与清除体内损伤、衰老或畸变的细胞；③在特异性免疫应答过程中发挥重要作用。肺内执行固有免疫的主要细胞包括吞噬细胞、自然杀伤细胞（NK 细胞）、γδT 细胞、微皱褶细胞（M 细胞）、树突状细胞（DC）、肥大细胞等。

（一）肺吞噬细胞

吞噬细胞主要包括单核细胞、巨噬细胞和中性粒细胞。单核细胞由骨髓单核系干细胞发育分化而成，在血液中停留 12 ～ 24 小时后进入结缔组织或器官，发育成熟为巨噬细胞。中性粒细胞来源于骨髓。肺的吞噬细胞主要包括肺巨噬细胞和中性粒细胞，是肺脏中执行固有免疫的重要效应细胞。

1. 肺巨噬细胞

肺巨噬细胞分布于肺泡、气道、肺间质，肺毛细血管壁和胸膜腔，是常驻于肺组织的巨噬细胞，可主动吞噬、杀死、消化和清除吸入的病原微生物、变应原、粉尘，以及体内衰老、损伤或凋亡的细胞。

肺巨噬细胞通过吞噬、胞饮和受体介导的胞吞作用 3 种方式摄取抗原，将其加工，处理为具有强免疫原性的肽段，后者与MHC Ⅱ类分子结合成抗原肽-MHC Ⅱ类分子复合物，表达于肺巨噬细胞表面，提呈给 $CD4^{+}$T 细胞，在适应性 T 细胞免疫中发挥重要作用。

肺巨噬细胞可分泌、释放多种生物活性介质，包括细胞因子（IL-1-、IL-6、IL-10、IL-12、IL-15、IL-18、TNF-α 等），花生四烯酸代谢产物（如 PGD2、PGF2、LTB4、TXA2 等）、活性氧（超氧阴离子、羟自由基、H_2O_2）NO 和多种酶类。上述介质可增强肺巨噬细胞活性，并在局部炎症反应和抗感染免疫中发挥作用。

2. 中性粒细胞

正常状态下，肺泡腔仅有少量中性粒细胞，而肺血管（尤其是毛细血管床）含丰富的中性粒细胞。肺血管边缘池所含中性粒细胞数约占全身外周血中中性粒细胞总量的40%。中性粒细胞细胞质中有初级颗粒（即溶酶体颗粒），内含髓过氧化物酶、酸性磷酸酶和溶菌酶；细胞质中还有次级（特殊）颗粒，内含碱性磷酸酶、溶菌酶、防御素和杀菌渗透增强蛋白等。中性粒细胞具有很强的趋化作用和吞噬功能。当病原体在局部引发感染时，中性粒细胞可迅速吞噬、杀伤并清除侵入的病原体。

（二）自然杀伤细胞

自然杀伤细胞（NK 细胞）来源于骨髓淋巴样干细胞，其发育成熟依赖于骨髓和胸腺微环境，主要分布于外周血和脾脏，其次为淋巴结和腹腔，部分 NK 细胞分布于肺间质。感染早期，病原微生物刺激吞噬细胞和树突状细胞产生 IFN-α、IFN-β、IL-12 等细胞因子，激活 NK 细胞，使其活性明显增强（为激活前的 20 ～ 100 倍）。NK 细胞可合成和分泌 IFN-γ、TNF-α，从而增强、扩大 NK 细胞的抗感染作用。在早期感染阶段（适应性免疫应答尚未建立前），甚至当病毒尚未复制时，NK 细胞即可通过其自然杀伤作用和分泌细胞因子而抗病毒和抗细胞内寄生菌感染。NK 细胞能非特异性杀伤多种靶细胞（如肿瘤细胞、移植物组织细胞、病毒感染细胞等），其机制为：①分泌穿孔素和颗粒酶；② Fas/FasL 途径的致凋亡效应；③抗体依赖性细胞介导的细胞毒作用（ADCC）。另外，NK 细胞通过分泌多种细胞因子（如 IFN-γ 和 IL-2 等）而发挥免疫调节功能。

（三）γδT 细胞

T 细胞来源于骨髓淋巴样前祖细胞，在胸腺中发育成熟。T 细胞表面均表达可特异性识别抗原肽 -MHC 分子复合物的受体（TCR）。TCR 为异源二聚体，其两条肽链的组成分别为 α、β 或 γ、δ。据此，可将 T 细胞分为 αβT 细胞和 γδT 细胞两类。呼吸道 γ6T 细胞分布于鼻相关淋巴组织（NALT）和支气管相关淋巴组织（BALT）中，其生物学作用为：①抗感染，可杀伤病毒和感染细胞内细菌的靶细胞，后者一般表达热激蛋白并异常表达 CD1 分子；②抗肿瘤，可杀伤对 NK 细胞敏感或不敏感的肿瘤细胞。其杀伤机制与 αβT 细胞相同。活化的 γδT 细胞可分泌 IL-2、IL-3、IL-4、IL-5、IL-6、IFN-γ、TNF-α 等细胞因子，从而参与免疫调节。

（四）微皱褶细胞

微皱褶细胞（M 细胞）位于淋巴滤泡顶部上皮，是肠道和肺黏膜上皮细胞间一种特化的上皮细胞，也是一种特化的抗原转运细胞，广泛存在于支气管、扁桃体和肠全段淋巴细胞圆顶区之上。鼻相关淋巴组织（NALT）包括咽扁桃体、腭扁桃体、舌扁桃体和鼻后部其他淋巴组织，它们共同组成韦氏环，其主要作用是抵御经空气传播的病原微生物所致的感染。呼吸道 M 细胞聚集于 NALT 上皮中。通过呼吸道的颗粒抗原在鼻黏膜表面快速移动时与上皮黏附，被 M 细胞所摄取，不经降解而直接转运至黏膜淋巴滤泡，被位于该处的抗原提呈细胞摄取，启动黏膜免疫应答。

（五）树突状细胞

树突状细胞（DC）来源于体系干细胞的髓样树突状细胞（myeloid DC）和（或）淋巴系干细胞的淋巴样树突状细胞（lymphoid DC），广泛分布于脑以外的全身组织和脏器。人肺 DC 分布于气管、支气管上皮和上皮下组织，肺泡间隙以及肺血管周围的结缔组织，尤其在气管周围。支气管肺泡灌洗液、肺泡腔和肺泡壁仅含少量 DC。DC 膜高表达 MHC 类分子，还表达 CD40、CD44、CD54、CD80、CD86、β_1 及 β_2 整合素。人 DC 的相对特征性表型为 CD1a、CD11c 及 CD83，低表达或不表达 CD14 和 CD64。CD83 是成熟 DC 的标志。

树突状细胞是体内重要的专职抗原提呈细胞，其主要功能是对抗原进行摄取、加工、处理，并以抗原肽 -MHC 类分子复合物的形式提呈给 $CD4^+$T 细胞，提供 T 细胞活化的第一信号。另外，DC 高表达 B7-1（CD80）和 B7-2（CD86）等协同刺激分子，通过与 T 细胞表面 CD28 等分子结合，提供 T 细胞活化的第二信号（协同刺激信号）。DC 能诱导初始 T 细胞活化，是机体特异性免疫应答的始动者，它通过分泌细胞因子而参与固有免疫应答，如某些 DC 可分泌 I 型干扰素为主的细胞因子，发挥抗感染和免疫调节等作用。

（六）肥大细胞

一般认为，肥大细胞来源于骨髓多潜能造血干细胞。呼吸系统的肥大细胞主要游离于支气管腔内、气道基膜下、邻近的黏膜下腺以及肌束和肺泡间隔等部位。肥大细胞可表达多种细胞因子受体，如 IL-4R 和 IL-13R。

肥大细胞是参与 I 型超敏反应的主要效应细胞，其机制为：多价变应原与致敏个体的肥大细胞表面两个或两个以上相邻的 IgE 抗体结合，导致膜表面 IgE Fc 受体（Fc ε RI）交联，通过启动磷脂酰肌醇途径和 MAPK 途径而使肥大细胞激活，并释放多种活性介质，从而引发 I 型超敏反应的特征性临床表现。肥大细胞释放的活性介质包括组胺、蛋白酶、类胰蛋白酶、胃促胰酶和羧肽酶、花生四烯酸代谢产物（PGD、血栓素、PAF 和白三烯等），细胞因子（IL-1、IL-3、IL-4，IL-5、IL-6、IL-8、IL-10、IL-12、IL-13、TNF-α、IFN-γ、TGF-β 等）。肥大细胞借助所分泌的细胞因子，可发挥多种生物学作用。例如，介导炎症细胞（如嗜酸性粒细胞等）的趋化、浸润、活化、分化，促进 B 细胞产生 IgE 类抗体。

二、肺的适应性免疫

由 T 淋巴细胞和 B 淋巴细胞介导的免疫作用称为适应性免疫。T 细胞可介导适应性细胞免疫应答，但在胸腺依赖性抗原（TDAg）诱导的体液免疫应答中也发挥重要的辅助作用；B 细胞可介导适应性体液免疫应答。

（一）肺 T 细胞介导的适应性细胞免疫

1. 正常肺 T 细胞分布

（1）肺上皮内 T 细胞：支气管每 100 个上皮细胞中约有 20 个上皮内淋巴细胞（IEL），位于黏膜上皮的基膜上和黏膜上皮细胞之间，属于长寿命 T 细胞。人支气管 IEL 属于 αβT 细胞，$CD4^+/CD8^+$T 细胞比值为 0.4，是黏膜免疫系统中最先与进入气道的病原体和变应原接触的细胞，在肺的免疫应答和炎症反应中起重要作用。

（2）支气管肺泡腔上皮表面 T 细胞：上皮表面的淋巴细胞（LES）中 70% 为 T 细胞，且其中 90% 以上是活化的记忆 T 细胞，表达 CD45RO；啮齿类动物肺多数 T 细胞表达 TCRγδ；而人肺上皮表面 T 细胞多表达 TCRαβ，仅少数为 TCRγδ。LES 受抗原刺激后增生，产生细胞因子和抗体，并具有溶细胞作用。

（3）肺间质 T 细胞：正常肺间质淋巴细胞（IL）内有丰富的记忆 T 细胞，$CD4^+/CD8^+$T细胞比值比外周血T细胞和LES低。间质记忆T细胞受抗原刺激后可产生细胞因子，但正常肺间质淋巴细胞的功能仍不清楚。

2.T 细胞应答的识别阶段

αβT细胞是参与免疫应答的主要细胞。初始T细胞表面TCR与抗原提呈细胞（APC）表面的抗原肽 MHC 分子复合物特异性结合，此为抗原识别，乃 T 细胞活化的第一步。

肺的抗原提呈细胞包括 DC 和巨噬细胞。其中气道和靠近肺泡的肺间质的 DC 是肺中最重要的抗原提呈细胞，存在于气道上皮基膜、肺泡间隙和肺血管周围结缔组织中，形成一个捕获抗原的巨大网络。在大气道，DC 密度为每平方毫米气道表面积 600 ～ 800 个，在小气道则为 75 个左右。人肺 DC 的表型特点为：高表达淋巴细胞功能相关抗原 -3（LFA-3）和 MHC Ⅱ类分子；低表达 CD40、CD80、CD86；低表达或不表达 CD83。

体外试验证明，肺 DC 表型和对抗原的内吞能力类似于未成熟 DC。但人肺 DC 具有很强的刺激同种异体 T 细胞增生能力，类似于成熟 DC。成熟 DC 可有效地将抗原提呈给初始 T 细胞，使之激活。抗原提呈过程大致可分为两条途径。

（1）MHC Ⅱ类分子途径（外源性抗原的提呈）：外源性抗原指非 APC 自身产生的抗原，如细菌及其毒素。外源性抗原被 APC 摄取后形成吞噬溶酶体，其中的蛋白酶将抗原降解为含 13 ～ 25 个氨基酸的多肽片段。MHC Ⅱ类分子与恒定链（Ii）非共价结合，转运至吞噬溶酶体中，Ii 被降解，MHC Ⅱ类分子与抗原肽结合，形成抗原肽 -MHC Ⅱ类分子复合物，被转运并表达于 APC 细胞膜表面，供 $CD4^+$T 细胞 TCR 识别。

（2）MHC Ⅰ类分子途径（内源性抗原的提呈）：内源性抗原是指免疫效应细胞的靶细胞所合成的抗原，如肿瘤抗原和病毒感染细胞合成的抗原等。在肿瘤细胞或病毒感染细胞的细胞质中，蛋白酶体将内源性抗原降解为含 8 ～ 13 个氨基酸的多肽，后者被抗原处理相关转运蛋白转运至内质网腔，与腔内新合成的 MHC Ⅰ类分子结合，然后转运并表达在细胞膜表面并被提呈，供 $CD8^+$T 细胞 TCR 识别。

3.T 细胞应答的激活阶段

T 细胞的完全活化有赖于双信号和细胞因子的作用。T 细胞 TCR 与抗原肽 -MHC 分子复合物特异性结合，产生抗原识别信号，即第一信号。APC 与 T 细胞表面协同刺激分子相互作用，产生第二信号。在诸多协同刺激分子中，T 细胞表面 CD28 分子与 APC 表面 B7 分子结合最为重要，可促进 IL-2 基因转录和稳定 IL-2mRNA，从而促进 IL-2 表达，此乃 T 细胞活化的必要条件。若无第二信号，则 T 细胞不能活化，并导致无反应性。除上述双信号外，T 细胞的充分活化还有赖于许多细胞因子参与。活化的 APC 和 T 细胞可分泌 IL-1、IL-2、IL-6、IL-12 等，它们在 T 细胞激活中发挥重要作用。

TCR 为跨膜蛋白，其细胞外段可识别特异性抗原肽，但其细胞内段较短，须借助 CD3、CD4/CD8 和 CD28 等的辅助，才能将细胞外刺激信号传递至细胞内。TCR 活化信号细胞内转导主要通过磷脂酶 C-Y（PLC-γ）活化和 MAPK 级联反应，激活核转录因子 NF-κB、NF-AT，使之转位至核内，诱导相应基因转录，导致细胞增生、分化并发挥效应。

4.T 细胞应答的效应阶段

T 细胞应答主要发挥两类效应。

（1）$CD4^+$ Th1 介导的迟发型超敏反应性炎症：活化的 Th1 细胞可激活巨噬细胞，其机制如下：Th1 细胞分泌 IFN-γ，与巨噬细胞表面 IFN-γ 受体结合；Th1 细胞表面 CD40L 与巨噬细胞表面 CD40 结合。活化的巨噬细胞可释放 IL-1、TNF-α 和 NO 等炎症介质。TNF-α 等又可促进炎症部位血管内皮细胞表达黏附分子，促进巨噬细胞和淋巴细胞黏附于血管内皮，继而穿越血管壁，并通过趋化运动被募集至感染灶，介导了以单核 / 巨噬细胞浸润为特征的局部炎症。

活化的巨噬细胞高表达 MHC Ⅱ类分子、B7、CD40 和 TNF-α，能更有效地向 T 细胞提呈抗原，从而增强和放大免疫效应；活化的巨噬细胞分泌 IL-12，可促进 Th0 细胞向 Th1 细胞分化，进一步扩大 Th1 细胞应答的效应。激活的巨噬细胞具有更强的吞噬、杀菌和杀伤靶细胞的能力。Th1 细胞通过活化巨噬细胞而清除细胞内病原体，在宿主抗细胞内病原体感染中发挥重要作用。

（2）$CD8^+$CTL 介导的特异性细胞毒作用：已发现，肺病毒感染一周内肺实质出现大量 $CD8^+$CTL。CTL 可高效、特异性杀伤寄生细胞内病原体（病毒、某些细胞内寄生菌等）的宿主细胞和肿瘤细胞等，而不损伤正常组织。$CD8^+$CTL 一般识别 MHCI 类分子所提呈的抗原，某些 $CD4^+$T 细胞中也有 CTL，可识别 MHC Ⅱ类分子所提呈的抗原。CTL 细胞毒作用的主要机制为：①分泌穿孔素，在靶细胞膜上穿孔，导致靶细胞崩解；②分泌颗粒酶，循穿孔素在靶细胞膜所形成的孔道进入靶细胞，通过激活凋亡相关酶系统而介导靶细胞凋亡；③激活的 CTL 可高表达 FasL，通过与靶细胞表面 Fas 结合，激活细胞内 Caspase 信号转导途径，介导靶细胞凋亡。

T 细胞效应的生物学意义为：$CD4^+$Th1 通过活化巨噬细胞而诱发炎症性迟发型超敏反应，在宿主抗细胞内病原感染中起重要作用；$CD8^+$CTL 细胞通过分泌细胞毒素或诱导细胞凋亡，杀死表达特异性抗原的靶细胞。特异性细胞免疫应答在清除细胞内病原体感染、抗肿瘤中发挥重要作用。同时，细胞免疫效应也是导致器官移植排斥反应和某些自身免疫性组织损伤的主要机制。

（二）B 细胞介导的适应性体液免疫

1.B 细胞对抗原的识别

B 细胞表达 B 细胞受体（BCR）复合物，它由特异性识别和结合抗原的膜表面免疫球蛋白（mlg）和传递抗原识别信号的 Igα（CD79a）/Tgβ（CD79b）异源二聚体组成。BCR 可直接识别完整、天然的蛋白质抗原，也能识别多糖、脂多糖和小分子化合物。多数蛋白质抗原属于胸腺依赖性（TD）抗原。B 细胞对 TD 抗原的识别有两个相互关联的过程：①抗原与 BCR（mlg）可变区特异性结合；② B 细胞内化抗原，进行加工处理，抗原降解产生抗原肽并与 MHC Ⅱ类分子结合，继而提呈给 $CD4^+$T 细胞 TCR 识别。

少数抗原属于胸腺非依赖性抗原（TI-Ag），如细菌脂多糖、荚膜多糖和聚合鞭毛素等，可无需 Th 细胞的辅助作用而直接启动 B 细胞应答。TI 抗原分为 TI-I 和 TI-2 两类。TI-1 抗原亦称为 B 细胞丝裂原，高浓度 TI-1 与 B 细胞表面相应受体结合，可诱导 B 细胞增生和分化；TI-2 抗原为细菌细胞壁与荚膜多糖，可激活 B 细胞，参与固有免疫。

2.B 细胞活化

B 细胞活化亦需双信号和细胞因子参与。

（1）第一信号：BCR 与抗原结合产生第一信号，由 Igα 和 Igβ 转导入细胞内。在成熟 B 细胞表面，CD19 与 CD21，CD81 与 CD225 以非共价键组成 B 细胞活化辅助受体复合物，可加强第一信号的转导。

（2）第二信号：在 TD 抗原介导的 B 细胞应答中，B 细胞与 Th 细胞表面多种黏附分子发生相互作用，向 B 细胞提供活化的第二信号。其中，T 细胞表达的 CD40L 和 B 细胞表面的 CD40 是最为重要的黏附分子对。

（3）细胞因子的参与：活化的 Th1 细胞可分泌 IL-2 和 IFN-γ，Th2 细胞可分泌 IL-4、IL-5 和 IL-6，这些细胞因子可辅助 B 细胞活化、增生、分化和产生抗体。

3.B 细胞应答的效应

B 细胞所产生的抗体能与抗原特异性结合，从而清除肺中病原体和其他抗原异物，在维持肺内环境稳定中起重要作用。肺免疫球蛋白主要有两个来源：①由气管、支气管黏膜及肺间质的浆细胞产生，包括分泌型 IgA（sIgA）、IgE、IgG4 等；②由血管被动扩散至肺组织，主要为 IgG1、IgG2 等。

正常呼吸道中，sIgA、IgG 和 IgM 约占支气管肺泡灌洗液总蛋白的 20%。气管、支气管分泌物以 sIgA 为主，肺泡液则以 IgG 为主。从口腔至肺泡，sIgA 含量逐渐减少，而 IgG 含量逐渐增加。

各类免疫球蛋白具有不同的生物学功能：IgG 的主要作用是清除穿越呼吸道黏膜屏障的外来抗原；IgE 是参与Ⅰ型超敏反应的主要抗体，并与机体抗寄生虫免疫有关；sIgA 是参与黏膜局部免疫的主要抗体。

sIgA 的作用机制为：①与相应病原体结合，阻止病原体黏附到呼吸追上反；②仕吁叹追劾族衣 中和毒素；③与人肺泡巨噬细胞表面 Pc 受体结合，增强肺泡巨噬细胞的吞噬作用。

三、肺的免疫调节功能

免疫调节是机体对免疫应答做出的生理性反馈。机体通过有效的反馈调节，可及时纠正病理性过激反应，使免疫应答被控制在有效而适度的范围内。肺组织中 T 细胞、B 细胞、巨噬细胞等均具有重要的免疫调节作用。

CD4+、CD25+ 调节性 T 细胞（regulatory T cell，Tr 或 Treg）可负调节 CD4+ 和 CD8+T 细胞活化与增生。其可能机制为：Tr 直接与靶细胞接触，下调靶细胞 IL-2Rα 链表达，从而抑制靶细胞增生；抑制 APC 抗原提呈功能，使靶细胞得不到足以活化的刺激信号。

活化的淋巴细胞可产生多种细胞因子，对其他免疫细胞发挥调节作用。例如：①对早期 B 细胞增生，IL-7 可促进之，而 IL-4、IL-13、TNF 及 TGF-β 可抑制之；②对成熟 B 细胞增生和分化，TNF、LT、IL-2、IL-4、IL-10 及 IL-β 可促进之，而 IL-8、TGF-β、IL-14 可抑制之；③对 B 细胞趋化运动，IL-2、IL-4、IFN-γ、TNF 可促进之，而 IL-10 可抑制之；④对巨噬细胞、滤泡 DC 的激活，IFN-γ、TNF、IL-6 可促进之，而 IL-4、IL-10、TGF-β 可抑制之；⑤ IL-α、IL-β、TNF 可协同刺激 T 细胞增生。

活化的巨噬细胞也可分泌多种细胞因子参与免疫调节：①IL-6、IL-1β 可促进 T 细胞，B 细胞、造血干细胞增生和分化；② IL-12 及 IL-18 可促进 T 细胞、NK 细胞增生分化，产生 IFN-γ，增强细胞免疫功能；③ TNF-α 可促进 CTL 表达 MHC Ⅰ类分子、IL-2R 和 IFN-R、促进 CTL 活化、增生和分化；④ IL-10 可抑制单核 / 巨噬细胞、NK 细胞活化，抑制巨噬细胞表达 MHC Ⅱ类分子和 B7，从而抑制抗原提呈，下调免疫应答。

综上所述，通过长期进化，机体免疫系统和免疫功能趋于完善，从而在分子、细胞、整体和群体水平对免疫应答进行精细的调节。肺作为机体免疫系统的组成器官之一，在维持免疫自稳中发挥重要作用。

第二章 呼吸内科常见症状及其护理

第一节 呼吸困难

一、概述

呼吸困难是指患者主观感到呼吸空气不足、呼吸费力，客观上表现为呼吸运动用力，严重时可出现张口呼吸、鼻翼翕动、端坐呼吸，甚至发绀、呼吸辅助肌参与呼吸运动，并且可有呼吸频率、深度、节律的改变。

二、诊断要点

1. 病因

引起呼吸困难的原因繁多，主要为呼吸系统和心血管系统疾病。

（1）呼吸系统疾病：常见于：①气道阻塞，如炎症、水肿、肿瘤导致的气道狭窄或慢性阻塞性肺部疾病、哮喘等；②肺部疾患，如肺不张、胸腔积液、炎症、结核等；③神经肌肉疾病，如运动神经元病、重症肌无力、脊髓灰质炎等；④膈肌运动障碍，如膈肌麻痹、大量腹腔积液、末期妊娠等。

（2）循环系统疾病：常见于各种原因导致的心力衰竭、心包填塞、肺栓塞、肺动脉高压。

（3）中毒：如糖尿病酮症酸中毒、吗啡类药物中毒、有机磷中毒、亚硝酸盐中毒、一氧化碳中毒等。

（4）神经精神性疾病：如脑出血、脑外伤、脑炎、脑肿瘤、癔症等。

2. 临床表现

（1）呼吸困难伴哮鸣音：多见于支气管哮喘、心源性哮喘、气管异物、肺部感染等。

（2）呼吸困难伴发热、咳嗽：多见于感染性疾病。

（3）呼吸困难伴胸痛：多见于肺部炎症、肺栓塞、心肌梗死、自发性气胸、肺部肿瘤等。

（4）呼吸困难伴咳痰：见于肺部感染或心力衰竭等。

三、护理

（一）护理评估

（1）呼吸困难的性质：急性、慢性。

（2）呼吸困难的类型：肺源性呼吸困难、心源性呼吸困难、中毒性呼吸困难、血源性呼吸困难、神经精神性与疾病性呼吸困难、胃胀气。

（3）诱因。

（4）年龄、性别。

（5）呼吸困难程度。

（6）伴随症状。

（7）心理反应。

（8）意识。

（9）面容与表情。

（10）呼吸的频率、深度和节律。

（11）胸部有无阳性体征。

（12）辅助检查血气分析、肺功能测定等。

（13）生命体征，脉搏氧饱和度及热型的变化。

（14）营养进食状况。

（15）心理状况有无紧张、焦虑等心理反应。

（16）家庭支持和经济情况。

（17）自我对疾病的认识程度。

（18）呼吸音的改变。

（19）辅助检查胸片、心电图、胸部 CT、纤支镜等。

（20）氧疗的效果。

（二）护理问题

（1）气体交换受损。

（2）活动无耐力。

（三）护理措施

1. 环境与休息

提供安静舒适、空气洁净的环境，温度和湿度要适宜。哮喘患者室内避免湿度过高、有过敏原，如尘螨、刺激性气体、花粉等。病情严重者应置于重症监护病房，以便于及时观察病情变化。

2. 病情观察

动态观察患者呼吸状况，判断呼吸困难类型。

3. 心理护理

呼吸困难可引起患者烦躁不安、恐惧，而不良情绪可进一步加重呼吸困难。因此，医护人员应陪伴患者身边，安慰患者，使其保持情绪稳定，增加安全感。

4. 用药护理

遵医嘱应用支气管舒张剂、呼吸兴奋剂等，观察药物疗效和不良反应。

5. 氧疗和机械通气的护理

根据呼吸困难类型、严重程度不同，进行合理氧疗或机械通气，以缓解症状。

6. 呼吸训练

指导慢性阻塞性肺气肿患者做缓慢深呼吸、腹式呼吸、缩唇呼吸等，训练呼吸肌，延长呼吸时间，使气体能完全呼出。

（四）护理评价

（1）患者呼吸困难是否减轻。

（2）患者有无气体交换受损。

（五）健康教育

（1）活动：①平时多参加体育锻炼，注意劳逸结合，增强体质和免疫力；②患有慢性病、长期卧床，年老体弱者，应经常翻身拍背，咳出痰液，及时就诊。

（2）饮食高热量、高蛋白、高维生素、易消化的流质或半流质饮食，鼓励多进食。

（3）心理护理与以心理支持，向患者解释疾病的过程。

（4）吸烟者戒烟。

第二节　咳嗽与咳痰

一、概述

咳嗽是一种防御性反射动作，借以清除呼吸道分泌物和防御异物吸入。咳嗽可伴或不伴咳痰。咳嗽无痰或痰量很少，称为干性咳嗽；伴有咳痰的咳嗽，称为湿性咳嗽。咳嗽和咳痰的常见病因有：①呼吸道疾病，如咽喉、气管、支气管和肺的异物、炎症、肿瘤、出血以及刺激性气体吸入等；②胸膜疾病，胸膜炎或胸膜受刺激，如自发性气胸等；③其他疾病或药物，如食管反流性疾病、左心功能不全引起的肺淤血与肺水肿、肺栓塞、服用β受体阻滞剂或血管紧张素转换酶抑制剂等。

二、诊断要点

1. 病史

（1）了解患者的年龄、职业、有无受凉、粉尘及有害气体的吸入、有无过敏史，吸烟的年限和量，有无服用β受体阻滞剂或精神因素影响等。

（2）咳嗽：须评估咳嗽的性质、时间、规律、音色及是否有效咳嗽。干咳或刺激性咳嗽多见于上呼吸道炎症、气管支气管异物、胸膜炎、气道高反应性疾病、支气管肿瘤，发作性干咳可能是咳嗽变异性哮喘，高亢的干咳伴有呼吸困难可能是支气管肺癌累及气管或主支气管；湿性咳嗽、慢性咳嗽常见于慢性支气管炎、支气管扩张、肺脓肿和空洞性肺结核等；犬吠样咳嗽见于会厌、喉部疾患或异物；金属音调咳嗽见于纵隔肿瘤、主动脉瘤或支气管肺癌压迫气管；嘶哑性咳嗽多见于声带炎、喉炎、喉结核、喉癌、喉返神经麻痹等。常年咳嗽，秋冬季加重提示慢性阻塞性肺疾病。夜间咳嗽明显者多见于左心衰竭、肺结核。

（3）咳痰：须评估痰液的颜色、性状、气味、量，是否容易咳出。正常痰液呈无色或灰白色。黄色见于化脓性感染，如化脓性支气管炎、金黄色葡萄球菌性肺炎、肺结核等；红色痰提示痰中有血液，见于肺癌、肺结核、支气管扩张等；急性肺水肿时痰呈粉红色；大叶性肺炎痰呈铁锈色；充血性心脏病肺淤血时痰呈灰棕色；绿色痰则见于绿脓杆菌感染。红褐色或巧克力色痰，考虑阿米巴肺脓肿；胶冻样痰，常见于克雷白杆菌肺炎；大量的白色泡沫样痰是肺泡癌的特征性表现。痰有恶臭，常见于厌氧菌感染。排痰量少时仅数毫升，多时数百毫升，一般将24小时痰量超过100mL定为大量痰。痰量的增减，反映感染的加重或减缓；痰量突然减少但体温却升高，可能是支气管引流不畅。

（4）观察伴随症状：有无发热、胸痛、呼吸困难、发绀、哮喘、杵状指等。

2. 身体评估

观察患者的意识状态，生命体征、营养及体位情况，是否有发热、脉速、血压异常，呼吸频率、节律和深度的改变。是否有口唇、甲床发绀，鼻翼翕动，端坐呼吸。有无皮肤脱水，桶状胸，气管是否居中，胸廓两侧运动是否对称，是否有肺泡呼吸音改变及异常呼吸音，有无干、湿啰音等。

3. 心理与社会评估

有无焦虑、烦躁不安、抑郁等不良情绪反应；是否对患者的日常生活和睡眠造成影响；患者的应对方式及效果；家庭、社会支持度。

4. 实验室及其他检查

痰液检查寻找致病菌、药物敏感试验，血常规检查，血气分析，X 线胸片，纤维支气管镜检查，肺功能测定等有无异常。

三、护理

清理呼吸道无效与呼吸道分泌物过多、黏稠，患者咳嗽无力或无效，无力排除呼吸道分泌物有关。

1. 一般护理

保持环境整洁、舒适、空气流通，温度保持在 18 ～ 22℃，湿度在 50% ～ 60%。以充分发挥呼吸道的自然防御功能。给予高蛋白、高维生素、足够热量的饮食，避免油腻、辛辣刺激食物，进食宜采取侧卧位或抬高床头，预防误吸。每天饮水 1500mL 以上，利于痰液稀释排出。每天两次清洁口腔，预防口腔感染、增强食欲。医护人员应正确评估患者的心理需求，多关心、安慰患者，与患者家属做好沟通，解除患者焦虑、抑郁情绪。

2. 病情观察

密切观察咳嗽、咳痰情况，咳嗽出现的时间、频率、程度，详细记录痰液的颜色、性状、气味、量，能否自行排痰。

3. 保持呼吸道通畅，有效排痰

（1）深呼吸和有效咳嗽：适用于意识清醒，能够配合的患者。正确的有效咳嗽方法：患者尽可能采用坐位，双脚着地，上身稍前倾，或双手环抱一个枕头于腹部，有利于膈肌上升。先进行深而慢的腹式呼吸 5 ～ 6 次，深吸气末屏气，然后缩唇，缓慢地通过口腔将肺内气体呼出，再深吸一口气后屏气 3 ～ 5 秒，身体前倾，从胸腔进行 2 ～ 3 次短促有力的爆破性咳嗽，收缩腹肌，或用手按压上腹部，帮助痰液咳出。

（2）吸入疗法：吸入水蒸气或水雾，以满足呼吸道对水分的需要和稀释痰液的治疗方法。吸入水雾时，还可进行呼吸道局部给药。湿化装置根据性能不同，可分为湿化器与雾化器两大类。湿化器装置将水或溶液蒸发成水蒸气或小水滴，提高吸入气体的湿度。经气管插管或气管切开应用呼吸机通气的患者，用加温湿化最合乎生理需要。雾化吸入治疗是将药物或水分散成雾粒或微粒悬浮于气体中，通过吸入的方法进入呼吸道和肺部沉积，达到祛痰、消炎、止咳平喘的作用。应用吸入疗法的注意事项：①呼吸机湿化器内只能加蒸馏水，不能加任何药物；②吸入治疗后及时鼓励患者咳嗽、咳痰或协助翻身、拍背，变动体位排痰，防止分泌物阻塞气道；③密切观察湿化效果，湿化不足或过度须及时调整，过度湿化可引起痰液过度稀释，湿化不足易致痰液黏稠，难于咳出；④湿化时间不宜过长，一般以 10 ～ 20 分钟为宜；⑤湿化温度宜在 35 ～ 37℃，温度过高易灼伤呼吸道，损害气道黏膜纤毛运动，温度过低可诱发哮喘、寒战反应；⑥湿化器应定期消毒，专人使用，以预防呼吸道疾病的交叉感染。使用中的呼吸机湿化器内的液体应每天更换，减少细菌繁殖。

（3）胸部叩击：通过胸壁传到气道，将气管壁上聚集的分泌物松动，易于排出。适宜久病体弱、长期卧床、排痰无力者。禁用于未经引流的气胸、肋骨骨折、咯血、低血压及肺水肿等患者。方法：患者侧卧位或在他人协助下取坐位，叩击者两手手指指腹并拢，掌侧呈杯状，以手腕力量，从肺底自下而上、由外向内，迅速而有节律地叩击胸壁，振动气道，每一肺叶叩击 1 ～ 3 分钟，每分钟 120 ～ 180 次。注意事项：①叩击前听诊肺部呼吸音明确病变部位；②用单层薄布保护胸廓部位，叩击时避开乳房、心脏、骨突部位（如脊柱、肩胛骨、胸骨）及衣物拉链、纽扣等；③叩击力量要适中，避免引起患者疼痛，每次叩击 5 ～ 15 分钟，每天 2 ～ 3 次，在餐后 2 小时至餐前 30 分钟进行，以避免治疗中发生呕吐，操作时应密切观察患者反应；④操作后协助患者咳痰，观察记录排痰情况，做好口腔护理，复查肺部呼吸音及啰音的变化。

（4）振动排痰：振动排痰机综合了叩击、震颤和定向挤推 3 种功能，促使肺部及呼吸道的黏液和代谢物松弛与液化，使深部的痰液排出。适用于痰分泌物较多，咳嗽、咳痰无力，痰液黏稠、肺不张疾病的患者，如哮喘、支气管扩张、支气管炎、慢性阻塞性肺疾病、急性肺炎、气管切开术后须排痰理疗者。禁用于皮下感染、肺部肿瘤、肺结核、气胸及胸壁疾病、肺脓肿、凝血机制障碍、肺部血栓、肺出血及咯血、不能耐受振动的患者。方法：患者侧卧位，头尽量放低，待引流的病变部位在上，调节振动强度一般为 20 ～ 30CPS，转速为（25 ～ 35）rad/s，叩击头从外向内，自下而上向着主支气管的方向移动进行叩击、振动，每次 5 ～ 15 分钟，每天治疗 2 ～ 4 次。注意事项：①排痰治疗宜在餐前 1 ～ 2 小时或餐后 2 小时进行；②排痰时叩击头应避开胃肠、心脏；③叩击头要外套塑料或一次性纸质叩击罩，治疗不同患者时更换，避免交叉感染；④治疗完毕指导深呼吸及有效咳痰，必要时负压吸痰，观察痰液排出情况，听诊肺部痰鸣音的变化。

（5）体位引流：是利用重力作用使肺、支气管内分泌物排出体外，又称重力引流，适宜于有大量痰液排出不畅的患者。原则上抬高病变部位，引流支气管开口向下，有利于分泌物随重力作用流入支气管和气管排出。首先引流上叶，然后引流下叶后基底段，因为自上到下的顺序有利于痰液完全排出。如果患者不能耐受，应及时调整姿势。引流过程中可配合拍背、震颤增强效果。每天 2 ～ 4 次，每次 15 ～ 30 分钟，宜选择在空腹时进行。机械通气的患者进行俯卧位通气，在改善肺通气的同时，也促进气道分泌物的排出，减轻炎症。头外伤、胸部创伤、咯血、严重心血管疾病和病情不稳定者，胸部或脊柱骨折，近 1 ～ 2 周曾有大咯血史的患者，不宜采取头低位进行体位引流。

（6）机械吸痰：是指经患者的口、鼻腔，或人工气道将呼吸道分泌物吸出。适用于无力咳痰，意识障碍不能有效咳嗽、咳痰、排痰困难者。若患者吸痰时不配合、咬管或舌后坠时可使用口咽通气管协助。在吸痰前、后给予 100% 氧气吸入 1 ～ 2 分钟，预防吸痰中出现低氧血症。吸引压力（成人）不超过 120mmHg，时间小于 15 秒，严格无菌操作，避免呼吸道交叉感染。痰液黏稠不易吸出者，吸痰前给予充分湿化和雾化。

4. 用药护理

遵医嘱给予抗生素、止咳、祛痰、平喘药物，正确给药，观察药物的疗效和不良反应。

第三节　胸痛

一、概述

胸痛是指发生在前胸部的疼痛。膈上为胸，胸内藏心、肺，又为手足三阴经与足少阳胆经、足阳明胃经循行所过，故胸痛与上述有关脏腑组织，尤其是心、肺、肝的病变有关。胸痛的中医病机可因外伤、火热内灼、痰饮内阻、气滞血瘀等所致。肺、心、食管、胸膈的多种疾病，如胸痹心痛、肺痈、肺热病、悬饮、气胸、百日咳、肺癌、膈病、食管裂孔病、食管癌、胸部损伤等均可伴见胸痛。由此可见，胸痛一证所涉脏腑器官疾病病症复杂，临床治疗应分清疾病轻重缓急，注重辨病与辨证治疗的结合。

胸痛的性质：隐痛、钝痛、刺痛、灼痛、刀割样痛或压榨性疼痛。如自发性气胸在剧烈劳动、深吸气或咳嗽时突然发生剧烈胸痛，屏气时疼痛消失。心肌梗死患者在体力劳动、饱餐、情绪激动时突发持续、压榨性剧痛并向左肩部放射。

本节主要介绍由呼吸系统疾病所引起的胸痛。

二、诊断要点

1. 病因

多为胸膜炎、气胸、肺炎、肺癌、肺梗死等疾病引起。

2. 临床表现

（1）胸膜炎：患侧胸胁刺痛，呼吸、转侧疼痛加重，或见干咳、胸闷、气短，或伴见发热恶寒，部分患者可扪及胸膜摩擦音。

胸膜炎所引起的胸痛病因：外邪袭肺，肺气失宣，积湿成饮，留于胸肋，悬结不散；或因内伤脾肺，久病肾虚，均可致三焦不利，气道闭塞，津液凝聚，饮停胸胁；亦有因虫侵及胸膜，灼烁阴液，气血瘀滞而致络脉瘀滞。

（2）肺炎：患侧胸痛，多伴见发热恶寒，咳嗽、胸闷、气短，甚者咳吐腥臭浊痰。肺炎引起的胸痛病因：多为感受风热之邪或风寒之邪入里化热所致。邪伤肺卫，风邪束表，卫气郁闭，肺气失宣，聚而为痰，伤于寒邪则为白稀痰，邪气阻滞肺络，则致胸痛。

（3）肺癌：患侧胸痛，刺痛多见，部分患者呼吸、咳嗽、转侧时疼痛加重。多伴见胸闷，咳嗽，或痰中带血，活检低热，消瘦，乏力倦怠。

肺癌引起胸痛的病因：多为机体正气不足，肺脾亏虚，宣肃运化失职，痰湿内生，气机不畅，脉络受阻，血性凝滞，湿痰血瘀，蕴聚为疾。

三、护理

1. 一般护理

（1）注意休息，调整情绪，转移注意力，可减轻疼痛。

（2）调整体位，采取舒适的体位，如半坐位、坐位，以防止疼痛加重。胸膜炎患者取患侧卧位，以减少局部胸壁与肺的活动，缓解疼痛。

2. 对症护理

胸痛较剧者，可给予镇痛药物，胸痛部位可敷贴消炎止痛膏，干性胸膜炎之剧痛，如经一般镇痛剂不能缓解时，可用宽胶布固定胸廓，减少活动度。对于胸痛伴剧烈咳嗽的患者可用热湿敷缓解疼痛，但要注意湿敷的温度，以免烫伤。对于胸痛、剧咳伴咯血的患者可用冷湿敷。

3. 心理护理

肺结核患者如有轻度胸痛而无合并症时，无须做特殊治疗，但应加强心理护理，解除患者思想顾虑。

第四节　咯血

一、概述

咯血（hemoptysis）是指喉及喉以下呼吸道任何部位的出血，经口排出。支气管、肺咯血是患者来急诊就诊的常见症状，大咯血者常可因窒息而死亡，因此熟悉和掌握咯血尤其是大咯血的诊断和处理，具有重要的临床意义。

二、诊断要点

（一）病因

引起咯血的原因有很多，以呼吸系统和心血管疾病为常见，其中肺结核、风湿性心脏病二尖瓣狭窄、支气管扩张和肺癌是我国临床咯血的常见病因，但仍有 5% ～ 15% 患者的咯血原因不明，称隐匿性咯血。部分隐匿性咯血可能由于气管、支气管非特异性溃疡、静脉曲张、早期腺瘤、支气管小结石及轻微支气管扩张等病变引起。

1. 支气管疾病

常见的有支气管扩张症、支气管肺癌、支气管结核、慢性支气管炎等。较少见的有支气管内结石、良性支气管腺瘤、支气管黏膜非特异性溃疡等。

2. 肺部疾病

肺结核是最常见的咯血原因之一，占所有咯血总数的 60% ～ 92.4%，可发生于肺结核的任何类型和分期。此外，肺炎、肺脓肿、肺阈血、肺梗死、肺肿瘤、肺真菌病、肺吸虫病、肺泡微结石症、肺泡炎、肺含铁血黄素沉着症和肺出血肾炎综合征等均可致不同程度的咯血。

3. 心血管疾病

较常见的是二尖瓣狭窄所致的咯血。原发性肺动脉高压和某些先天性心脏病，如房间隔缺损、动脉导管未闭等引起肺动脉高压时也可致咯血。

4. 其他

血液病（如血小板减少性紫癜、白血病、血友病、再生障碍性贫血等）、急性传染病（如肺出血型钩端螺旋体病、流行性出血热等）、结缔组织病（如结节性多动脉炎、系统性红斑狼疮、白塞病、肉芽肿性多血管炎等）、子宫内膜异位症等。

（二）临床表现

1. 年龄

青壮年咯血多见于肺结核、支气管扩张、风湿性心脏病二尖瓣狭窄等；40 岁以上有较大量吸烟史（纸烟 20 支 /d×20 年以上）者，应高度警惕支气管肺癌。

2. 咯血量

小量咯血，见于支气管炎、肺炎、支气管肺癌的患者。中等量咯血，见于支气管异物、外伤、急性肺水肿、支气管扩张、肺结核的患者。大量咯血，见于肺结核空洞内小动脉破裂等患者。

3. 临床症状

咯血前可先有喉痒、胸闷等症状；咯血时伴咳嗽、出冷汗、脉速、呼吸急促浅表、面色苍白或恐惧感。

咯血伴随下列症状，有提示诊断的意义：

（1）咯血伴发热：可见于肺结核、肺炎、肺出血型钩端螺旋体病、流行性出血热、支气管肺癌等。

（2）咯血伴胸痛：可见于大叶性肺炎、肺梗死、肺结核、支气管肺癌等。

（3）咳脓血痰：可见于肺脓肿、空洞性肺结核、支气管扩张症等。支气管扩张也有反复咯血而无咳痰者，此型称为干性支气管扩张。

（4）咯血伴呛咳：可见于支气管肺癌、支原体肺炎等。

（5）咯血伴有皮肤黏膜出血：须注意流行性出血热、血液病。（6）咯血伴黄疸：须注意肺梗死、钩端螺旋体病。

三、护理

（一）判断是否窒息

咯血窒息是咯血致死的主要原因，须严加防范，并积极准备抢救。常见原因如下：

（1）大量咯血阻塞呼吸道。

（2）患者体弱、咳嗽无力或咳嗽反射功能下降，无力将血液咯出。

（3）患者极度紧张，诱发喉部痉挛。若患者咯血后突然出现胸闷、呼吸困难、端坐呼吸、烦躁不安或张口瞠目、面色苍白、憋气、唇甲发绀、冷汗淋漓等表现时，须警惕发生大咯血窒息，应积极处理。

（二）急救措施

1. 咯血窒息的紧急处理

（1）体位引流：立即使患者取头低足高的俯卧位，用手轻拍患者的背部，鼓励其咳嗽，以利于积血的排出。

（2）清除积血：用纱布将口、咽、鼻内积血清除，并立即将舌拉出。紧急气管插管，将有侧孔的较粗的鼻导管迅速插入气管内，边进边吸，深度要达到隆突部位，还可采用硬质支气管镜吸引。

（3）高浓度吸氧：气道阻塞解除后，立即大量给氧，氧气流量 4 ～ 6L/min，同时给呼吸兴奋药，迅速改善组织缺氧状况。

（4）避免刺激：保持病室安静，抢救同时应酌情给予止血药物，并密切观察病情变化，防止再次咯血。

2. 止血治疗

（1）药物：垂体后叶素 5 ～ 10U，溶于 10 ～ 20mL 生理盐水稀释，静脉缓慢推注（10 分钟以上），或以 10 ～ 20U 加入 5% 葡萄糖液 500mL 缓慢静脉滴注，必要时 6 ～ 8 小时重复一次。高血压、冠心病和妊娠者禁用。

（2）气管镜下止血：用肾上腺素 2 ～ 4mg 加入 4℃生理盐水 10 ～ 20mL 局部滴入。

（3）紧急手术止血：仅用于经内科综合治疗无效或有窒息危险的大咯血患者。手术适应证：①咯血量 >600mL/12h；②一次咯血量≥ 200mL 并于 24 小时内反复发生；③曾有大咯血窒息史者。手术禁忌证包括肺癌晚期出血、二尖瓣狭窄出血、全身有出血倾向者，体质极差伴有肺功能不全和出血部位难以确定者。

3. 镇静、休息和对症治疗

大量咯血患者应保持卧床休息，以患侧卧位为宜，尽量避免血液流向健侧肺，若不能明确出血部位，可暂时取平卧位。对精神紧张、恐惧不安者，必要时可用少量镇静药。咳嗽剧烈的患者，可适当给予止咳药。禁用吗啡，以免过度抑制咳嗽，使血液及分泌物淤积气道而引起窒息。

（三）观察要点

（1）严密观察病情，对大中量咯血者，应定时测量生命体征。

（2）对大咯血伴休克的患者，应注意保暖，根据血红蛋白和血压测定酌情给予少量输血。

（3）对有高热的患者，胸部或头部可置冰袋，有利于降温止血。

（4）观察有无咯血窒息的表现，观察治疗效果，特别是药物不良反应，根据病情及时调整药液滴速。观察有无并发症的表现，及时处理。

（四）护理要点

（1）防止窒息，做好抢救准备，注意患者是否有咯血窒息的前驱症状。

（2）体位：保持正确的引流体位，护理时尽量少翻动患者。

（3）保持呼吸道通畅：鼓励患者轻微咳嗽，将血液咯出，以免潴留于呼吸道内。进行吸引时，避免用力过猛，应适当转动导管。若吸引过程中导管阻塞，应立即抽出导管，此时可带出导管顶端吸住的血凝块。

（4）保持大便通畅，防止患者用力过大而加重咯血。

（5）窒息复苏后应加强护理和观察，防止再窒息的发生。

（6）饮食护理：大量咯血者应禁食，小量咯血者宜进少量温凉的流质饮食，因过冷或过热食物均易诱发或加重咯血。多饮水，多食富含纤维素食物，以保持大便通畅。

（7）口腔护理：保持口腔清洁，给予清水或漱口剂漱口，必要时给予口腔护理每天2～4次。

（8）心理护理：根据患者的心理特点进行有针对的地心理护理，帮助患者树立战胜疾病的信心。

第三章 呼吸系统常见疾病诊疗与护理（一）

第一节 呼吸系统感染

一、急性上呼吸道感染

急性上呼吸道感染（acute upper respiratory tract infection）是指鼻腔、咽或喉部急性炎症的概称。患者不分年龄、性别、职业和地区。全年皆可发病，冬春季节多发，可通过含有病毒的飞沫或被污染的用具传播，多数为散发性，但常在气候突变时流行。由于病毒的类型较多，人体对各种病毒感染后产生的免疫力较弱且短暂，并且无交叉免疫，同时在健康人群中有病毒携带者，故一个人一年内可有多次发病。

急性上呼吸道感染约 70% ～ 80% 由病毒引起。主要有流感病毒（甲、乙、丙型）副流感病毒、呼吸道合胞病毒、腺病毒、鼻病毒、埃可病毒、柯萨奇病毒、麻疹病毒、风疹病毒等。细菌感染可直接或继病毒感染之后发生，以溶血性链球菌为多见，其次为流感嗜血杆菌、肺炎链球菌和葡萄球菌等。偶见革兰阴性杆菌。其感染的主要表现为鼻炎、咽喉炎或扁桃体炎。

当有受凉、淋雨、过度疲劳等诱发因素，使全身或呼吸道局部防御功能降低时，原已存在于上呼吸道或从外界侵入的病毒或细菌可迅速繁殖，引起本病，尤其是老幼体弱或有慢性呼吸道疾病，如鼻旁窦炎、扁桃体炎、慢性阻塞性肺疾病者更易罹患。

本病不仅具有较强的传染性，而且可引起严重并发症，应积极防治。

根据病史，流行情况、鼻咽部发生的症状和体征，结合周围血常规和胸部 X 线检查可做出临床诊断。进行细菌培养和病毒分离，或病毒血清学检查、免疫荧光法、酶联免疫吸附法、血凝抑制试验等，可能确定病因诊断。

（一）临床表现

根据病因不同，临床表现可有不同的类型。

1. 普通感冒

普通感冒俗称“伤风”，又称急性鼻炎或上呼吸道卡他，以鼻咽部卡他症状为主要表现。成人多为鼻病毒引起，其次为副流感病毒、呼吸道合胞病毒、埃可病毒、柯萨奇病毒等。起病较急，初期有咽干、咽痒或烧灼感，发病同时或数小时后，可有喷嚏、鼻塞、流清水样鼻涕，2 ～ 3d 后变稠。可伴咽痛，有时由于耳咽管炎使听力减退，也可出现流泪、味觉迟钝、呼吸不畅、声嘶、轻微咳嗽等。一般无发热及全身症状，或仅有低热，不适、轻度畏寒和头痛。检查可见鼻腔黏膜充血、水肿、有分泌物，咽部轻度充血。如无并发症，一般 5 ～ 7d 后痊愈。

2. 流行性感冒

流行性感冒简称“流感”，是由流行性感冒病毒引起。潜伏期 1 ～ 2d，最短数小时，最长 3d。起病多急骤，症状变化很多，主要以全身中毒症状为主，呼吸道症状轻微或不明显。临床表现和轻重程度差异颇大。

（1）单纯型：最为常见，先有畏寒或寒战，发热，继之全身不适，腰背发酸、四肢疼痛，头昏、头痛。部分患者可出现食欲不振、恶心、便秘等消化道症状。发热可高达 39 ～ 40℃，一般持续 2 ～ 3d。大部分患者有轻重不同的喷嚏、鼻塞、流涕、咽痛、干咳或伴有少量黏液痰，有时有胸骨后灼烧感、紧压感或疼痛。年老体弱的患者，症状消失后体力恢复慢，常感软弱无力，多汗，咳嗽可持续 1 ～ 2 周或更长。体格检查：患者可呈重病容，衰弱无力，面部潮红，皮肤上偶有类似麻疹、猩红热、荨麻疹样皮疹，软腭上有时有点状红斑，鼻咽部充血水肿。本型中轻者，全身和呼吸道症状均不显著，病程仅 1 ～ 2d，颇似一般感冒，单从临床表现颇难确诊。

（2）肺炎型：本型常发生在两岁以下的小儿，或原有慢性基础疾病，如二尖瓣狭窄，肺源性心脏病、免疫力低下以及孕妇、年老体弱者。其特点是在发病后24h内可出现高热、烦躁、呼吸困难、咯血痰和明显发绀。全肺可有呼吸音减低、湿啰音或哮鸣音，但无肺实变体征。X 线检查可见双肺广泛小结节性浸润，近肺门较多，肺周围较少。上述症状可进行性加重，抗生素无效。病程 1 周至 1 个月余，大部分患者可逐渐恢复，也可因呼吸循环衰竭在 5 ～ 10d 内死亡。

（3）中毒型：较少见。肺部体征不明显，具有全身血管系统和神经系统损害，有时可有脑炎或脑膜炎表现。临床表现为高热不退、昏迷，成人常有谵妄，儿童可发生抽搐。少数患者由于血管神经系统紊乱或肾上腺出血，导致血压下降或休克。

（4）胃肠型：主要表现为恶心、呕吐和严重腹泻，病程约 2 ～ 3d，恢复迅速。

3. 以咽炎为主要表现的感染

（1）病毒性咽炎和喉炎：由鼻病毒、腺病毒、流感病毒、副流感病毒以及肠病毒、呼吸道合胞病毒等引起。临床特征为咽部发痒和灼热感，疼痛不持久，也不突出。当有吞咽疼痛时，常提示有链球菌感染，咳嗽少见。急性喉炎多为流感病毒、副流感病毒及腺病毒等引起，临床特征为声嘶、讲话困难、咳嗽时疼痛，常有发热、咽炎或咳嗽。体检可见喉部水肿、充血，局部淋巴结轻度肿大和触痛，可闻及喘鸣音。

（2）疱疹性咽峡炎：常由柯萨奇病毒A引起，表现为明显咽痛、发热，病程约为1周。检查可见咽部充血，软腭，悬雍垂，咽及扁桃体表面有灰白色疱疹及浅表溃疡，周围有红晕。多于夏季发病，多见于儿童，偶见于成人。

（3）咽结膜热：主要由腺病毒、柯萨奇病毒等引起。临床表现有发热、咽痛、畏光、流泪、咽及结膜明显充血。病程4～6d，常发生于夏季，游泳中传播。儿童多见。

（4）细菌性咽-扁桃体炎：多由溶血性链球菌引起，次为流感嗜血杆菌、肺炎链球菌、葡萄球菌等引起。起病急，明显咽痛，畏寒，发热，体温可达39℃以上。检查可见咽部明显充血，扁桃体肥大、充血，表面有黄色点状渗出物，颌下淋巴结肿大、压痛，肺部无异常体征。

（二）实验室检查

1. 血常规

病毒性感染，白细胞计数多为正常或偏低，淋巴细胞比例升高。细菌感染者白细胞计数和中性粒细胞增多以及核左移。

2. 病毒和病毒抗原的测定

视需要可用免疫荧光法、酶联免疫吸附法、血清学诊断和病毒分离鉴定，以判断病毒的类型，区别病毒和细菌感染。细菌培养可判断细菌类型和进行药物敏感试验。

3. 血清PCT测定

有条件的单位可检测血清PCT，有助于鉴别病毒性和细菌性感染。

（三）治疗原则

上呼吸道病毒感染目前尚无特殊抗病毒药物，通常以对症处理、休息，忌烟、多饮水，保持室内空气流通，防止继发细菌感染为主。

1. 对症治疗

可选用含有解热镇痛、减少鼻咽充血和分泌物、镇咳的抗感冒复合剂或中成药，如对乙酰氨基酚、双酚伪麻片、美扑伪麻片、银翘解毒片等。儿童忌用阿司匹林或含阿司匹林的药物以及其他水杨酸制剂，因为，此类药物与流感的肝脏和神经系统并发症（Reye综合征）相关，偶可致死。

2. 支持治疗

休息、多饮水，注意营养，饮食要易于消化，特别在儿童和老年患者更应重视。密切观察和监测并发症，抗生素仅在明确或有充分证据提示继发细菌感染时有应用指征。

3. 抗流感病毒药物治疗

现有抗流感病毒药物有两类：即离子通道 M 阻滞剂和神经氨酸酶抑制剂。其中，M2 阻滞剂只对甲型流感病毒有效，治疗患者中约有 30% 可分离到耐药毒株，而神经氨酸酶抑制剂对甲、乙型流感病毒均有很好的作用，耐药发生率低。

（1）离子通道 M2 阻滞剂：金刚烷胺（Amantadine）和金刚乙胺（Rimantadine）。

①用法和剂量：见表 3-1。

表 3-1　金刚烷胺和金刚乙胺用法和剂量

药名	年龄（岁）			
	1 ～ 9	10 ～ 12	13 ～ 16	≥ 65
金刚烷胺	5mg/（kg·d）（最高 150mg/d），分 2 次	100mg，每天 2 次	100mg，每天 2 次	≤ 100mg/d
金刚乙胺	不推荐使用	不推荐使用	100mg，每天 2 次	100mg/d 或 200mg/d

②不良反应：金刚烷胺和金刚乙胺可引起中枢神经系统和胃肠不良反应。中枢神经系统不良反应有神经质、焦虑、注意力不集中和轻微头痛等，其中金刚烷胺较金刚乙胺的发生率高。胃肠道反应主要表现为恶心和呕吐，这些不良反应一般较轻，停药后大多可迅速消失。

③肾功能不全患者的剂量调整：金刚烷胺的剂量在肌酐清除率、≤ 50mL/min 时酌情减少，并密切观察其不良反应，必要时可停药，血透对金刚烷胺清除的影响不大。肌酐清除率 <10mL/min 时，金刚乙胺推荐减为 100mg/d。

（2）神经氨酸酶抑制剂：目前有 2 个品种，即奥司他韦（Osehamivir）和扎那米韦（Zanamivir）。我国目前只有奥司他韦被批准临床使用。

①用法和剂量。奥司他韦：成人 75mg，每天 2 次，连服 5 天，应在症状出现 2 天内开始用药；儿童 1 岁以内不推荐使用。扎那米韦：6 岁以上儿童及成人剂量均为每次吸入 10mg，每天 2 次，连用 5 天，应在症状出现 2 天内开始用药；6 岁以下儿童不推荐作用。

②不良反应。奥司他韦不良反应少，一般为恶心、呕吐等消化道症状，也有腹痛、头痛、头晕，失眠、咳嗽、乏力等不良反应的报道。扎那米韦吸入后最常见的不良反应有头痛、恶心、咽部不适、眩晕、鼻出血等。个别哮喘和慢性阻塞性肺疾病（COPD）患者使用后可出现支气管痉挛和肺功能恶化。

③肾功能不全的患者无须调整扎那米韦的吸入剂量。对肌酐清除率 <30mL/min 的患者，奥司他韦减量至 75mg，每天 1 次。

4. 抗生素治疗

通常不需要抗生素治疗。如有细菌感染，可根据病原菌选用敏感的抗生素。经验用药，常选青霉素、第一代和第二代头孢菌素、大环内酯类或氟喹诺酮类。

（四）护理

1. 一般护理

（1）保持病室空气新鲜流通，温湿度适宜，症状较轻者应适当休息，病情较重或年老者卧床休息为主。

（2）密切观察生命体征及主要症状，尤其是体温、咽痛、咳嗽等的变化。

（3）加强口腔护理，进食后漱口，避免口腔感染。可用生理盐水或银花甘草水漱口

（4）注意隔离患者，减少探视，以避免交叉感染。指导患者咳嗽或打喷嚏时应避免对着他人，预防传播。

（5）患者因热盛或气虚，汗出过多，湿透衣裤时，应及时擦干皮肤并更换衣衫，避免受凉重感。

（6）中药汤剂须热服，服后饮热汤或热水，以助药力。应以微汗为宜，禁防汗出过多而发生虚脱。

（7）高热患者每 4 小时测量一次体温，准确记录，体温超过 38.5℃可采取物理降温，如温水擦浴、冰毯、冰帽物理降温等，效果不明显者，可遵医嘱使用退热药，并观察效果，及时记录。

（8）遵医嘱用药且注意观察药物的不良反应，特别对有头晕、嗜睡等不良反应者，指导在临睡前服用。

2. 饮食护理

（1）选择清淡易消化、富含维生素食物，热食热饮，多饮水，保障足够热量。

（2）宜食温性食物，如辣椒、大蒜、米粥、赤小豆、黄豆芽、洋葱、白菜、萝卜等。忌食油腻和不易消化食品。

（3）鼓励患者多饮水，保持二便通畅，对高热伴有便秘者，可遵医嘱使用缓泻药。

3. 情志护理

给予心理疏导，保持情绪乐观、稳定，避免忧郁，保证机体气机调畅，气血冲和等。

4. 健康教育

（1）生活规律，劳逸结合，坚持规律且适当的体育运动，以增强体质，提高抗寒能力和机体的抵抗力。

（2）保持室内空气流通，避免受凉、过度疲劳等感染的诱发因素。在高发季节少去

人群密集的公共场所。

（3）指导患者采取适当的措施避免本病传播，防止交叉感染。

（4）患病期间注意休息，多饮水并遵医嘱用药。

二、急性气管 - 支气管炎

急性气管 - 支气管炎（acute tracheobronchitis）是由生物、物理、化学刺激或过敏等因素引起的急性气管 - 支气管黏膜炎症。常发生于寒冷季节或气候突变时，也可由急性上呼吸道感染迁延不愈所致。

（一）病因

1. 微生物

病原体与上呼吸道感染类似。

2. 物理、化学因素

冷空气、粉尘、刺激性气体或烟雾。

3. 变态反应

常见的吸入过敏原包括花粉、有机粉尘、真菌孢子、动物毛皮排泄物；或对细菌蛋白质的过敏，钩虫、蛔虫的幼虫在肺内的移行均可引起气管 - 支气管急性炎症反应。

（二）诊断

1. 症状

咳嗽、咳痰，先为干咳或少量黏液性痰，随后转为黏液脓性，痰量增多，咳嗽加剧，偶有痰中带血。伴有支气管痉挛时可有气促、胸骨后发紧感。可有发热（38 ℃左右）与全身不适等症状，但有自限性，3 ～ 5 天后消退。

2. 体征

粗糙的干啰音、局限性或散在湿啰音，常于咳痰后发生变化。

3. 实验室检查

（1）血常规检查：一般白细胞计数正常，细菌性感染较重时白细胞总数升高或中性粒细胞增多。

（2）痰涂片或培养可发现致病菌。

（3）胸部X线检查大多正常或肺纹理增粗。

4. 鉴别诊断

（1）流行性感冒：流行性感冒可引起咳嗽，但全身症状重，发热、头痛和全身酸痛明显，血白细胞数量减少。根据流行病史、补体结合试验和病毒分离可鉴别。

（2）急性上呼吸道感染；鼻咽部症状明显，咳嗽轻微，一般无痰。肺部无异常体征。胸部X线正常。

（3）其他：如支气管肺炎，肺结核、肺癌、肺脓肿等可表现为类似的咳嗽咳痰的多种疾病表现，应详细检查，以资鉴别。

（三）治疗

1. 对症治疗

干咳无痰者可选用咳必清（toclase），25mg，每日3次，或美沙芬（dextromethorphan），15～30mg，每日3次，或可待因（codeine），15～30mg，每日3次，或用含中枢性镇咳药的合剂，如联邦止咳露、止咳糖浆，10mL，每日3次。其他中成药如咳特灵、克咳胶囊等均可选用，痰多不易咳出者可选用祛痰药，如溴己新（bromhexine，必嗽平），16mg，每日3次，或用盐酸氨溴索（ambroxol，沐舒坦），30mg，每日3次，或桃金娘油提取物化痰，也可雾化帮助祛痰。有支气管痉挛或气道反应性高的患者可选用茶碱类药物，如氨茶碱，100mg，每日3次，或长效茶碱舒氟美，200mg，每日2次，或多索茶碱（Doxofylline），0.2g，每日2次，或雾化吸入异丙托品（ipratropine），或口服特布他林（terbutaline），1.25～2.5mg，每日3次。头痛、发热时可加用解热镇痛药，如阿司匹林0.3～0.6g，每6～8小时1次。

2. 有细菌感染时选用合适的抗生素

痰培养阳性，按致病菌及药敏试验选用抗菌药。在未得到病原菌阳性结果之前，可选用大环内酯类如罗红霉素（roxithromy）成人每日2次，每次150 mg，或β-内酰胺类如头孢拉定（cefradine）成人1～4g/d，分4次服，头孢克洛（cefaclor）成人2～4g/d，分4次口服。

（四）护理

1. 护理问题

（1）清理呼吸道无效：与呼吸道感染、痰液黏稠有关。

（2）睡眠形态紊乱：与咳嗽、咳痰频繁，环境刺激有关。

（3）体温过高：与呼吸道炎症有关。

2. 护理措施

（1）清理呼吸道无效：①指导并鼓励患者有效地咳嗽、咳痰，痰液黏稠者遵医嘱给予雾化吸入，2 ～ 3 次 /d，15 ～ 20 分 / 次，定时翻身、叩背并及时清除痰液；②遵医嘱留取新鲜痰标本进行痰培养和药敏试验，并根据药敏使用抗生素；③嘱患者咳嗽时轻捂嘴，将痰咳在痰杯或纸上，灭菌后弃去，防止病菌传播；④鼓励患者多饮水（参考量为 1500 ～ 2500mL/24h），以维持足够的液体入量，使痰液稀释，顺利排出；⑤保持病室空气清新，通风换气，温、湿度适宜；⑥氧疗，间断吸氧，吸氧流量 1 ～ 2L/min，氧浓度为 24% ～ 30%。

（2）睡眠形态紊乱：①保持病室环境安静，提供有助于患者入睡的休息环境；②采取有效措施促进患者睡眠的方式，如舒适的体位、按摩、睡前热水泡脚、听音乐、看书报，睡前避免饮茶、咖啡等刺激性的饮料；③有计划地安排护理活动和治疗，尽量减少对患者睡眠的干扰。④缓解咳嗽、咳痰，必要时睡前遵医嘱用药，减少咳嗽对睡眠的影响。⑤改善缺氧症状：持续低流量吸氧 1 ～ 2L/min。

（3）体温过高：①严密监测体温变化，并记录；②遵医嘱予以降温措施，注意观察降温的效果，及时复测体温并记录；③卧床休息，减少活动量；④鼓励多饮水（参考量：>3000mL/24 小时），给予清淡、易消化的高热量、高蛋白流质或半流质饮食；⑤协助口腔护理，鼓励多漱口，口唇干燥时涂护唇油保护；⑥保持病室空气清新，通风换气；⑦出汗后及时更换被服，注意保暖。

3. 健康教育

（1）帮助患者正确认识疾病，注意休息，劳逸结合，加强体育锻炼，预防感冒。

（2）保证足够的水分摄入，选择高蛋白、高维生素、清淡易消化饮食。

（3）正确指导用药告知患者药物名称、作用、剂量、使用方法及注意事项。

（4）保持室内空气清新，避免受凉，少去人群密集的公共场所。

（5）出现咳嗽、咳痰等症状加重时，应及时就诊。

三、慢性支气管炎

慢性支气管炎是指气管、支气管黏膜及其周围组织的慢性非特异性炎症，临床上以咳嗽、咳痰或伴有喘息及反复发作的慢性过程为特征。疾病进展后常并发阻塞性肺气肿，甚至肺源性心脏病。

（一）病因和发病机制

1. 感染

慢性支气管炎发生、发展与呼吸道感染有密切的关系。主要为病毒和细菌感染，肺炎支原体和肺炎衣原体有时也可能致病。

2. 吸烟

现今国内外一致认为吸烟为慢性支气管炎的另一重要因素，有资料说明，吸烟者患慢性支气管炎的比率较不吸烟者高 2 ～ 8 倍。吸烟时间越长，烟量越大，患病率越高，戒烟后可使病情减轻，甚至痊愈。

3. 气候

慢性支气管炎发病和急性加重常见于冬季寒冷季节，特别是气温骤然降低时。寒冷空气刺激呼吸道黏膜，使小血管痉挛，血液循环出现障碍，导致呼吸道防御功能降低，同时使黏膜上皮的纤毛运动功能出现障碍，分泌物排出困难，净化清除作用减弱，这些均有利于病毒入侵而继发感染。

4. 理化因素

刺激性烟雾、粉尘，大气污染如二氧化硫、氯、二氧化氮、臭氧等对呼吸道黏膜有刺激和细胞毒性作用，易诱发慢性支气管炎。长期接触工业粉尘和有毒气体的工人其慢性支气管炎的患病率较无接触者高，大气污染严重的大城市较郊区和农村高。

5. 过敏因素

慢性支气管炎与过敏有一定关系，尤其是喘息型慢性支气管炎往往有过敏史，患者痰液中嗜酸性粒细胞数量与组胺含量都有增高倾向，对多种抗原的皮试阳性率高于对照组。尘埃、螨虫、细菌、真菌、寄生虫、花粉等，都可以成为过敏因素而致病。有报告认为，细菌过敏原引起慢性支气管炎速发型或速发型变态反应尤为重要。

6. 其他

自主神经功能失调也可能是本病发生的一个内在的因素，大多数患者有自主神经功能失调现象，部分患者的副交感神经功能亢进，气道反应性较正常增高。

（二）临床表现

1. 症状

多缓慢起病，病程较长，主要症状有慢性咳嗽、咳痰、喘息。开始症状轻微，反复急性发作而加重。部分患者起病前有急性上呼吸道感染史。患者常在寒冷季节或气温骤变时发病，出现咳嗽、咳痰，痰多呈白色黏液泡沫状，有时黏稠不易咯出。在急性呼吸道感染时，症状迅速加剧，痰量增多，若痰转为黄色黏液脓性或黄绿色，多为继发细菌感染。偶可痰中带血丝，痰量以夜间或清晨较多。喘息型慢性支气管炎有支气管痉挛时可引起喘息。早期一般无呼吸困难，若并发肺气肿，随着病情进展，则呼吸困难逐渐加重。

2. 体征

早期多无体征。有时在背部及肺底部可听到湿性或干性啰音，喘息型慢性支气管炎发作时，可听到较广泛的哮鸣音，缓解后消失。长期发作并发肺气肿病例可有肺气肿的体征。

（三）诊断

主要依靠病史和症状，凡咳嗽、咳痰或伴有喘息，每年发病持续 3 个月，连续 2 年或 2 年以上，并排除其他心、肺疾病(如肺结核、肺尘埃沉着病、支气管哮喘、支气管扩张、肺癌、心脏病、心功能不全等）时，可做出诊断。如每年发病持续不足 3 个月而有明确的客观检查依据（如 X 线、肺功能等）亦可诊断。

根据临床表现，慢性支气管炎可分为两种类型，即单纯型与喘息型，前者主要表现为咳嗽、咳痰；后者除咳嗽、咳痰外尚有喘息症状，并有哮鸣音。

根据病情，病程又可分为三期。

1. 急性发作期

指在 1 周内出现脓性或黏液脓性痰，痰量明显增加，或伴有发热等炎症表现；或 1 周内“咳”“痰”或“喘”，任何一项症状明显加剧。

2. 慢性迁延期

指有不同程度的“咳”“痰”“喘”，症状迁延到 1 个月以上者。

3. 临床缓解期

指病情自然缓解或经治疗后症状基本消失，或偶有轻微咳嗽和少量痰液，保持 2 个月以上者。

（四）鉴别诊断

1. 肺结核

近年肺结核的患病率有增高的趋势，具有低热、盗汗、乏力、消瘦、咯血等表现的肺结核，结合胸部 X 线检查与痰结核分枝杆菌检查，容易与慢性支气管炎鉴别。但老年肺结核菌的毒血症状不明显，慢性咳嗽、咳痰症状常易被慢性支气管炎的症状相混淆与掩盖，长期未被发现。因此，应特别引起注意。

2. 支气管哮喘

支气管哮喘常于幼年或青年发病，常有个人或家族过敏性疾病史，发病的季节性较强，一般无慢性咳嗽、咳痰史，以发作哮喘为特征，支气管扩张剂效果明显，缓解后可无症状。喘息型慢性支气管炎多见于中老年人，咳嗽、咳痰为主要表现，伴有喘息，单纯的平喘药物治疗效果不佳，感染控制后，症状多可缓解。典型病例不难区别，但支气管哮喘并发慢性支气管炎或肺气肿有时则难以鉴别。

3. 支气管扩张

本病也有慢性咳嗽、咳痰，胸片也可表现为双肺中下野纹理增粗，紊乱或伴有小斑点状阴影，易与慢性支气管炎混淆。但大多数支气管扩张患者有咯大量脓性痰或反复咯血的病史。高分辨 CT 肺部检查有助诊断，支气管碘水（油）造影可确诊。

4. 硅沉着病及其他肺尘埃沉着病

有粉尘接触和职业史，X 线检查可见肺部矽结节，肺门阴影扩大及网状纹理增多，可做鉴别。

（五）治疗

1. 急性发作期及慢性迁延期的治疗

（1）控制感染：应视感染的主要致病菌和严重程度或根据病原菌药敏选用抗生素。常用的抗生素有青霉素类、大环内酯类、喹诺酮类、头孢菌素类、氨基苷类等。轻者可选用口服，较重患者肌内注射或静脉滴注抗生素。对严重感染应强调依据痰菌培养与药敏试验的结果选用抗生素，使用原则为及时、有效、足量、感染控制后即予停用，以免产生细菌耐药或导致二重感染。

（2）祛痰、镇咳：慢性支气管炎患者除刺激性干咳外，不宜单纯采用镇咳药物，如可卡因等，因痰液不能排出，反而加重病情。应用祛痰止咳药物，常用的药物有氯化铵棕色合剂、复方甘草片、溴己新或氨溴索等，或用超声雾化吸入，稀释气管内分泌物，促进其排出。

（3）解痉、平喘：与祛痰剂合用有利于痰液的排出及通气功能的改善。因此慢性支气管炎患者常规应用氨茶碱或茶碱控释片，有喘息者还可使用糖皮质激素或 β 受体激动剂等。

2. 缓解期治疗

以增强体质，提高机体抗病能力和预防复发为主。加强锻炼，提高耐寒能力，避免各种诱发因素的接触和吸入，采用气管炎菌苗、卡介苗素及中医扶正固本治疗对预防感冒、减少慢性支气管炎的急性发作均有一定疗效。

（六）护理

1. 护理问题

（1）清理呼吸道无效：与呼吸道分泌物增多、黏稠有关。

（2）知识缺乏：缺乏慢性支气管炎疾病相关知识。

（3）活动无耐力：与活动时氧气供应不足、疲乏有关。

（4）气体交换受损：与支气管痉挛、气道阻塞、呼吸面积减少、换气功能障碍有关。

2. 护理措施

（1）环境：保持室内空气新鲜、流通，避免对流，温度以 18 ～ 20℃，湿度以 50% ～ 60% 为宜，以充分发挥呼吸道的自然防御功能。

（2）休息：慢支缓解期患者可适当活动，以不感到疲劳为宜；急性发作期患者应卧床休息，以减少机体氧耗。

（3）饮食：鼓励患者多饮水，利于气道黏膜湿润，痰液稀释，便于咳出。进清淡易消化食物，保证摄入足够的热量、蛋白质、维生素，避免油腻、辛辣刺激及产气食物。

（4）有效咳嗽、咳痰：指导患者有效咳嗽、咳痰：患者取坐位或立位，先进行深而慢的呼吸 5 ～ 6 次，再深吸一口气后屏气 3 ～ 5 秒，身体前倾，从胸腔进行 2 ～ 3 次短促有力的咳嗽，咳嗽同时收缩腹肌，或用手按压上腹部，帮助痰液咳出。

（5）雾化吸入：患者痰液黏稠不易咳出时，可遵医嘱给予雾化吸入。

（6）必要时还可辅以胸部叩击、振动排痰、体位引流、机械吸痰等。

（7）慢支患者急性期缺氧时，可遵医嘱给予相应的氧气吸入，并观察患者的氧疗效果。

3. 健康教育

（1）患者往往因缺乏慢支相关知识而认识不到疾病的严重性。根据患者的知识结构，给患者讲解慢支的诱发因素、疾病发生、发展过程和并发症。引起患者对本病的重视，并积极加入到预防慢支反复急性发作的行动中来。

（2）告知患者良好的生存环境、健康的生活习惯对预防慢支反复急性发作起着重要的作用。

（3）介绍烟草对呼吸等系统的危害，戒烟可延缓肺功能的进一步损害，劝导患者戒烟。

（4）教会患者进行呼吸功能锻炼的方法：如深呼吸、缩唇呼吸、腹式呼吸等。缓解期患者可进行呼吸功能的锻炼以改善肺功能。

（5）增强体质，加强体育锻炼应循序渐进，以患者不感到疲劳为宜。气候变化，注意保暖，预防感冒。

第二节 慢性阻塞性肺疾病

慢性阻塞性肺疾病（chronic obstructive pulmonary disease，COPD）是一种以气流受限为特征的可以预防和治疗的疾病，气流受限不完全可逆，呈进行性发展，与肺部对香烟烟雾等有害气体或颗粒的异常炎症反应有关，COPD 主要累及肺脏，但也可以引起全身（或称肺外）的不良反应。

COPD 是指具有气流受限的慢性支气管炎（慢支）和（或）肺气肿。慢支或肺气肿可单独存在，但在绝大多数情况下是合并存在的，无论是单独或合并存在，只要有气流受限，均可以称为 COPD，当其合并存在时，各自所占的比重则因人而异。

慢支的定义为“慢性咳嗽、咳痰，每年至少 3 个月，连续 2 年以上，并能除外其他肺部疾病者”。肺气肿的定义为、“终末细支气管远侧气腔异常而持久地扩大，并伴有气腔壁的破坏，而无明显的纤维化。”以上慢支和肺气肿的定义中都没有提到气流受限，而 COPD 是以气流受限为特征的疾病，因此现在国内外均逐渐以 COPD 这一名称取代具有气流受限的慢支和（或）肺气肿。如果一个患者，具有 COPD 的危险因素，又有长期咳嗽、咳痰的症状，但肺功能检查正常，则只能视为 COPD 的高危对象，其中一部分患者在以后的随访过程中，可出现气流受限，但也有些患者肺功能始终正常，当其出现气流受限时，才能称为 COPD。

以往有些学者认为支气管哮喘，甚至支气管扩张都应包括在 COPD 之内，但支气管哮喘在发病机制上与 COPD 完全不同，虽然也有慢性气流受限，但其程度完全可逆或可逆性比较大。支气管扩张相对来说是一种局限性病变，二者均不应包括在 COPD 之内。

COPD 不仅累及肺，对全身也有影响，COPD 晚期常有体重下降，营养不良，骨骼肌无力，精神抑郁，由于呼吸衰竭，可并发肺源性心脏病，肺性脑病，还可伴发心肌梗死、骨质疏松等。因此 COPD 不仅是一种呼吸系统疾病，还是一种全身性疾病，在评定 COPD 的严重程度时，不仅要看肺功能，还要看全身的状况。

一、病因

COPD 的病因至今仍不十分清楚，但已知与某些危险因素有关，吸烟是最主要的危险因素，但吸烟者中也只有 15% ～ 20% 发生 COPD，因此个体的易感性也是重要原因，环境因素与个体的易感因素相结合导致发病。

（一）环境因素

1. 吸烟

已知吸烟为COPD最主要的危险因素，大多数患者均有吸烟史，吸烟数量愈大，年限愈长，则发病率愈高。被动吸烟能够增加吸入有害气体和颗粒的总量，也可以导致COPD的发生。

2. 职业性粉尘和化学物质

包括有机或无机粉尘、化学物质和烟雾，如二氧化硅、煤尘、棉尘、蔗尘、盐酸、硫酸、氯气。

3. 室内空气污染

用生物燃料如木材、畜粪等或煤炭做饭或取暖，通风不良，在不发达国家，是不吸烟而发生COPD的重要原因。

4. 室外空气污染

在城市里汽车、工厂排放的废气，如一氧化氮、二氧化氮、二氧化硫、二氧化碳，其他如臭氧等，在COPD的发生上，作为独立的因素，可能起的作用较小，但可以引起COPD的急性加重。

（二）易感性

包括易感基因和后天获得的易感性。

1. 易感基因

比较明确的是表达先天性α1-抗胰蛋白酶缺乏的基因，是COPD的一个致病原因，但这种病在我国还未见报道，有报道COPD在一个家庭中多发，但迄今尚未发现明确的基因，COPD的表型较多，很可能是一种多基因疾病，流行病学调查发现吸烟者与早期慢支患者，其FEV_1逐年下降率与气道反应性有关，气道反应性高者，其FEV_1下降率加速，因此认为气道高反应性也是COPD发病的危险因素。某些研究资料表明气道高反应性与基因有关，总之基因与COPD的关系，尚待深入研究。

2. 出生低体重

学龄儿童调查发现，出生低体重者肺功能较差，这些儿童以后若吸烟，可能是COPD的一个易感因素。

3. 儿童时期下呼吸道感染

许多调查报告表明，儿童时期下呼吸道感染与成年后 COPD 的发病有关，如果这些患病的儿童以后吸烟，则 COPD 的发病率显著增加；如果不吸烟，则对 COPD 的发生无明显影响，上述结果提示儿童时期下呼吸道感染可能是吸烟者发生 COPD 的易感因素。因儿童时期肺组织尚在发育，下呼吸道感染对肺组织的结构与功能均会发生不利影响，如果再吸烟，气道就更容易受到损害而发生 COPD，这种因果关系尚有待今后更多的研究资料证实。

4. 气道高反应性

气道高反应性是 COPD 的一个危险因素。气道高反应性除与基因有关外也可以是后天获得，继发于环境因素，例如氧化应激反应，可使气道反应性增高。

二、发病机制

近年来对 COPD 的研究已有了很大进展，但对其发病机制至今尚不完全明了。

（一）气道炎症

香烟的烟雾与大气中的有害物质能激活气道内的肺泡巨噬细胞，巨噬细胞处在 COPD 慢性炎症的关键位置，它被激活后释放各种细胞因子，包括白介素 -8（IL-8）、肿瘤坏死因子 -α（TNF-α）、干扰素诱导性蛋白 -10（IP-10）、单核细胞趋化肽 -1（MCP-1）与白三烯 B4（LTB4）。IL-8 与 LTB 是中性粒细胞的趋化因子，MCP-1 是巨噬细胞的趋化因子，IP-10 是 $CD8^+T$ 淋巴细胞的趋化因子。这些炎症细胞被募集至气道后，在其与组织细胞相互作用下，发生了慢性炎症。TNF-α 能上调血管内皮细胞间黏附分子 -1（ICAM-1）的表达，使中性粒细胞黏附于血管壁并移行至血管外并向气道内聚集，巨噬细胞与中性粒细胞释放的弹性蛋白酶与 TNF-α 均能损伤气道上皮细胞，使其释放更多的 IL-8，进一步加剧了气道炎症，蛋白酶还可刺激黏液腺增生肥大，使黏液分泌增多，上皮细胞损伤后脱纤毛以及免疫球蛋白受到蛋白酶的破坏，都能削弱气道的防御功能，容易继发感染，气道潜在的腺病毒感染，可以激活上皮细胞内的核因子 NF-κB 的转录，产生 IL-8 与 ICAM-1，吸引更多的中性粒细胞，使炎症持久不愈，这也可以解释为何 COPD 患者在戒烟以后，病情仍持续进展。$CD8^+T$ 淋巴细胞也是重要的炎症细胞，其释放的 TNF-α、穿孔素等能使肺泡细胞溶解和凋亡，导致肺气肿。

气道炎症引起的分泌物增多，使气道狭窄，炎症细胞释放的介质可引起气道平滑肌的收缩，使其增生肥厚，上皮细胞与黏膜下组织损伤后的修复过程可导致气道壁的纤维化与气道重塑，以上的病理改变共同导致阻塞性通气障碍。

（二）蛋白酶与抗蛋白酶的失平衡

香烟等有害气体与颗粒除了引起支气管、细支气管的炎症以外，还可引起肺泡的慢性炎症，肺泡腔内有多量的巨噬细胞与中性粒细胞聚集，前者可产生半胱氨酸蛋白酶与基质金属蛋白酶（matrix metallo proteinase，MMP），后者可产生丝氨酸蛋白酶与基质金属蛋白酶，它们可水解肺泡壁中的弹性蛋白与胶原蛋白，使肺泡壁溶解破裂，许多小的肺泡腔融合成大的肺泡腔，产生肺气肿，在呼吸性细支气管，则可引起呼吸性细支气管的破坏、融合，产生小叶中心型肺气肿。

在正常情况下，由于抗蛋白酶的存在，可与蛋白酶保持平衡，使其不致对组织产生过度的破坏，血浆中的 α2- 巨球蛋白、α1- 抗胰蛋白酶能与中性粒细胞释放的丝氨酸蛋白酶结合而使其失去活性，此外气道的黏液细胞、上皮细胞尚可分泌低分子的分泌型白细胞蛋白酶抑制药（secretory leuco protease inhibitor，SLPI），能够抑制中性粒细胞释放的弹性蛋白酶的活性。许多组织能产生半胱氨酸蛋白酶抑制药与组织基质金属蛋白酶抑制药（tissue inhibitors of matrix metalloproteinases，TIMPs）使这两种蛋白酶失活，但在 COPD 患者，可能由于基因的多态性，影响了某些抗蛋白酶的产量或功能，使其不足以对抗蛋白酶的破坏作用而发生肺气肿。

（三）氧化与抗氧化的不平衡

香烟的烟雾中含有许多活泼的氧化物，包括氮氧化物、氧自由基等，此外炎症细胞如巨噬细胞与中性粒细胞均可产生氧自由基，它们可氧化抗蛋白酶，使其失去活性，氧化物还可激活上皮细胞中的 NF- κB，促使其进入细胞核，加强了某些炎前因子的转录，如 IL-8 与 TNF- α 等，加重了气道的炎症。中性粒细胞释放的活性氧还可以上调黏附分子的表达和增加气道的反应性，放大慢性炎症。

三、临床表现

早期患者，即使肺功能持续下降，可毫无症状，及至中晚期，出现咳嗽、咳痰、气短等症状，痰量因人而异，为白色黏液痰，合并细菌感染后则变为黏液脓性。在长期患病过程中，反复急性加重和缓解是本病的特点，病毒或细菌感染常常是急性加重的重要诱因，常发生于冬季，咯血不常见，但痰中可带血丝，如咯血量较多，则应进一步检查，以除外肺癌和支气管扩张，晚期患者气短症状常非常明显，即使是轻微的活动，都不能耐受。进行性的气短提示肺气肿的存在。

晚期患者可见缩唇呼吸，呼气时嘴唇呈吹口哨状，以增加气道内压，使肺泡气缓慢地呼出，避免小气道过早地萎陷，以减少 RV。患者常采取上身前倾，两手支撑在椅上的特殊体位，此种姿势，可固定肩胛带，使胸大肌和背阔肌活动度增加，以协助肋骨的运动。患者胸廓前后径增加，肺底下移，呈桶状胸，呼吸运动减弱，叩诊为过清音，呼吸音减弱，肺底可有少量湿啰音。如湿性啰音较多，则应考虑合并支气管扩张、肺炎、左心衰竭等。COPD 在急性加重期，肺部可听到哮鸣音，表示支气管痉挛或黏膜水肿，黏液堵塞，但其程度常不如支气管哮喘那样严重而广泛。患者缺氧时，可出现发绀，如果有杵状指，则应考虑其他原因所致，例如合并肺癌或支气管扩张等，因 COPD 或缺氧本身并不会发生杵状指。合并肺源性心脏病时，可见颈静脉怒张，伴三尖瓣收缩期反流杂音，肝大、下肢水肿等，但水肿并不一定表示都有肺源性心脏病，因 COPD 呼吸衰竭伴低氧血症和高碳酸血症时，肾小球滤过率减少也可发生水肿。单纯肺源性心脏病心衰时，很少有胸腔积液如有胸腔积液则应进一步检查，以排除其他原因所致。例如合并左心衰竭或肿瘤等，呼吸衰竭伴膈肌疲劳时可出现胸腹矛盾呼吸运动，即在吸气时，胸廓向外，腹部内陷，呼气时相反。并发肺性脑病时，患者可出现嗜睡，意识障碍，与严重的低氧血症和高碳酸血症有关。

COPD 可分两型，即慢支型和肺气肿型。慢支型又称紫肿型（blue bloater，BB），因缺氧发绀较重，常常合并肺源性心脏病，水肿明显；肺气肿型又称红喘型（pink puffer，PP），因缺氧相对较轻，发绀不明显，而呼吸困难、气喘较重。大多数患者，兼具这两型的特点，但临床上以某型的表现为主，确可见到。

四、诊断与鉴别诊断

（一）诊断

COPD 是一种渐进性疾病，经过多年的发展才发生症状，因此发病年龄多在 40 岁以后，大多数患者有吸烟史或有害气体粉尘接触史，晚期患者根据其年龄、病史、症状、体征、胸部 X 线、肺功能、血气检查结果不难做出诊断，但在诊断上应注意以下几点。

（1）COPD 患者早期可无任何症状，要做到早期诊断，必须做肺功能检查，正常人自 25 岁以后，肺功能呈自然下降趋势，FEV_1 每年下降 20 ～ 30 mL，但 COPD 患者每年下降 40 ～ 80mL，甚至更多，如果一个吸烟者经随访数年（3 ～ 4 年），FEV_1 逐年下降明显，即应认为是在向 COPD 发展，应劝患者戒烟。FEV_1/FVC 对早期 COPD 的诊断是一个较敏感的指标。在 20 世纪 70 年代至 80 年代早期，小气道功能检查曾风靡一时，如闭合容积 /N 活量 %（CV/VC%），50% 肺活量时最大呼气流速（V50），25% 肺活量时最大呼气流速（V25），Ⅲ相斜率（AN_2/L）等，当时认为这些指标的异常是早期 COPD 的表现，但经多年的观察，这些指标的异常并不能预测 COPD 的发生，而应以使用支气管舒张药后 FEV_1/FVC，$FEV_1\%$ 预计值异常作为 COPD 早期诊断的指标，如果 $FEV_1/FVC<70\%$，而 $FEV_1\geq80\%$ 预计值，则是早期气流受限的指征。

（2）慢支的诊断标准是每年咳嗽、咳痰时间 >3 个月，连续 2 年以上，并能除外其他心肺疾病，但这个时间标准是为做流行病学调查而人为制定的，对个体患者，要了解有无慢性气流受限及其程度，则必须做肺功能检查。如果已有肺功能异常，虽然咳嗽、咳痰时间未达到上述标准，亦应诊断为 COPD；反之，咳嗽、咳痰时间虽然达到了上述标准，但肺功能正常，亦不能诊断为 COPD，而应随访观察。

（3）COPD 患者中，绝大多数慢支与肺气肿并存，但二者的严重程度各异，肺气肿的诊断实际上是一个解剖学诊断，因根据其定义，必须有广泛的气腔壁的破坏，但在实际工作中，要求解剖诊断是不可能的。而慢支与肺气肿都可引起慢性气流受限，二者在肺功能上较难区别，如果 DLCO 减少，肺顺应性增加，则有助于肺气肿的诊断，胸部薄层高分辨率 CT 对肺气肿的诊断也有帮助。但应注意吸烟者中有相当一部分人胸部高分辨率 CT 可见肺气肿的影像，只有在肺功能检查时出现气流受限，才能诊断为 COPD。

（4）COPD 发展过程中，根据病情可分为急性加重期和稳定期。急性加重期是指患者在其自然病程中咳嗽、咳痰、气短急性加重，超越了平常日与日间的变化，需要改变经常性治疗者。急性加重的诱因，主要是支气管病毒或细菌的感染和空气污染，但也有 1/3 原因不明，急性加重时，痰量增加，变为脓性或黏液脓性，肺部可出现哮鸣音或伴发热等，合并肺炎时，虽然也可诱发急性加重，但肺炎本身并不属于急性加重的范畴；稳定期患者咳嗽、咳痰、气短等症状稳定或症状轻微。

（5）晚期支气管哮喘和支气管扩张患者，肺功能可类似 COPD，不应诊断为 COPD，但可合并有 COPD。在诊断 COPD 时必须排除其他可能引起气流受限的疾病。

（二）鉴别诊断

COPD 应注意与支气管扩张、肺结核、支气管哮喘、特发性间质性肺炎等鉴别。前二者根据其临床表现和胸部 X 线不难鉴别，而 COPD 与支气管哮喘的鉴别有时比较困难，二者均有 FEV_1 的降低，通常是以慢性气流受限的可逆程度协助诊断，具体方法如下。

支气管舒张试验。①试验时患者应处于临床稳定期，无呼吸道感染。试验前 6h、12h 分别停用短效与长效 β 受体激动药，试验前 24h 停用茶碱制剂；②试验前休息 15min，然后测定 FEV，共 3 次，取其最高值，吸入沙丁胺醇，或特布他林 2 ～ 4 喷，10 ～ 15min 后再测定 $FEV_1$3 次，取其最高值；③计算 FEV_1 改善值，如果，FEV_1 绝对值在吸药后增加 200mL 以上，为支气管舒张试验阳性，表示气流受限可逆性较大，支持支气管哮喘的诊断；如吸药后 FEV_1 改善率 <15% 则支持 COPD 的诊断。本试验在吸药后 FEV，改善率越大，则对阳性的判断可靠性越大，如果吸药后 FEV_1 绝对值的改善 >400mL，则更有意义。

因有 10% ～ 20% 的 COPD 患者支气管舒张试验也可出现阳性，故单纯根据这一项检查来鉴别是哮喘或 COPD 是不可取的，还应结合临床表现，综合判断才比较可靠。

在临床工作中经常遇到的是关于慢性喘息性支气管炎（慢喘支）的鉴别诊断问题，慢喘支与支气管哮喘很难区别。所谓慢喘支可能包括两种情况，一种是 COPD 合并了支气管哮喘，另一种是 COPD 急性加重期时，肺部出现了哮鸣音。如果一个 COPD 患者，出现了典型的支气管哮喘症状，例如接触某些过敏原或刺激性气体后，肺部出现广泛的哮鸣音，过敏性体质，皮肤过敏原试验呈阳性，支气管舒张试验呈阳性，对皮质激素治疗反应良好，则应诊断为 COPD 合并支气管哮喘。哮鸣音并非支气管哮喘所独有，某些 COPD 患者在急性加重时亦可出现哮鸣音，如果不具备以上哮喘发作的特点，则不应诊断为COPD合并哮喘，而应诊断为单纯的COPD。慢性喘息性支气管炎这一名词以不用为宜，因应用这一名词，容易与COPD合并支气管哮喘发生混淆。

COPD还应与特发性间质性肺炎相鉴别，因二者均有慢性咳嗽、气短等症状，后者胸部X线上的网状纹理容易被误认为是慢支，但如果注意到其他特点则不难鉴别，COPD的肺容积增加而特发性间质性肺炎肺容积减小，前者肺功能为阻塞性通气障碍，而后者为限制性通气障碍，胸部高分辨率CT更容易将二者区别开来。应当注意的是，COPD合并特发性间质性肺炎或其他限制性肺疾病时，其肺功能则兼具阻塞性通气障碍和限制性通气障碍的特点，因二者FEV_1、FVC都可以降低，此时诊断阻塞性通气障碍主要是根据FEV_1/FVC的降低，而限制性通气障碍主要是根据TLC的减少。

五、治疗

其治疗为：①缓解症状；②预防疾病进展；③改善活动的耐受性；④改善全身状况；⑤预防治疗并发症；⑥预防治疗急性加重；⑦降低病死率。

（一）稳定期的治疗

1. 戒烟

COPD与吸烟的关系十分密切，应尽一切努力劝患者戒烟，戒烟以后，咳嗽、咳痰可有很大程度的好转。对已有肺功能损害的患者，即使肺功能不能逆转，但戒烟后也可以明显延缓病情的发展，提高生存率。对每一个COPD患者，劝其戒烟是医生应尽的职责，也是一项重要的治疗。据调查，经医生3min的谈话，可使5%～10%的患者终生戒烟，其效果是可观的。

2. 预防治疗感染

病毒与细菌感染常是病情加重的诱因，因寄生于COPD患者下呼吸道的细菌经常为肺炎链球菌与流感嗜血杆菌，如痰色变黄，提示细菌感染，可选用羟氨苄青霉素、羟氨苄青霉素/棒酸、头孢克洛、头孢呋肟等，重症患者可根据痰培养结果，给予抗生素治疗。为预防流感与肺炎，可行流感疫苗与肺炎链球菌疫苗的预防注射，流感疫苗能减少COPD的重症和病死率50%左右，效果显著；肺炎链球菌疫苗可减少肺炎的发生，对65岁以上的老年人或肺功能较差者推荐应用。

3. 排痰

COPD患者的咳嗽是因痰多引起，因此应助其排痰而不是单纯镇咳，有些患者痰液黏稠，不易咳出，不仅影响通气功能，还会增加感染机会，可口服沐舒坦、氯化铵或中药祛痰药等，也可超声雾化吸入，注意补充液体，入量过少则会使痰液干燥黏稠，不易咳出。

4. 抗胆碱能药物

COPD 患者的迷走神经张力较高，而支气管基础口径是由迷走神经张力决定的，迷走神经张力愈高，则支气管基础口径愈窄。此外各种刺激，均能刺激迷走神经末梢，反射性地引起支气管痉挛，抗胆碱能药物可与迷走神经末梢释放的乙酰胆碱竞争性地与平滑肌细胞表面的胆碱能受体相结合，因而可阻断乙酰胆碱所致的支气管平滑肌收缩，对 COPD 患者有舒张支气管的作用，并可与 β_2 受体激动药合用，比单一制剂作用更强。

抗胆碱能药物吸入剂有溴化异丙托品，它是阿托品的四胺衍生物，难溶于脂质，因此与阿托品不同，经呼吸道或胃肠道黏膜吸收的量很少，从而可避免吸入后类似阿托品的一些不良反应。用定量吸入器（MDI）每日喷 3 ～ 4 次，每次 2 喷，每喷 20μg，必要时每次可喷 40 ～ 80μg。水溶液用雾化器雾化吸入，每次剂量可用 0.025% 水溶液 2mL（0.5mg），用生理盐水 1mL 稀释，吸入后起效时间为 5min，30 ～ 60min 达高峰，维持 4 ～ 6h，由于此药不良反应较少，可长期吸入，但溴化异丙托品的作用时间短，疗效也不是很理想。

新近研制的长效抗胆碱能药噻托溴铵，一次吸入后，其作用 >24h。胆碱能的受体为毒蕈碱受体，在人体主要有 M1、M2、M3 共 3 种亚型。M1 存在于副交感神经节，能介导乙酰胆碱的传递，M3 分布在气道平滑肌细胞上，可能还分布在黏膜下腺体细胞上，能介导乙酰胆碱的作用，故 M1、M3 能促进气道平滑肌收缩和黏液腺分泌，M2 分布在胆碱能神经末梢上，能反馈性地抑制乙酰胆碱的释放，故能部分地抵消 M1、M3 的作用。噻托溴铵能够竞争性地阻断乙酰胆碱与以上受体的结合，其对 M1、M3 的亲和力比溴化异丙托品强 10 倍，而其解离速度则慢 100 倍，对 M2 的亲和力，虽然噻托溴铵也比溴化异丙托品强 10 倍，但二者与 M2 的解离速度都比与 M1、M3 的解离速度快得多，因此噻托溴铵对 M 受体具有选择性，对乙酰胆碱的阻断作用比溴化异丙托品强而且持久，每日吸入 18μg，作用持续 >24h，能够有效地舒张支气管，减少肺泡动态性过度充气，缓解呼吸困难，其治疗作用 6 周达到高峰，能够减少 COPD 的急性加重和住院率。噻托溴铵的缺点是起效时间稍慢，约为 30min，吸入后 3h 作用达高峰，因此在急性加重期，不宜单独用药，其口干的不良反应较溴化异丙托品常见，但并不严重，多数患者可以耐受。

5. β_2 受体激动药

其能舒张支气管，并有刺激支气管上皮细胞纤毛运动以利排痰的作用，可以预防各种刺激引起的支气管痉挛。常用的气雾剂有沙丁胺醇、特布他林等。前者每次吸入 100 ～ 200μg（即喷吸 1 ～ 2 次），每日 3 ～ 4 次，后者每次吸入 250 ～ 500μg，每日 3 ～ 4 次，吸入后起效时间为 5min，1h 作用达高峰，维持 4 ～ 6h。

6. 氨茶碱

其有舒张支气管，加强支气管上皮细胞纤毛运动，改善膈肌收缩力的作用，根据病情缓急，可口服或静脉滴注，但后者可使心率增快，宜慎用，目前有长效茶碱控释片，每日 2 次，一次 1 片，可维持疗效 24h。茶碱血浓度监测对估计疗效和不良反应有一定意义，

>5mg/L 即有治疗作用，>15mg/L 时，不良反应明显增加。

7. 糖皮质激素

长期吸入皮质激素并不能改变 COPD 患者 FEV_1 下降的趋势，但对 FEV_1<50% 预计值并有症状和反复发生急性加重的 COPD 患者，规则地每日吸入布地奈德 / 福莫特罗或沙美特罗 / 氟地卡松联合制剂可减少急性加重的发作。前者干粉每吸的剂量为 160μg/4.5μg，后者干粉每吸的剂量为 50μg/250μg，每次 1 ～ 2 吸，每日 2 次。

8. 氧疗

氧疗的指征为：① PaO_2 ≤ 7.3kPa（55mmHg）或动脉血氧饱和度（SaO_2）≤88%，有或无高碳酸血症；② $PaO_2$7.3 ～ 8.0kPa（55 ～ 60mmHg），或 SaO_2<89%，并有肺动脉高压、心力衰竭水肿或红细胞增多症（血细胞比容 >55%）。COPD 呼吸衰竭患者除低氧血症外，常伴有二氧化碳潴留，吸入氧浓度（FiO_2）过高，会加重二氧化碳潴留，对呼吸衰竭患者应控制性给氧，氧流量 1 ～ 2L/min。呼吸衰竭患者最大的威胁为低氧血症，因会造成脑缺氧的不可逆性损害，因此对 COPD 合并明显的低氧血症患者，应首先给氧，但氧疗的目标是在静息状态下，将 PaO_2 提高到 8.0 ～ 10.0kPa（60 ～ 75mmHg），或使 SaO_2 升至 90% ～ 92%，如果要求更高，则须加大 FiO_2，容易发生二氧化碳麻醉。

对 COPD 所致的慢性低氧血症患者，使用长期的家庭氧疗，每天吸氧≥ 15h，生存率有所改善。长期吸氧可以缓解患者的呼吸困难，改善生活质量，树立生活信心，对肺源性心脏病患者可以降低肺动脉压，改善心功能，因此应作为一个重要的治疗手段。

9. 强心药与血管扩张药

对肺源性心脏病患者除伴有左心衰竭或室上性快速心律失常须用洋地黄外，一般情况下不宜用，因缺氧时容易发生洋地黄中毒，对肺源性心脏病的治疗主要依靠纠正低氧血症和高碳酸血症，改善通气，控制感染，适当利尿等。近年来使用血管扩张药以降低肺动脉压的报道很多，其目的是减少右心室的后负荷，增加心排血量，改善氧合和组织的供氧。但使用血管扩张药后，有些患者的 PaO_2 反而下降，因 COPD 患者缺氧的主要原因，是肺内的 ***V/Q*** 比例不平衡，低 ***V/Q*** 区因为流经肺泡的血液不能充分氧合，势必降低 PaO_2，出于机体的自我保护机制，低 ***V/Q*** 区的供血小动脉发生反射性痉挛，以维持 ***V/Q*** 比例的平衡，使用血管扩张药后，低 ***V/Q*** 区的供血增加，又恢复了 ***V/Q*** 比例的不平衡，故 PaO_2 下降，而这部分增加的供血，则是由正常 ***V/Q*** 区或高 ***V/Q*** 区转来，使这两个区域的 ***V>Q***，增加了无效腔通气，使 $PaCO_2$ 增加。一氧化碳吸入是选择性肺血管扩张药，但对 COPD 的缺氧治疗同样无效，还会增加 ***V/Q*** 比例的不平衡，而对急性呼吸窘迫综合征治疗有效，是因后者的缺氧机制是肺内分流，而前者的缺氧机制是 ***V/Q*** 比例不平衡，故吸入一氧化碳对 COPD 不宜。

10. 肺减容手术（lung volume reduction surgery，LVRS）

对非均匀性肺气肿，上叶肺气肿较重而活动耐力下降的患者，切除过度扩张的部分，保留较轻的部分，可以减少 TLC、FRC，改善肺的弹性压与呼吸肌功能，改善生活质量。但由于费用昂贵，又是一种姑息手术，只能有选择地用于某些患者。

11. 肺移植

对晚期 COPD 患者，经过适当的选择，肺移植可改善肺功能和生活质量，但肺移植的并发症多，成功率低，费用高，目前很难推广。

12. 呼吸锻炼

对 COPD 患者应鼓励其做缓慢的深吸气深呼气运动，胸腹动作要协调，深呼气时要缩唇，以增加呼气时的阻力，防止气道萎陷，每天要有适合于自身体力的运动，以增加活动的耐力。

13. 营养支持

重度 COPD 患者常有营养不良表现，可影响呼吸肌功能和呼吸道的防御功能，因此饮食中应含足够的热量和营养成分。接受呼吸机治疗的 COPD 患者，如果输入碳水化合物过多，会加重高碳酸血症，但对非呼吸机治疗患者则不必过多地限制碳水化合物，因减少碳水化合物，必然要增加脂肪含量，会引起患者厌食，营养支持是否能减少重症的发作和病死率，尚有待进一步研究。

（二）急性加重期的治疗

（1）重症患者应测动脉血气，如果 pH 值失代偿，说明患者的病情是近期内加重，肾脏还未来得及代偿。应当详细了解患者过去急性加重的诱因、频率和治疗情况，稳定期和加重期的血气情况，以作为此次治疗的参考。

（2）去除诱因。COPD 急性加重的诱因常见的有呼吸道感染（病毒或细菌）空气污染，其他如使用镇静药，吸氧浓度过高或其他并发症，也可使病情加重，其中吸氧浓度过高，可抑制呼吸，$PaCO_2$ 上升，以致发生意识障碍，甚为常见，必须仔细询问病史。当 $PaCO_2$ 在 12.0kPa（90mmHg）以上，又有吸氧史，常常提示吸氧浓度过高，应采用控制性给氧。肺源性心脏病患者因使用利尿药或皮质激素，均容易造成低钾、低氯性代谢性碱中毒，代谢性碱中毒可抑制呼吸，脑血管收缩和氧解离曲线左移，加重缺氧，去除诱因后，病情自然会有所好转。其他肺炎、肺血栓栓塞、左心衰竭、自发性气胸等所产生的症状也很类似 COPD 急性加重，必须仔细鉴别，予以相应的治疗。

（3）低流量氧吸入，每分钟氧流量不大于 2L，氧疗的目标是保持 PaO_2 在 8.0 ～ 10.0kPa（60 ～ 75mmHg），或 $SaO_2$90% ～ 92%，吸氧后 30 ～ 60min 应再测血气，

如果 PaO_2 上升且 pH 值下降不明显，或病情好转，说明给氧适当，如果 PaO_2>10.0kPa（75mmHg），就有可能加重二氧化碳潴留和酸中毒。

（4）重症患者可经雾化器吸入支气管舒张药，0.025% 溴化异丙托品水溶液 2mL（0.5mg）加生理盐水 1mL 和（或）0.5% 沙丁胺醇 0.5mL 加生理盐水 2mL 吸入，4 ～ 6h 一次，雾化器的气源应使用压缩空气，而避免用氧气。因使用雾化器时，气源的流量近 5 ～ 7L/min，可使 $PaCO_2$ 急剧升高，但在用雾化器时，应同时给予低流量氧吸入。在急性加重期也可联合糖皮质激素和 β_2 受体激动药治疗，或短效支气管舒张药，加用噻托溴铵。

（5）酌情静脉滴注氨茶碱 500 ～ 750mg/d，速度宜慢，在可能条件下应动态监测氨茶碱血清浓度，使其保持在 10 ～ 15μg/mL。

（6）应用广谱抗生素和祛痰药。

（7）如无糖尿病、溃疡、高血压等禁忌证，可口服强的松 30 ～ 40mg/d，或静脉滴注其他相当剂量的糖皮质激素，共 7 ～ 10d。延长疗程并不会增加疗效，反而增加不良反应。

（8）如有肺源性心脏病心衰体征，可适当应用利尿药。

（9）机械通气治疗。目的是通过机械通气，支持生命，降低病死率，缓解症状，同时争取时间，通过药物等其他治疗使病情得到逆转。机械通气包括有创或无创，近年来通过随机对照研究，证明无创通气治疗急性呼吸衰竭的成功率能达 80% ～ 85%，能够降低 $PaCO_2$，改善呼吸性酸中毒，降低呼吸频率和缓解呼吸困难，缩短住院时间，因为减少了插管有创通气，避免了并发症，也就降低了病死率，但无创通气并非适合所有患者，其适应证和禁忌证见表 3-1。有创性机械通气的适应证见表 3-2。

表 3-1　无创性正压通气在 COPD 加重期的应用指征

适应证（至少符合其中两项） · 中至重度呼吸困难，伴辅助呼吸肌参与呼吸并出现胸腹矛盾呼吸运动 · 中至重度酸中毒（pH 值为 7.30 ～ –7.35）和高碳酸血症（$PaCO_2$6.0 ～ 8.0kPa/45 ～ 60mmHg） · 呼吸频率 >25 次 /min
禁忌证（符合下列条件之一） · 呼吸抑制或停止 · 心血管系统功能不稳定（低血压，心律失常，心肌梗死） · 嗜睡、意识障碍或不合作者 · 易误吸者（吞咽反射异常，严重上消化道出血） · 痰液黏稠或有大量气道分泌物 · 近期曾行面部或胃食管手术 · 头面部外伤，固有的鼻咽部异常 · 极度肥胖 · 严重的胃肠胀气

表 3-2　有创性机械通气在 COPD 加重期的应用指征

有创性机械通气在 COPD 加重期的应用指征
·严重呼吸困难，辅助呼吸肌参与呼吸，并出现胸腹矛盾呼吸运动
·呼吸频率 >35 次 min
·危及生命的低氧血症（PaO_2<5.3kPa/40mmHg 或 PaO_2/FiO_2<26.7kPa/200mmHg）
·严重的呼吸性酸中毒（pH 值 <7.25）及高碳酸血症
·呼吸抑制或停止
·嗜睡、意识障碍
·严重心血管系统并发症（低血压、休克、心力衰竭）
·其他并发症（代谢紊乱、脓毒血症，肺炎、肺血栓栓塞，气压伤、大量胸腔积液）
·无创性正压通气治疗失败或存在无创性正压通气的使用禁忌证

机械通气的目标是使 PaO_2 维持在 8.0 ～ 10.0kPa（60 ～ 75 mmHg），或 SaO_2 在 90% ～ 92%，$PaCO_2$ 也不必降至正常范围，而是使其恢复至稳定期水平，pH保持正常即可，如果要使 $PaCO_2$ 降至正常，则会增加脱机的困难，同时 $PaCO_2$ 下降过快，肾脏没有足够的时间代偿，排出体内过多的HCO。由呼吸性酸中毒转为代谢性碱中毒，对机体极为不利。

（10）呼吸兴奋药。COPD 呼吸衰竭急性加重期患者，是否应使用呼吸兴奋药，尚有不同意见，呼吸衰竭患者大多有呼吸中枢兴奋性增高，对这类患者使用呼吸兴奋药，徒然增加全身的氧耗，弊多利少。

六、护理

1. 一般护理

（1）保持病室清洁卫生，空气流通，温湿度适宜，定时通风，患者应防止受凉，避免直接吸入冷空气。

（2）急性加重期应卧床休息，稳定期可适当活动，活动应量力而行，循序渐进，以患者不感到疲劳为宜。

（3）密切观察病情，如喘息、呼吸困难或咳嗽的程度、持续时间，咳嗽排痰情况，痰液的量、性质、色等，并做好记录，如患者出现意识恍惚，或烦躁不安、嗜睡、抽搐等症状时，应立即通知医师，做好抢救准备。

（4）保持呼吸道通畅，给予低流量吸氧，氧流量 1 ～ 3L/min，鼓励患者进行缩唇呼气或腹式呼吸，以改善肺泡有效通气量。

（5）做好皮肤护理，协助更换体位，保持床铺整洁、干燥。必要时应用减压贴或气垫床。

（6）遵医嘱应用抗生素、支气管扩张药等，观察用药效果及不良反应。

（7）肺气肿患者应慎用巴比妥类及安定等，禁用吗啡等呼吸抑制药。

2. 饮食护理

（1）给予高蛋白、高维生素、高热量、清淡易消化的饮食，宜少食多餐。
（2）避免油腻、辛辣和易于产气的食物，忌烟、酒。
（3）鼓励多进食富含纤维素的蔬菜和水果，保持大便通畅，避免用力排便。

3. 情志护理

该病为长期慢性病，患者易悲观、情绪低落，应告知患者疾病相关的知识，增加自我护理能力，开导患者，保持乐观平和的心态，提高生活质量。

4. 健康教育

（1）生活规律，劳逸结合，进行适当体育运动，以增强体质，提高机体的抵抗力。
（2）保持室内空气流通，避免受凉、过度疲劳等感染的诱发因素。在高发季节少去人群密集的公共场所。
（3）进行呼吸肌功能的锻炼，进行有效咳嗽咳痰及深呼吸。
（4）了解家庭氧疗的意义，持续低流量鼻导管氧气吸入，保持每日 10 小时以上。
（5）按时服用药物，并注意药物的不良反应。
（6）指导患者定期门诊随访。

第三节 支气管哮喘与支气管扩张

一、支气管哮喘

（一）病因

哮喘的病因还不十分清楚，大多认为是与多基因遗传有关的疾病，同时受遗传因素和环境因素的双重影响。

许多调查资料表明，哮喘的亲属患病率高于群体患病率，并且亲缘关系越近，患病率越高。哮喘患儿双亲大多存在不同程度气道反应性增高。目前，哮喘的相关基因尚未完全明确，但有研究表明存在有与气道高反应性、IgE 调节和特应性反应相关的基因，这些基因在哮喘的发病中起着重要的作用。

环境因素中主要包括某些激发因素，包括：吸入物，如尘螨、花粉、真菌、动物毛屑、二氧化硫、氨气等各种特异和非特异性吸入物；感染，如细菌、病毒、原虫、寄生虫等；食物，如鱼、虾、蟹、蛋类、牛奶等；药物，如普萘洛尔（心得安）、阿司匹林等；

气候变化、运动、妊娠等都可能是哮喘的激发因素。

（二）发病机制

哮喘的发病机制尚不完全清楚。多数人认为哮喘与变态反应、气道炎症、气道反应性增高及神经机制等因素相互作用有关。

1. 变态反应

当变应原进入具有特应性体质的机体后，可刺激机体通过 T 淋巴细胞的传递，由 B 淋巴细胞合成特异性 IgE，并结合于肥大细胞和嗜碱性粒细胞表面的高亲和性的 IgE 受体（Fc ε R1）；IgE 也能结合于某些 B 细胞、巨噬细胞、单核细胞、嗜酸性粒细胞、NK 细胞及血小板表面的低亲和性 Fc ε R 受体（Fc ε R），但是 Fc ε R2 与 IgE 的亲和力比 Fc ε R1 低 10 ～ 100 倍。若变应原再次进入体内，可与结合在 Fc ε R 上的 IgE 交联，使该细胞合成并释放多种活性介质导致平滑肌收缩、黏液分泌增加、血管通透性增高和炎症细胞浸润等。炎症细胞在介质的作用下又可分泌多种介质，使气道病变加重，炎症反应增加，产生哮喘的临床症状。根据变应原吸入后哮喘发生的时间，可分为速发型哮喘反应（IAR）、迟发型哮喘反应（LAR）和双相型哮喘反应（OAR）。IAR 几乎在吸入变应原的同时立即发生反应，15 ～ 30min 达高峰，2h 后逐渐恢复正常。LAR 6h 左右发病，持续时间长，可达数天。而且临床症状重，常呈持续性哮喘表现，肺功能损害严重而持久。LAR 的发病机制较复杂，不仅与 IgE 介导的肥大细胞脱颗粒有关，而且主要是气道炎症所致。现在认为哮喘是一种涉及多种炎症细胞和结构细胞相互作用、许多介质和细胞因子参与的一种慢性炎症疾病。LAR 是由于慢性炎症反应的结果。

2. 气道炎症

气道慢性炎症被认为是哮喘的本质。表现为多种炎症细胞特别是肥大细胞、嗜酸性粒细胞和 T 淋巴细胞等多种炎症细胞在气道的浸润和聚集。这些细胞相互作用可以分泌出多种炎症介质和细胞因子，这些介质、细胞因子与炎症细胞和结构细胞相互作用构成复杂的网络，使气道反应性增高，气道收缩，黏液分泌增加，血管渗出增多。已知肥大细胞、嗜酸性粒细胞、中性粒细胞、上皮细胞、巨噬细胞和内皮细胞都可产生炎症介质。

3. 气道高反应性（AHR）

气道高反应性表现为气道对各种刺激因子出现过强或过早的收缩反应，是哮喘患者发生和发展的另外一个重要因素。目前普遍认为气道炎症是导致气道高反应性的重要机制之一，当气道受到变应原或其他刺激后，由于多种炎症细胞、炎症介质和细胞因子的参与，气道上皮和上皮内神经的损害等而导致气道高反应性。AHR 常有家族倾向，受遗传因素的影响，AHR 为支气管哮喘患者的共同病理生理特征，然而出现 AHR 者并不都是支气管哮喘，如长期吸烟、接触臭氧，病毒性上呼吸道感染、慢性阻塞性肺疾病（COPD）等也可出现 AHR。

4. 神经机制

神经因素也被认为是哮喘发病的重要环节。支气管受复杂的自主神经支配。除胆碱能神经、肾上腺素能神经外，还有非肾上腺素能非胆碱能（NANC）神经系统。支气管哮喘与 β-肾上腺素受体功能低下和迷走神经张力亢进有关，并可能存在有 α-肾上腺素神经的反应性增加。NANC 能释放舒张支气管平滑肌的神经介质如血管活性肠肽（VIP）、一氧化氮（NO）及收缩支气管平滑肌的介质，如 P 物质、神经激肽，两者平衡失调，则可引起支气管平滑肌收缩。

（三）病理

显微镜下可见纤毛上皮剥离、气道上皮下有肥大细胞、嗜酸性粒细胞，淋巴细胞与中性粒细胞浸润。气道黏膜下组织水肿，微血管通透性增加，杯状细胞增生及支气管分泌物增加，支气管平滑肌痉挛等病理改变。若哮喘长期反复发作，表现为支气管平滑肌肌层肥厚，气道上皮细胞下纤维化，黏液腺增生和新生血管形成等，导致气道重构。

（四）临床表现

几乎所有的支气管哮喘患者都有长期性和反复发作性的特点，哮喘的发作与季节、周围环境、饮食、职业、精神心理因素、运动和服用某种药物有密切关系。

1. 主要临床表现

（1）前驱症状：在变应原引起的急性哮喘发作前往往有打喷嚏、流鼻涕、眼痒、流泪、干咳或胸闷等前驱症状。

（2）喘息和呼吸困难：喘息和呼吸困难是哮喘的典型症状，喘息的发作往往较突然。呼吸困难呈呼气性，表现为吸气时间短，呼气时间长，患者感到呼气费力，但有些患者感到呼气和吸气都费力。当呼吸肌收缩克服气道狭窄产生的过高支气管阻力负荷时，患者即可感到呼吸困难。一般来说，呼吸困难的严重程度和气道阻力增高的程度成正比。但有 15% 的患者当 FEV_1 下降到正常值的 50% 时仍然察觉不到气流受限，表明这部分患者产生了颈动脉窦的适应，即对持续的刺激反应性降低。这说明单纯依靠症状的严重程度来评估病情有低估的危险，需要结合其他的客观检查手段来正确评价哮喘病情的严重程度。

（3）咳嗽、咳痰：咳嗽是哮喘的常见症状，由气道的炎症和支气管痉挛引起。干咳常是哮喘的前兆，哮喘发作时，咳嗽、咳痰症状反而减轻，以喘息为主。哮喘发作接近尾声时，支气管痉挛和气道狭窄减轻，大量气道分泌物需要排出时，咳嗽、咳痰可能加重，咳出大量的白色泡沫痰。有一部分哮喘患者，以刺激性干咳为主要表现，无明显的喘息症状，这部分哮喘称为咳嗽变异性哮喘（CVA）。

（4）胸闷和胸痛：哮喘发作时，患者可有胸闷和胸部发紧的感觉。如果哮喘发作较重，可能与呼吸肌过度疲劳和拉伤有关。突发的胸痛要考虑自发性气胸的可能。

（5）体征：哮喘的体征与哮喘的发作有密切的关系，在哮喘缓解期可无任何阳性体征。在哮喘发作期，根据病情严重程度的不同可有不同的体征。哮喘发作时支气管和细支气管进行性的气流受限可引起肺部动力学、气体交换和心血管系统一系列的变化。为了维持气道的正常功能，肺出现膨胀，伴有残气容积和肺总量的明显增加。由于肺的过度膨胀使肺内压力增加，产生胸腔内负压所需要的呼吸肌收缩力也明显增加。呼吸肌负荷增加的体征是呼吸困难、呼吸加快和辅助呼吸肌运动。在呼气时，肺弹性回缩压降低和气道炎症可引起显著的气道狭窄，在临床上可观察到喘息、呼气延长和呼气流速减慢。这些临床表现一般和第 1 秒用力呼气容积（FEV_1）和呼气高峰流量（PEF）的降低相关。由于哮喘患者气流受限并不均匀，通气的分布也不均匀，可引起肺通气 / 血流比值的失调，发生低氧血症，出现发绀等缺氧表现。在吸气期间肺过度膨胀和胸腔负压的增加对心血管系统有很大的影响。右心室受胸腔负压的牵拉使静脉回流增加，可引起肺动脉高压和室间隔的偏移。在这种情况下，受压的左心室需要将血液从负压明显增高的胸腔射到体循环，产生吸气期间的收缩压下降，称为奇脉。

1）一般体征：哮喘患者在发作时，精神一般比较紧张，呼吸加快，端坐呼吸，严重时可出现口唇和指（趾）发绀。

2）呼气延长和双肺哮鸣音：在胸部听诊时可听到呼气时间延长而吸气时间缩短，伴有双肺如笛声的高音调，称为哮鸣音。这是小气道梗阻的特征。两肺满布的哮鸣音在呼气时较明显，称呼气性哮鸣音。很多哮喘患者在吸气和呼气都可闻及哮鸣音。单侧哮鸣音突然消失要考虑发生自发性气胸的可能。在哮喘严重发作，支气管发生极度狭窄，出现呼吸肌疲劳时，喘鸣音反而消失，称为寂静肺，是病情危重的表现。

3）肺过度膨胀体征：其为肺气肿体征，表现为胸腔的前后径扩大，肋间隙增宽，叩诊呈过清音，肺肝浊音界下降，心浊音界缩小。长期哮喘的患者可有桶状胸，儿童可有鸡胸。

4）奇脉：重症哮喘患者发生奇脉是吸气期间收缩压下降幅度（一般不超过 1.33kPa，即 10mmHg）增大的结果。这种吸气期收缩压下降的程度和气流受限的程度相关，它反映呼吸肌对胸腔压波动影响的程度明显增加。呼吸肌疲劳的患者不再产生较大的胸腔压波动，奇脉消失。严重的奇脉（不低于 3.33kPa，即 25mmHg）是重症哮喘的可靠指征。

5）呼吸肌疲劳的表现：表现为呼吸肌的动用，肋间肌和胸锁乳突肌的收缩，还表现为反常呼吸，即吸气时下胸壁和腹壁向内收。

6）重症哮喘的体征：随着气流受限的加重，患者变得更窘迫，说话不连贯，皮肤潮湿，呼吸和心率增加，并出现奇脉和呼吸肌疲劳表现。呼吸频率不小于 25 次 /min，心率不低于 110 次 /min，奇脉不低于 3.33kPa 是重症哮喘的指征。患者垂危状态时可出现寂静肺或呼吸乏力、发绀、心动过缓、意识恍惚或昏迷等表现。

2. 重症哮喘的表现

（1）哮喘持续状态：哮喘持续状态指哮喘严重发作并持续 24h 以上，通常被称为“哮喘持续状态”。这是指发作的情况而言，并不代表该患者的基本病情，但这种情况往往发生于重症的哮喘患者，而且与预后有关，是哮喘本身的一种最常见的急症。许多危重哮喘病例的病情常常在一段时间内逐渐加剧，所有重症哮喘患者在某种因素的激发下都有随时发生严重致命性急性发作的可能，而无特定的时间因素。其中一部分患者可能在哮喘急性发作过程中，虽经一段时间的治疗，但病情仍然逐渐加重。

（2）哮喘猝死：有一部分哮喘患者在经过一段相对缓解的时期后，突然出现严重急性发作，如果救治不及时，可在数分钟到数小时内死亡，称为哮喘猝死。哮喘猝死的定义为哮喘突然急性严重发作、患者在 2h 内死亡。哮喘猝死的原因可能与哮喘突然发作或加重，引起严重气流受限或其他心肺并发症导致心跳和呼吸骤停有关。

（3）潜在性致死性哮喘：包括以下几种情况：①长期口服糖皮质激素类药物治疗；②以往曾因严重哮喘发作住院抢救治疗；③曾因哮喘严重发作而行气管切开、机械通气治疗；④既往曾有气胸或纵隔气肿病史；⑤本次发病过程中须不断超常规剂量使用支气管扩张药，但效果不明显。在哮喘发作过程中，还有一些征象值得高度警惕，如喘息症状频发，持续甚至迅速加重，气促（呼吸频率超过 30 次 /min），心率超过 140 次 /min，体力活动和言语受限，夜间呼吸困难显著，取前倾位，极度焦虑，烦躁、大汗淋漓，甚至出现嗜睡和意识障碍，口唇、指甲发绀等。患者的肺部一般可以听到广泛哮鸣音，但若哮鸣音减弱，甚至消失，而全身情况不见好转，呼吸浅快，甚至意识淡漠和嗜睡，则意味着病情危重，随时可能发生心跳和呼吸骤停。此时的血气分析对病情和预后判断有重要参考价值。若动脉血氧分压（PaO_2）低于 8.0kPa（60mmHg）和（或）动脉二氧化碳分压（$PaCO_2$）高于 6.0kPa（45mmHg），动脉血氧饱和度（SaO_2）低于 90%，pH 值小于 7.35，则意味患者处于危险状态，应加强监护和治疗。

（4）脆性哮喘（BA）：正常人的支气管舒缩状态呈现轻度生理性波动，第 1 秒用力呼气容积（FEV_1）和高峰呼气流量（PEF）在晨间降至最低（波谷），午后达最大值（波峰）。哮喘患者这种变化尤其明显。有一类哮喘患者 FEV_1 和 PEF 在治疗前后或一段时间内大幅度地波动，称为“脆性哮喘”。Ayres 在综合各种观点的基础上提出 BA 的定义和分型如下。

①Ⅰ型 BA。尽管采取了正规、有力的治疗措施，包括吸入糖皮质激素（如吸入二丙酸倍氯米松 1500μg/d 以上），或口服相当剂量糖皮质激素，同时联合吸入支气管舒张药，连续观察至少 150d，半数以上观察日的 PEF 变异率超过 40%。

②Ⅱ型 BA。在基础肺功能正常或良好控制的背景下，无明显诱因突然急性发作的支气管痉挛，3h 内哮喘严重发作伴高碳酸血症，可危及生命，常须进行机械通气治疗。月经期前发作的哮喘往往属于此类。

3. 特殊类型的哮喘

（1）运动诱发性哮喘（EIA）：运动诱发性哮喘也称为运动性哮喘，是指达到一定的运动量后，出现支气管痉挛而产生的哮喘。其发作大多是急性的、短暂的，而且大多能自行缓解。运动性哮喘并非说明运动即可引起哮喘，实际上短暂的运动可兴奋呼吸，使支气管有短暂的舒张，其后随着运动时间的延长，强度增加，支气管发生收缩。运动性哮喘特点为：①发病均发生在运动后；②有明显的自限性，发作后经一定时间的休息后即可逐渐恢复正常；③一般无过敏性因素参与，特异性过敏原皮试阴性，血清 IgE 水平不高。

但有些学者认为，运动性哮喘常与过敏性哮喘共存，说明两者之间存在一些联系。临床上可进行运动诱发性试验来判断是否存在运动性哮喘。如果运动后 FEV_1 下降 20% ～ 40%，即可诊断为轻度运动性哮喘；FEV_1 下降 40% ～ 65%，即可诊断为中度运动性哮喘；FEV_1 下降 65% 以上可诊断为重度运动性哮喘。有严重心肺或其他影响运动疾病的患者不宜进行运动诱发性试验。

（2）药物性哮喘：由于使用某种药物导致的哮喘发作。常见的可能引起哮喘发作的药物有阿司匹林、β 受体阻滞药、血管紧张素转换酶抑制药（ACEI）、局部麻醉药、添加剂（如酒石黄）、医用气雾剂中的杀菌复合物等。个别患者吸入支气管舒张药时，偶尔也可引起支气管收缩，可能与其中的氟利昂或表面活性剂有关。免疫血清、含碘造影剂也可引起哮喘发作。这些药物通常是以抗原、半抗原或佐剂的形式参与机体的变态反应过程，但并非所有的药物性哮喘都是机体直接对药物产生变态反应引起。例如 β - 受体阻滞药，它是通过阻断 β - 受体，使 $β_2$ 受体激动药不能在支气管平滑肌的效应器上起作用，从而导致支气管痉挛。

阿司匹林是诱发药物性哮喘最常见的药物，某些患者可在服用阿司匹林或其他非甾体抗炎药数分钟或数小时内发生剧烈支气管痉挛。此类哮喘多发生于中年人，在临床上可分为药物作用相和非药物作用相。药物作用相指服用阿司匹林等解热镇痛药后引起哮喘持续发作的一段时间，潜伏期可为 5min 至 2h，患者的症状一般很重，常见明显的呼吸困难和发绀，甚至意识丧失，血压下降，休克等。药物作用相的持续时间不等，从 2 ～ 3h 至 1 ～ 2d。非药物作用相阿司匹林性哮喘指药物作用时间之外的时间，患者可因各种不同的原因发作哮喘。阿司匹林性哮喘的发病可能与其抑制呼吸道花生四烯酸的环氧酶途径，使花生四烯酸的脂氧酶代谢途径增强，产生过多的白三烯有关。白三烯具有很强的支气管平滑肌收缩能力。近年来研制的白三烯受体拮抗药，如扎鲁斯特和孟鲁斯特可以很好地抑制口服阿司匹林导致的哮喘发作。

（3）职业性哮喘：从广义上讲，凡是由职业性致喘物引起的哮喘统称为“职业性哮喘”。但从职业病学的角度，职业性哮喘应该有严格的定义和范围。

我国在 20 世纪 80 年代末制定了职业性哮喘诊断标准，致喘物规定为：异氰酸酯类、苯酐类、多胺类固化剂、铂复合盐、剑麻和青霉素。职业性哮喘的发生率往往与工业的发展水平有关，发达的工业国家，职业性哮喘的发病率较高，美国的职业性哮喘的发病率估计为 15% 左右。

职业性哮喘的病史有如下特点：①有明确的职业史，本病只限于与致喘物直接接触的劳动者；②既往（从事该职业前）无哮喘史；③自开始从事该职业至哮喘首次发作的“潜伏期”最少半年以上；④哮喘发作与致喘物的接触关系非常密切，接触则发病，脱离则缓解。

还有一些患者在吸入氯气、二氧化硫等刺激性气体时，出现急性刺激性干咳症状、咳黏痰、气急等症状，称为反应性气道功能不全综合征，可持续 3 个月以上。

（五）实验室检查

1. 血液学检查

发作时可有嗜酸性粒细胞增高，但多不明显，如并发感染可有白细胞计数增高，分类中性粒细胞比例增高。

2. 痰液检查

涂片在显微镜下可见较多嗜酸性粒细胞，可见嗜酸性粒细胞退化形成的尖棱结晶（Charcort-Leyden 结晶体）、黏液栓（Curschmann 螺旋体）和透明的哮喘珠（Laennec 珠）。如合并呼吸道细菌感染、痰涂片革兰染色、细菌培养及药物敏感试验有助于病原菌诊断及指导治疗。

3. 呼吸功能检查

在哮喘发作时有关呼气流量的全部指标均显著下降，第 1 秒用力呼气容积（FEV_1）、第 1 秒用力呼气容积占用力肺活量比值（FEV_1/FVC%），最大呼气中期流量（MMEF），25% 与 50% 肺活量时的最大呼气流量（MEF25%、MEF50%）以及高峰呼气流量（PEF）均减少。缓解期可逐渐恢复。有效支气管舒张药可使上述指标好转。在发作时可有用力肺活量减少、残气容积增加、功能残气量和肺总量增加，残气容积占肺总量百分比增高。

4. 动脉血气分析

哮喘严重发作时可有缺氧，PaO_2 降低，由于过度通气可使 $PaCO_2$ 下降，pH 值上升，表现为呼吸性碱中毒。如重症哮喘，病情进一步发展，气道阻塞严重，可有缺氧及二氧化碳潴留，$PaCO_2$ 上升，表现呼吸性酸中毒。如缺氧明显，可合并代谢性酸中毒。

5. 胸部 X 线检查

早期在哮喘发作时可见两肺透亮度增加，呈过度充气状态；在缓解期多无明显异常。如并发呼吸道感染，可见肺纹理增加及炎性浸润阴影。同时要注意肺不张、气胸或纵隔气肿等并发症的存在。

6. 支气管激发试验

用于测定气道反应性。哮喘患者的气道处于一种异常敏感状态，对某些刺激表现出一种过强和（或）过早的反应，称为气道高反应性（AHR）。如果患者就诊时 FEV_1 或 PEF 测定值在正常范围内，无其他禁忌证时，可以谨慎地试行支气管激发试验。吸入激发剂后，FEV_1 或 PEF 的下降超过 20%，即可确定为支气管激发试验阳性。此种检查主要价值见于以下几个方面。

（1）辅助诊断哮喘：对于轻度、缓解期的支气管哮喘患者或患有变应性鼻炎而哮喘处于潜伏期的患者，气道高反应性可能是唯一的临床特征和诊断依据。早期发现气道高反应性对于哮喘的预防和早期治疗具有重要的指导价值，对于有职业刺激源反复接触史且怀疑职业性哮喘者，采用特异性支气管激发试验可以鉴别该刺激物是否会诱发支气管收缩，明确职业性哮喘的诊断很有意义。

（2）评估哮喘严重程度和预后：气道反应性的高低可直接反映哮喘的严重程度，并对支气管哮喘的预后提供重要的参考资料。

（3）判断治疗效果：气道反应轻者表示病情较轻，可较少用药，重者则提示应积极治疗。哮喘患者经长期治疗，气道高反应性减轻，可指导临床减药或停药，有学者提出将消除 AHR 作为哮喘治疗的最终目标。

7. 支气管舒张试验

测定气流受限的可逆性。对于一些已有支气管痉挛、狭窄的患者，采用一定剂量的支气管舒张药使狭窄的支气管舒张，以测定其舒张程度的肺功能试验，称为支气管舒张试验。若患者吸入支气管舒张药后，FEV_1 或 PEF 改善率超过或等于 15% 可诊断支气管舒张试验阳性。此项检查的应用价值在于以下几个方面。

（1）辅助诊断哮喘：支气管哮喘的特征之一是支气管平滑肌的痉挛具有可逆性，故在支气管舒张试验时，表现出狭窄的支气管舒张。对一些无明显气流受限症状的哮喘患者或哮喘的非急性发作期，当其肺功能不正常时，经吸入支气管舒张药后肺功能指标有明显的改善，亦可作为诊断支气管哮喘的辅助方法。对有些肺功能较差，如 FEV_1 小于 60% 预计值患者，不宜做支气管激发试验时，可采用本试验。

（2）指导用药：可通过本试验了解或比较某种支气管舒张药的疗效。有不少患者自述使用 β_2 受体激动药后效果不佳，但如果舒张试验阳性，表示气道痉挛可逆，仍可据此向患者耐心解释，指导正确用药。

8. 呼气高峰流量（PEF）的测定和监测

PEF 是反映哮喘患者气流受限程度的一项客观指标。通过测定大气道的阻塞情况，对于支气管哮喘诊断和治疗具有辅助价值。由于方便、经济、实用、灵活等优点，可以随时进行测定，在指导偶发性和夜间哮喘治疗方面更有价值。哮喘患者 PEF 值的变化规律是凌晨最低，午后或晚上最高，昼夜变异率不低于 20% 则提示哮喘的诊断。在相同气流受限程度下，不同患者对呼吸困难的感知能力不同，许多患者感觉较迟钝，往往直至 PEF 降至很低时才感到呼吸困难，会延误治疗。对这部分患者，定期监测 PEF 可以早期诊断和预示哮喘病情的恶化。

9. 特异性变应原检测

变应原是一种抗原物质，能诱发机体产生 IgE 抗体。变应原检测可分为体内试验（变应原皮试），体外特异性 IgE 抗体检测、嗜碱性粒细胞释放能力检测、嗜酸性粒细胞阳离子蛋白（ECP）检测等。目前常用前两种方法。变应原皮肤试验简单易行，但皮肤试验结果与抗原吸入气道反应并不一致，不能作为确定变应原的依据，必须结合临床发作情况或进行抗原特异性IgE测定加以评价。特异性IgE抗体（SIgE）是体外检测变应原的重要手段，灵敏度和特异性都很高，根据SIgE含量可确定患者变应原种类，可评价患者过敏状态，对哮喘的诊断和鉴别诊断都有一定的意义。

（六）诊断与鉴别诊断

1. 诊断

（1）诊断标准：①反复发作喘息、气急，胸闷或咳嗽，多与接触变应原，冷空气、物理、化学性刺激以及病毒性上呼吸道感染，运动等有关；②发作时在双肺可闻及散在或弥漫性、以呼气相为主的哮鸣音，呼气相延长；③上述症状和体征可经治疗缓解或自行缓解；④除外其他疾病所引起的喘息、气急、胸闷和咳嗽；⑤临床表现不典型者（如无明显喘息或体征），应至少具备以下1项试验阳性：

·支气管激发试验或运动激发试验阳性。

·支气管舒张试验阳性FEV，增加超过12%，且FEV，增加绝对值不低于200mL。

·呼气流量峰值（PEF）日内（或2周）变异率不低于20%。

符合1～4条或4、5条者，可以诊断为哮喘。

（2）分期：根据临床表现支气管哮喘可分为急性发作期、慢性持续期和临床缓解期。慢性持续期是指每周均不同频度和（或）不同程度地出现症状（喘息、气急、胸闷、咳嗽等）；临床缓解期系指经过治疗或未经治疗症状、体征消失，肺功能恢复到急性发作前水平，并维持3个月以上。

2. 鉴别诊断

（1）心源性哮喘：心源性哮喘常见于左心衰竭，发作时的症状与哮喘相似，但心源性哮喘多有高血压、冠状动脉粥样硬化性心脏病、风湿性心脏病和二尖瓣狭窄等病史和体征。阵发性咳嗽，常咳出粉红色泡沫痰，两肺可闻及广泛的湿啰音和哮鸣音，左心界扩大，心率增快，心尖部可闻及奔马律。病情许可进行胸部X线检查时，可见心脏增大，肺淤血征，有助于鉴别。若一时难以鉴别，可雾化吸入β_2肾上腺素受体激动药或静脉注射氨茶碱缓解症状后，进一步检查，忌用肾上腺素或咖啡，以免造成危险。

（2）喘息型慢性支气管炎：实际上为慢支合并哮喘，多见于中老年人，有慢性咳嗽史，喘息长年存在，有加重期。有肺气肿体征，两肺可闻及湿啰音。

（3）支气管肺癌：中央型肺癌由于肿瘤压迫导致支气管狭窄或伴发感染时，可出现喘鸣音或类似哮喘样呼吸困难，肺部可闻及哮鸣音。但肺癌的呼吸困难及喘鸣症状进行性加重，常无诱因，咳嗽可有血痰，痰中可找到癌细胞，胸部X线摄片、CT或MRI检查或支气管镜检查常可明确诊断。

（4）肺嗜酸性粒细胞浸润症：肺嗜酸性粒细胞浸润症见于热带性嗜酸细胞增多症，

肺嗜酸性粒细胞增多性浸润、外源性变态反应性肺泡炎等。致病原为寄生虫、花粉、化学药品、职业粉尘等，多有接触史，症状较轻，患者常有发热，胸部X线检查可见多发性、此起彼伏的淡薄斑片浸润阴影，可自行消失或再发。肺组织活检也有助于鉴别。

（5）变应性支气管肺曲菌病：本病是一种由烟曲菌等致病真菌在具有特应性个体中引起的一种变态反应性疾病。其与哮喘的鉴别要点如下：①典型者咳出棕褐色痰块，内含多量嗜酸性粒细胞；②胸部X线呈现游走性或固定性浸润病灶烟；③支气管造影可以显示出近端支气管呈囊状或柱状扩张；④痰镜检或培养发现烟曲菌；⑤曲菌抗原皮试呈速发反应阳性；⑥烟曲菌抗原特异性沉淀抗体（IgG）测定阳性；⑦烟曲菌抗原皮试出现Arthus现象。⑧烟曲菌特异性IgE水平增高。

（6）气管、支气管软化及复发性多软骨炎：由于气管支气管软骨软化，气道不能维持原来正常状态，患者呼气或咳嗽时胸膜腔内压升高，可引起气道狭窄，甚至闭塞，临床表现为呼气性喘息，其特点有：①剧烈持续性、甚至犬吠样咳嗽；②气道断层摄影或CT显示气管，大气管狭窄；③支气管镜检查时可见气道呈扁平状，呼气或咳嗽时气道狭窄。

（7）变应性肉芽肿性血管炎（又称Churg-Strauss综合征）：本病主要侵犯小动脉和小静脉，常侵犯细小动脉，主要累及多器官和脏器，以肺部浸润和周围血管嗜酸性粒细胞浸润增多为特征。本病患者绝大多数可出现喘息症状，其与哮喘的鉴别要点如下：①除喘息症状外，常伴有副鼻窦炎（88%）、变应性鼻炎（69%）、多发性神经炎（66%～98%）；②病理检查特征有嗜酸性粒细胞浸润、肉芽肿病变、坏死性血管炎。

（七）治疗

1. 脱离变应原

部分患者能找到引起哮喘发作的变应原或其他非特异刺激因素，应立即使患者脱离变应原的接触。

2. 药物治疗

治疗哮喘的药物可以分为控制药物和缓解药物。控制药物：是指需要长期每天使用的药物。这些药物主要通过抗炎作用使哮喘维持临床控制，其中包括吸入糖皮质激素（简称激素）、全身用激素、白三烯调节药、长效 β_2 受体激动药（LABA，须与吸入激素联合应用）缓释茶碱、色甘酸钠、抗IgE抗体及其他有助于减少全身激素剂量的药物等。缓解药物：是指按须使用的药物。这些药物通过迅速解除支气管痉挛从而缓解哮喘症状，其中包括速效吸入 β_2 受体激动药、全身用激素、吸入性抗胆碱能药物、短效茶碱及短效口服 β_2 受体激动药等。

（1）激素。激素是最有效的控制气道炎症的药物。给药途径包括吸入、口服和静脉应用等，吸入为首选途径。

1）吸入给药：吸入激素的局部抗炎作用强；通过吸气过程给药，药物直接作用于呼吸道，所须剂量较小。通过消化道和呼吸道进入血液药物的大部分被肝灭活，因此全身性不良反应较少。研究结果证明吸入激素可以有效减轻哮喘症状，提高生命质量，改善肺功能，降低气道高反应性，控制气道炎症，减少哮喘发作的频率和减轻发作的严重程度，降低病死率。当使用不同的吸入装置时，可能产生不同的治疗效果。多数成人哮喘患者吸入小剂量激素即可较好地控制哮喘。过多增加吸入激素剂量对控制哮喘的获益较小而不良反应增加。由于吸烟可以降低激素的效果，故吸烟患者须戒烟并给予较高剂量的吸入激素。吸入激素的剂量与预防哮喘严重急性发作的作用之间有非常明确的关系，所以，严重哮喘患者长期大剂量吸入激素是有益的。

吸入激素在口咽部局部的不良反应包括声音嘶哑、咽部不适和念珠菌感染。吸药后及时用清水含漱口咽部，选用干粉吸入剂或加用储雾器可减少上述不良反应。吸入激素的全身不良反应的大小与药物剂量、药物的生物利用度、在肠道的吸收，肝首关代谢率及全身吸收药物的半衰期等因素有关。已上市的吸入激素中丙酸氟替卡松和布地奈德的全身不良反应较少。目前有证据表明成人哮喘患者每天吸入低至中剂量激素，不会出现明显的全身不良反应。长期高剂量吸入激素后可能出现的全身不良反应包括皮肤瘀斑、肾上腺功能抑制和骨密度降低等。已有研究证据表明，吸入激素可能与白内障和青光眼的发生有关，但前瞻性研究没有证据表明与后囊下白内障的发生有明确关系。目前没有证据表明吸入激素可以增加肺部感染（包括肺结核）的发生率，因此伴有活动性肺结核的哮喘患者可以在抗结核治疗的同时给予吸入激素治疗。

气雾剂给药：临床上常用的吸入激素有 4 种：二丙酸倍氯米松、布地奈德、丙酸氟替卡松、环索奈德。一般而言，使用干粉吸入装置比普通定量气雾剂方便，吸入下呼吸道的药物量较多。

溶液给药：布地奈德溶液经以压缩空气为动力的射流装置雾化吸入，对患者吸气配合的要求不高，起效较快，适用于轻中度哮喘急性发作时的治疗。

2）口服给药：适用于中度哮喘发作，慢性持续哮喘吸入大剂量激素联合治疗无效的患者和作为静脉应用激素治疗后的序贯治疗。一般使用半衰期较短的激素（如泼尼松、泼尼松龙或甲泼尼龙等）。对于激素依赖型哮喘，可采用每天或隔天清晨顿服给药的方式，以减少外源性激素对下丘脑 - 垂体 - 肾上腺轴的抑制作用。泼尼松的维持剂量最好每天不超过 10mg。

长期口服激素可以引起骨质疏松症、高血压、糖尿病、下丘脑 - 垂体 - 肾上腺轴的抑制、肥胖症、白内障、青光眼、皮肤菲薄导致皮纹和瘀斑瘀肌无力。对于伴有结核病、寄生虫感染、骨质疏松、青光眼、糖尿病、严重忧郁或消化性溃疡的哮喘患者，全身给予激素治疗时应慎重并应密切随访。长期甚至短期全身使用激素的哮喘患者可感染致命的疱疹病毒应引起重视，尽量避免这些患者暴露于疱疹病毒是必要的。尽管全身使用激素不是一种经常使用缓解哮喘症状的方法，但是对于严重的急性哮喘是需要的，因为它可以预防哮喘的恶化，减少因哮喘而急诊或住院的机会、预防早期复发，降低病死率。推荐剂量：泼尼松龙 30 ～ 50mg/d，5 ～ 10d。具体使用要根据病情的严重程度，当症状缓解或其肺功能已经达到个人最佳值，可以考虑停药或减量。地塞米松因对垂体-肾上腺的抑制作用大，不推荐长期使用。

3）静脉给药：严重急性哮喘发作时，应经静脉及时给予琥珀酸氢化可的松（400 ～ 1000mg/d）或甲泼尼龙（80 ～ 160mg/d）。无激素依赖倾向者，可在短期（3 ～ 5d）内停药；有激素依赖倾向者应延长给药时间，控制哮喘症状后改为口服给药，并逐步减少激素用量。

（2）$β_2$受体激动药。通过对气道平滑肌和肥大细胞等细胞膜表面的$β_2$受体的作用，舒张气道平滑肌、减少肥大细胞和嗜碱性粒细胞脱颗粒和介质的释放、降低微血管的通透性、增加气道上皮纤毛的摆动等，缓解哮喘症状。此类药物较多，可分为短效（作用维持4 ～ 6h）和长效（维持12h）$β_2$受体激动药。后者又可分为速效（数分钟起效）和缓慢起效（30min 起效）两种。

（3）白三烯调节药。白三烯调节药包括半胱氨酰白三烯受体拮抗药和5- 脂氧化酶抑制药。除吸入激素外，是唯一可单独应用的长效控制药，可作为轻度哮喘的替代治疗药物和中重度哮喘的联合治疗用药。目前在国内应用主要是半胱氨酰白三烯受体拮抗药，通过对气道平滑肌和其他细胞表面白三烯受体的拮抗抑制肥大细胞和嗜酸粒细胞释放出的半胱氨酰白三烯的致喘和致炎作用，产生轻度支气管舒张和减轻变应原，运动和二氧化硫（SO_2）诱发的支气管痉挛等作用，并具有一定程度的抗炎作用。本品可减轻哮喘症状，改善肺功能、减少哮喘的恶化。但其作用不如吸入激素，也不能取代激素。作为联合治疗中的一种药物，本品可减少中至重度哮喘患者每天吸入激素的剂量，并可提高吸入激素治疗的临床疗效，联用本品与吸入激素的疗效比联用吸入 LABA 与吸入激素的疗效稍差。但本品服用方便。尤适用于阿司匹林哮喘、运动性哮喘和伴有过敏性鼻炎哮喘患者的治疗。本品使用较为安全。虽然有文献报道接受这类药物治疗的患者可出现 Churg-Strauss 综合征，但其与白三烯调节剂的因果关系尚未肯定，可能与减少全身应用激素的剂量有关。5- 脂氧化酶抑制药齐留通可能引起肝损害，须监测肝功能。通常口服给药。白三烯受体拮抗药扎鲁司特 20mg，每天 2 次；孟鲁司特 10mg，每天 1 次；异丁司特 10mg，每天 2 次。

（4）茶碱。茶碱具有舒张支气管平滑肌作用，并具有强心、利尿、扩张冠状动脉、兴奋呼吸中枢和呼吸肌等作用。有研究资料显示，低浓度茶碱具有抗炎和免疫调节作用。作为症状缓解药，尽管现在临床上在治疗重症哮喘时仍然静脉使用茶碱，但短效茶碱治疗哮喘发作或恶化还存在争议，因为它在舒张支气管，与足量使用的快速$β_2$受体激动药对比，没有任何优势，但是它可能改善呼吸驱动力。不推荐已经长期服用缓释型茶碱的患者使用短效茶碱，除非该患者的血清中茶碱浓度较低或者可以进行血清茶碱浓度监测时。

口服给药；包括氨茶碱和控（缓）释型茶碱。用于轻至中度哮喘发作和维持治疗。一般剂量为每天（6 ～ 10）mg/kg。口服控（缓）释型茶碱后昼夜血药浓度平稳，平喘作用可维持 12 ～ 24h，尤其适用于夜间哮喘症状的控制。联合应用茶碱、激素和抗胆碱药物具有协同作用。但本品与$β_2$受体激动药联合应用时，易出现心率增快和心律失常，应慎用并适当减少剂量。

静脉给药：氨茶碱加入葡萄糖溶液中，缓慢静脉注射〔注射速度不宜超过

0.25mg/（kg·min)〕或静脉滴注，适用于哮喘急性发作且近24h内未用过茶碱类药物的患者。负荷剂量为4～6mg/kg，维持剂量为0.6～0.8mg/（kg·h)。由于茶碱的“治疗窗”窄，以及茶碱代谢存在较大的个体差异，可引起心律失常、血压下降甚至死亡，在有条件的情况下应监测其血药浓度，及时调整浓度和滴速。茶碱有效、安全的血药浓度范围应在6～15mg/L。影响茶碱代谢的因素较多，如发热性疾病、妊娠，抗结核治疗可以降低茶碱的血药浓度；而肝脏疾病、充血性心力衰竭以及合用甲氰咪胍或喹诺酮类，大环内酯类等药物均可影响茶碱代谢而使其排泄减慢，增加茶碱的毒性作用，应引起临床医师的重视，并酌情调整剂量。多索茶碱的作用与氨茶碱相同，但不良反应较轻。双羟丙茶碱的作用较弱，不良反应也较少。

（5)抗胆碱药物。吸入抗胆碱药物如溴化异丙托品、溴化氧托品和溴化泰乌托品等，可阻断节后迷走神经传出支，通过降低迷走神经张力而舒张支气管。其舒张支气管的作用比 β_2 受体激动药弱，起效也较慢，但长期应用不易产生耐药，对老年人的疗效不低于年轻人。

本品有气雾剂和雾化溶液两种剂型。经pMDI吸入溴化异丙托品气雾剂，常用剂量为，每天3～4次；经雾化泵吸入溴化异丙托品溶液的常用剂量为50～125μg，每天3～4次。溴化泰乌托品系新近上市的长效抗胆碱药物，对M1和M3受体具有选择性抑制作用，仅须每天1次吸入给药。本品与 β_2 受体激动药联合应用具有协同、互补作用。本品对有吸烟史的老年哮喘患者较为适宜，但对妊娠早期妇女和青光眼或前列腺肥大的患者应慎用。尽管溴化异丙托品被用在一些因不能耐受β受体激动药的哮喘患者上，但是到目前为止尚没有证据表明它对哮喘长期管理方面有显著效果。

（6）抗IgE治疗。抗IgE单克隆抗体可应用于血清IgE水平增高的哮喘患者。目前它主要用于经过吸入糖皮质激素和LABA联合治疗后症状仍未控制的严重哮喘患者。目前在11～50岁的哮喘患者的治疗研究中尚没有发现抗IgE治疗有明显不良反应，但因该药临床使用的时间尚短，其远期疗效与安全性有待进一步观察。价格昂贵也使其临床应用受到限制。

（7）变应原特异性免疫疗法（SIT)。通过皮下给予常见吸入变应原提取液（如尘螨、猫毛、豚草等)，可减轻哮喘症状和降低气道高反应性，适用于变应原明确但难以避免的哮喘患者。其远期疗效和安全性尚待进一步研究与评价。变应原制备的标准化也有待加强。哮喘患者应用此疗法应严格在医师指导下进行。目前已试用舌下给药的变应原免疫疗法。SIT应该是在严格的环境隔离和药物干预无效（包括吸入激素）情况下考虑的治疗方法。现在没有研究比较其和药物干预的疗效差异。现在还没有证据支持使用复合变应原进行免疫治疗的价值。

（8）其他治疗哮喘药物。①抗组胺药物：口服第二代抗组胺药物（H受体拮抗药）如酮替芬、氯雷他定、阿司咪唑、氮卓斯丁、特非那丁等具有抗变态反应作用，在哮喘治疗中的作用较弱。可用于伴有变应性鼻炎哮喘患者的治疗。这类药物的不良反应主要是嗜睡。阿司咪唑和特非那丁可引起严重的心血管不良反应，应谨慎使用；②其他口服抗变态反应药物：如曲尼司特、瑞吡司特等可应用于轻至中度哮喘的治疗。其主要不良反应是嗜睡；③可能减少口服糖皮质激素剂量的药物：包括口服免疫调节药（甲氨蝶呤、环孢素、金制剂等），某些大环内酯类抗生素和静脉应用免疫球蛋白等。其疗效尚待进一步研究；④中医中药：采用辨证施治，有助于慢性缓解期哮喘的治疗。有必要对临床疗效较为确切的中（成）药或方剂开展多中心随机双盲的临床研究。

3. 急性发作期的治疗

喘急性发作的治疗取决于发作的严重程度以及对治疗的反应。治疗的目的在于尽快缓解症状、解除气流受限和低氧血症，同时还需要制订长期治疗方案以预防再次急性发作。

对于具有哮喘相关死亡高危因素的患者，需要给予高度重视，这些患者应当尽早到医疗机构就诊。高危患者包括：①曾经有过气管插管和机械通气的濒于致死性哮喘的病史；②在过去 1 年中因为哮喘而住院或看急诊；③正在使用或最近刚刚停用口服激素；④目前未使用吸入激素；⑤过分依赖速效 β_2 受体激动药，特别是每月使用沙丁胺醇（或等效药物）超过 1 支的患者；⑥有心理疾病或社会心理问题，包括使用镇静药；⑦有对哮喘治疗计划不依从的历史。

轻度和部分中度急性发作可以在家庭中或社区中治疗。家庭或社区中的治疗措施主要为重复吸入速效 β 受体激动药，在第 1 小时每 20 分钟吸入 2 ～ 4 喷。随后根据治疗反应，轻度急性发作可调整为每 3 ～ 4 小时 2 ～ 4 喷，中度急性发作每 1 ～ 2 小时时 6 ～ 10 喷。如果对吸入性 β_2 受体激动药反应良好（呼吸困难显著缓解，PEF 占预计值大于 80% 或个人最佳值，且疗效维持 3 ～ 4h），通常不需要使用其他药物。如果治疗反应不完全，尤其是在控制性治疗的基础上发生的急性发作，应尽早口服激素（泼尼松龙 0.5 ～ 1mg/kg 或等效剂量的其他激素），必要时到医院就诊。

部分中度和所有重度急性发作均应到急诊室或医院治疗。除氧疗外，应重复使用速效 β_2 受体激动药，可通过压力定量气雾剂的储雾器给药，也可通过射流雾化装置给药。推荐在初始治疗时连续雾化给药，随后根据需要间断给药（每 4 小时 1 次）。目前尚无证据支持常规静脉使用 β_2 受体激动药。联合使用 β_2 受体激动药和抗胆碱能制剂（如异丙托溴铵）能够取得更好的支气管舒张作用。茶碱的支气管舒张作用弱于 SABA，不良反应较大，应谨慎使用。对规则服用茶碱缓释制剂的患者，静脉使用茶碱应尽可能监测茶碱血药浓度。中重度哮喘急性发作应尽早使用全身激素，特别是对速效 β 受体激动药初始治疗反应不完全或疗效不能维持，以及在口服激素基础上仍然出现急性发作的患者。口服激素与静脉给药疗效相当，不良反应小。

推荐用法：泼尼松龙 30 ～ 50mg 或等效的其他激素，每日单次给药。严重的急性发作或口服激素不能耐受时，可采用静脉注射或静脉滴注，如甲基泼尼松龙 80 ～ 160 mg，或氢化可的松 400 ～ -1 000 mg 分次给药。地塞米松因半衰期较长，对肾上腺皮质功能抑制作用较强，一般不推荐使用。静脉给药和口服给药的序贯疗法有可能减少激素用量和不良反应，如静脉使用激素 2 ～ 3d，继之以口服激素 3 ～ 5d。不推荐常规使用镁制剂，可用于重度急性发作（$FEV_1$25% ～ 30%）或对初始治疗反应不良者。

重度和危重哮喘急性发作经过上述药物治疗，临床症状和肺功能无改善甚至继续恶化者，应及时给予机械通气治疗，其指征主要包括：意识改变，呼吸肌疲劳，$PaCO_2$ 不低于 6.0kPa（45mmHg）等。可先采用经鼻（面）罩无创机械通气，若无效应及早行气管插管机械通气。哮喘急性发作机械通气需要较高的吸气压，可使用适当水平的呼气末正压（PEEP）治疗。如果需要过高的气道峰压和平台压才能维持正常通气容积，可试用允许性高碳酸血症通气策略以减少呼吸机相关肺损伤。

初始治疗症状显著改善，PEF 或 FEV_1 占预计值的百分比恢复到或个人最佳值 60% 者以上可回家继续治疗，PEF 或 FEV_1 为 40% ～ 60% 者应在监护下回到家庭或社区继续治疗，治疗前 PEF 或 FEV_1 低于 25% 或治疗后低于 40% 者应入院治疗。在出院时或近期的随访时，应当为患者制订一个详细的行动计划，审核患者是否正确使用药物、吸入装置和峰流速仪，找到急性发作的诱因并制定避免接触的措施，调整控制性治疗方案。严重的哮喘急性发作意味着哮喘管理的失败，这些患者应当给予密切监护、长期随访，并进行长期哮喘教育。

大多数哮喘急性发作并非由细菌感染引起，应严格控制抗生素的使用指征，除非有细菌感染的证据，或属于重度或危重哮喘急性发作。

4. 慢性持续期的治疗

哮喘的治疗应以患者的病情严重程度为基础，根据其控制水平类别选择适当的治疗方案。哮喘药物的选择既要考虑药物的疗效及其安全性，也要考虑患者的实际状况，如经济收入和当地的医疗资源等。要为每个初诊患者制订哮喘防治计划，定期随访、监测，改善患者的依从性，并根据患者病情变化及时修订治疗方案。哮喘患者长期治疗方案分为 5 级。

对以往未经规范治疗的初诊哮喘患者可选择第 2 级治疗方案，哮喘患者症状明显，应直接选择第 3 级治疗方案。从第 2 级到第 5 级的治疗方案中都有不同的哮喘控制药物可供选择。而在每一级中都应按须使用缓解药物，以迅速缓解哮喘症状。如果使用含有福莫特罗和布地奈德单一吸入装置进行联合治疗时，可作为控制和缓解药物应用。

如果使用该分级治疗方案不能够使哮喘得到控制，治疗方案应该升级直至达到哮喘控制为止。当哮喘控制并维持至少 3 个月后，治疗方案可考虑降级。建议减量方案：①单独使用中至高剂量吸入激素的患者，将吸入激素剂量减少 50%；②单独使用低剂量激素的患者，可改为每日 1 次用药；③联合吸入激素和 LABA 的患者，将吸入激素剂量减少约 50%，仍继续使用 LABA 联合治疗。当达到低剂量联合治疗时，可选择改为每日 1 次联合用药或停用LABA，单用吸入激素治疗。若患者使用最低剂量控制药物达到哮喘控制 1 年，并且哮喘症状不再发作，可考虑停用药物治疗。上述减量方案尚待进一步验证。通常情况下，患者在初诊后 2 ～ 4 周回访，以后每 1 ～ 3 个月随访 1 次。出现哮喘发作时应及时就诊，哮喘发作后 2 周至 1 个月内进行回访。

对于我国贫困地区或低经济收入的哮喘患者，视其病情严重程度不同，长期控制哮喘的药物推荐使用：①吸入低剂量激素；②口服缓释茶碱；③吸入激素联合口服缓释茶碱；④口服激素和缓释茶碱。这些治疗方案的疗效与安全性需要进一步临床研究，尤其要监测长期口服激素可能引起的全身不良反应。

（八）护理

1. 护理问题

（1）气体交换受损：与支气管痉挛、气道阻力增加有关。

（2）清理呼吸道无效：与无效咳嗽、痰液增加和黏稠有关。

（3）知识缺乏：缺乏正确使用解痉气雾剂的有关知识。

（4）活动无耐力：与哮喘反复发作或重症哮喘出现的缺氧、呼吸困难有关。

（5）潜在并发症：呼吸衰竭、自发性气胸、肺心病等。

2. 护理措施

（1）气体交换受损。与支气管痉挛、气道阻力增加有关。

1）环境与休息：避免接触环境中的过敏原，患者对气体的温度和气味很敏感，应保持室内空气流通、新鲜，温度、湿度适宜，不宜摆放花草及使用羽毛枕头，避免尘埃飞扬。发作时，协助患者取半卧位或坐位，并给予床旁小桌伏案休息以减轻体力消耗。教会、鼓励患者缩唇呼吸或缓慢深呼吸，以改善通气量，缓解症状和有利于痰液排出。

2）饮食护理：发作期间以营养丰富、维生素含量高的流质或半流质为主，忌食易过敏的食物，痰多黏稠者，多饮水，少食油腻食物。保持大便通畅。

3）氧疗护理：重症哮喘患者常伴有不同程度的低氧血症，应遵医嘱给予鼻导管或面罩吸氧，吸氧流量为 2 ～ 4L/min，吸氧时应注意呼吸道湿化、保暖和通畅，避免气道干燥和寒冷气流的刺激而导致气道痉挛，如哮喘严重发作，经一般药物治疗无效，或患者意识改变，PaO_2<60mmHg，$PaCO_2$>50mmHg 时，应准备进行机械通气，以缓解患者呼吸困难，使呼吸肌得到休息，维护呼吸功能。

4）口腔与皮肤护理：病情危重时，应协助患者的生活起居和卫生处置，保持整洁，满足患者的需要。保持皮肤的清洁、干燥和舒适。患者哮喘发作时，常会大量出汗，应每天以温水擦浴，勤换衣服和床单，协助并鼓励患者咳嗽后用温水漱口，保持口腔清洁。

5）心理护理：缓解紧张情绪，哮喘新近发生和重症发作的患者，通常感到情绪紧张，甚至惊恐不安，护士应多巡视患者，耐心解释病情、治疗和护理措施，给予心理疏导和安慰，消除过度的紧张状态，对减轻哮喘发作的症状和控制病情有重要意义。

6）病情观察：注意观察哮喘发作的前驱症状，如鼻咽痒、喷嚏、流涕、眼痒等黏膜过敏症状。哮喘发作时，应注意观察患者意识状态，呼吸频率、节律、深度及辅助呼吸肌是否参与呼吸运动等，监测呼吸音、哮鸣音、动脉血气分析和肺功能情况，了解病情、治疗和护理效果。如经治疗病情无缓解，应做好机械通气的准备工作，哮喘在夜间和凌晨易发作，应多巡视、观察有无病情变化。

7）用药护理：观察用药疗效和不良反应。

① β_2 受体激动剂：指导患者按医嘱用药；指导患者正确使用雾化吸入器，以保证药物的疗效；注意观察此类药物的不良反应，如头晕、头痛、心悸、手指震颤等。

②茶碱类：氨茶碱用量过大或静脉注射（滴注）速度过快可引起恶心、呕吐、头痛、失眠、心律失常，严重者可引起室性心动过速、癫痫样症状、昏迷，甚至心搏骤停等。茶碱缓释片（舒弗美）或氨茶碱控释片由于药片内有控释材料，必须整片吞服。

③糖皮质激素：激素吸入的主要不良反应为口咽部真菌感染、咳嗽和局部皮肤变薄等。应指导患者喷药后立即漱口、洗脸；口服激素宜在饭后服用，以减少对胃肠道的刺激；静脉滴注激素时，应密切观察是否有消化道出血，监测血电解质，以防止水、电解质紊乱。激素的用量应按医嘱进行阶梯式逐渐减量，患者不得自行停药或减量。

④其他：色甘酸钠及尼多酸钠，少数患者吸入后可有咽喉不适、胸闷，偶见皮疹，孕妇慎用。抗胆碱药吸入后，少数患者有口苦或口干感。酮替芬有镇静、头晕、口干、嗜睡等不良反应。白三烯调节剂主要是胃肠道症状，少数有皮疹、血管性水肿、转氨酶升高，停药后可恢复正常。

（2）清理呼吸道无效：与无效咳嗽、痰液增加和黏稠有关。

1）病情观察：观察患者咳嗽情况，痰液性状、颜色和量。肺部听诊情况，尤其啰音部位。

2）促进排痰：教会患者掌握深呼吸和有效咳嗽、咳痰的技巧，协助患者拍背。遵医嘱给予痰液稀释剂或雾化治疗，以促进痰液排出。必要时经鼻腔或口腔吸痰，出现呼吸困难，严重发绀、意识不清时，做好气管插管或气管切开的准备，建立人工气道以清除痰液。

3）补充水分：哮喘发作的患者，应注意补充液体，有利于痰液的稀释和补充水分，应鼓励患者每天饮水 2500 ～ 3000mL。若重症哮喘应遵医嘱静脉补液，以纠正水、电解质和酸碱平衡紊乱。

4）用药护理：遵医嘱给予支气管舒张剂、激素等药物以缓解气道炎症和水肿，观察用药疗效和不良反应。

（3）知识缺乏：缺乏正确使用解痉气雾剂的有关知识。

1）评估患者：使用吸入器的情况，针对患者存在的问题，根据患者文化层次、学习能力，提供雾化吸入器的学习资料。

2）正确使用吸入器：医护人员演示吸入器的正确使用方法。与患者及家属讨论吸入器装置的主要结构、使用方法及正确使用的意义。指导患者反复练习，直至患者完全掌握。

3）定量雾化吸入器（MDI）使用方法：打开盖子，摇匀药液，深呼气至不能再呼时张口，将 MDI 喷嘴置于口中，双唇包住咬口，以慢而深的方式经口吸气，同时以手指按压喷药，至吸气末屏气 10 秒，使较小的雾粒沉降在气道远端，然后缓慢呼气，休息 3 分钟后可再重复使用 1 次。

4）特殊 MDI 的使用：对不易掌握 MDI 吸入方法的儿童或重症患者，可在 MDI 上加储药罐，以简化操作，增加吸入到下呼吸道和肺部的药物量，减少雾滴在口咽部沉积引起刺激，加强雾化吸入疗效。

5）吸入器的保洁：学习有关吸入器的清洗、保存、更换等知识与技能。

3. 健康教育

由于支气管哮喘是一种反复发作性疾病，所以在发作间歇期要进行系统的治疗，出院前加强健康教育，对防止复发至关重要。

（1）疾病知识指导：帮助患者及其家人获得和了解与哮喘有关的知识，如哮喘的概念、诱因，怎样控制发作及治疗，使患者了解到哮喘虽不能彻底治愈，但只要坚持充分的正规治疗，哮喘是可以控制的，即患者可达到没有或仅有轻度症状，能坚持日常工作和学习。

（2）避免诱发因素：针对个体情况，学会进行有效的环境控制，如减少与空气中抗原的接触、戒烟，避免被动吸烟和预防呼吸道感染，教会患者建立良好的生活方式。

（3）用药指导：哮喘患者应了解自己所用的每一种药的名字，用法及使用时的注意事项，了解药物的主要不良反应及如何采取相应的措施来避免、减少不良反应。患者应与医生共同制订有效、可行的个人治疗计划。一般先用支气管扩张剂，后用抗感染气雾剂。教会患者正确掌握用药技术，尤其是吸入治疗技术。

（4）监测症状：教会患者利用峰流速仪监测最大呼气流速（PEF），做好哮喘日记，为疾病预防和治疗提供参考资料。记录哮喘日记就是最好的方法之一，分析日记可以帮我们找到引发哮喘的可疑因素和危险状态。哮喘记录卡实际上就是一本哮喘日记，在这里面记录了患者的一些相关的内容。其中包括了症状，有哮喘的症状评分，日间的和夜间的。

（5）及时获得医疗指导：与医生共同制订出防止复发、保持长期稳定的方案。教会患者深呼吸、有效咳嗽、缩唇腹式呼吸方法。

（6）心理社会指导：哮喘患者的心理反应可有抑郁、焦虑、恐惧、性格改变等，给予心理疏导。使患者保持有规律的生活和乐观情绪，向患者说明发病与精神因素和生活压力有关，动员与患者关系密切的人员，如家人或朋友参与对哮喘患者的管理；为其身心健康提供各方面的支持，并充分利用社会支持系统。

二、支气管扩张

（一）病因和发病机制

引起支气管扩张的主要发病因素为支气管感染和阻塞，两者相互影响，导致支气管扩张的发生和发展。此外，支气管外部纤维组织的牵拉也可引起支气管扩张。先天性发育缺损及遗传因素引起者较少见。

1. 支气管感染

婴幼儿时期患有严重的支气管炎，肺脏感染性疾病是引起支气管扩张的主要原因。麻疹、百日咳、流行性感冒等，可并发细菌感染而引起细支气管炎和严重的支气管肺炎，从而造成支气管管壁的破坏和附近组织纤维收缩，逐渐形成支气管扩张。此外，支气管和肺部的慢性感染，如肺结核、慢性肺脓肿等，使支气管管壁的弹性纤维和平滑肌组织破坏、断裂，支气管管壁变薄，弹性降低，加上病变部位纤维瘢痕组织的牵拉，均可导致受累部位的支气管扩张。

2. 支气管阻塞

肿瘤或管外肿大的淋巴结（如支气管淋巴结结核）压迫支气管，异物或黏稠的分泌物造成支气管部分阻塞时，在支气管内形成活瓣样作用，即空气吸入容易而呼出难，使阻塞部位以下的支气管内压逐渐增高，这样就促使管腔扩张。同时支气管的部分阻塞，亦使引流不畅，故易引起继发感染而破坏管壁。支气管管壁破坏和管内压力增高，也是形成支气管扩张的主要因素。

3. 遗传性缺陷

黏液 - 纤毛功能障碍、α - 抗胰蛋白酶缺乏、囊性纤维化（CF）等均可导致支气管腔阻塞或扩张。纤毛不动综合征为常染色体隐性遗传疾病，该病患者的支气管纤毛存在动力臂缺失或变异等结构异常，使支气管黏液分泌、排除障碍，导致支气管反复感染，进而出现扩张。卡塔格内综合征是纤毛不动综合征的一个亚型，此类患者同时常伴有慢性鼻窦炎和内脏转位。

4. 先天性解剖学缺陷和免疫缺陷

肺隔离症为先天性发育异常，其隔离肺组织与正常肺组织相连，隔离肺一般没有支气管与正常肺组织相通，出现感染时则可与之相通而发生支气管扩张。此外，支气管软化、支气管囊肿、软骨缺陷、支气管内畸胎瘤、巨大气管 - 支气管、异位支气管、气管 - 食管瘘等疾病，由于先天性支气管壁组织发育异常，常导致支气管扩张。低丙种球蛋白血症患者因全身和气道分泌物中缺乏免疫球蛋白易致复发性感染，常见反复的鼻窦和支气管肺感染，其患支气管扩张的危险也明显增加。

（二）病理

一般炎症性支气管扩张由于下叶支气管下垂，其分泌物引流较差，故多见于下叶。左下叶支气管较细长，且受心脏的压迫，引流不畅，尤易招致继发感染，故左下叶支气管扩张较右下叶为多见。左舌叶支气管开口接近下叶背支，容易受到下叶感染的影响，故左下叶支气管扩张同时可累及舌叶支气管。右中叶支气管较细长，周围有内、外、前 3 组淋巴结围绕，易引起肺不张及继发感染，反复发作可使右中叶支气管发生扩张。上叶尖支和后支及下叶尖支的支气管扩张，多数为肺结核的并发症。

支气管扩张的形态有柱状或囊状，幼年发生的支气管扩张多为囊状，成年后炎症继发的扩张则多为柱状。有时两者常混合存在。病变的支气管壁弹力纤维、平滑肌及软骨等相继遭到破坏，为纤维组织所代替，形成管腔扩张。支气管黏膜上皮细胞脱落形成多数小溃疡，溃疡基底部为肉芽组织，小血管比较丰富，破裂时可引起咯血。支气管动脉和肺动脉的终末支常有扩张与吻合，有的形成血管瘤，破裂时可引起较大量的咯血。

（三）临床表现

1. 症状

本病大多数于儿童和青年时期起病，早期可无症状，以后由于反复的呼吸道感染，会出现慢性咳嗽、咳大量脓性痰和反复咯血。

（1）慢性咳嗽和大量脓痰一般为阵发性，多在体位改变时发生，如起床时或就寝后最多。咳嗽和痰量与感染程度一致，每日可达 100 ～ 400mL。痰多呈黏液脓性、黄色或黄绿色；静置后可分 3 层，上层为泡沫液，中层为浆液，下层为脓性物和坏死组织；混合厌氧菌感染时，则有臭味。

（2）多数患者反复咯血，血量可有痰中带血或小量、中量及大量咯血。有一类所谓干性支气管扩张，仅表现为反复咯血，平时咳嗽但咳痰不明显，甚至完全没有。一般状况良好，无毒血症状。

（3）肺部感染支气管继发感染，甚至炎症扩展至病变支气管周围的肺组织而引起肺炎时，可引起周身中毒症状，如发热，盗汗，食欲减退，消瘦，咳嗽亦加剧，痰量明显增多。常于同一肺段或肺叶反复发生肺炎，为本病的特征之一。

疾病后期可并发代偿性及阻塞性肺气肿，可有气急及发绀等呼吸功能不全的表现。

2. 体征

早期支气管扩张可无异常体征。病情进展后可在肺下部闻及固定而持久的局限性湿啰音。随着并发症如支气管肺炎、肺纤维化或肺气肿的发生，可有相应的体征。慢性化脓性支气管扩张可有杵状指（趾）。

3. 胸部 X 线检查

早期患者，胸部平片可正常或仅有肺纹理增多及增粗征象。病变明显时，可见肺纹理粗乱，其中可有多个不规则的环状透亮阴影或沿支气管的蜂窝状或卷发样阴影，合并感染时在阴影内可见液平面。感染严重时可见支气管周围炎及肺炎。胸部 CT 检查是诊断支气管扩张尤其是囊状扩张的一项较敏感的检查方法，亦可明确病变的部位和范围。

4. 支气管镜检查

部分患者用支气管镜检查可明确支气管扩张病因，尤其是结核性支气管扩张。咯血者特别是中、大量咯血时，支气管镜检查可发现出血部位，进行止血治疗。

5. 实验室检查

继发细菌感染时，血白细胞可升高。痰涂片可发现革兰阳性球菌和革兰阴性杆菌，痰培养可检出致病菌。

（四）诊断

主要根据慢性咳嗽，大量脓痰、反复咯血及肺部感染等典型病史，肺部闻及固定而持久的局限性湿啰音及胸部 X 线检查等，可初步做出临床诊断。目前的高分辨率 CT 已经可以取代既往的碘油造影作为诊断和术前确定病变部位。

（五）鉴别诊断

1. 慢性支气管炎

支气管扩张与慢性支气管炎有时不易区别，但后者多发生于 40 岁以上的患者，咳嗽、咳痰症状常于冬春季节明显，痰呈白色黏液状，感染时为黏液脓性，痰量一般较少，无反复咯血史。肺部干、湿性啰音多呈散在性，以两肺底明显。

2. 肺结核

常有结核性全身中毒症状，如午后低热、盗汗，消瘦等。病变多在上叶。X 线检查可发现结核病变，痰内可找到结核杆菌。

3. 肺脓肿

亦有大量咳脓痰症状，但起病急骤，可有寒战、高热等明显中毒症状。X 线检查可发现脓肿阴影或脓腔。慢性肺脓肿常并发支气管扩张，支气管扩张患者亦易发生肺脓肿。对此类患者，在化脓性炎症基本控制后，应做支气管碘油造影，以明确诊断，并决定有无手术治疗指征。

4. 先天性肺囊肿

全身中毒症状可不明显。X 线检查可见多个边缘清晰光滑、呈圆形或椭圆形的阴影，其壁较薄，周围肺组织无明显炎症病变。药物治疗空洞不易闭合。CT 检查可作为诊断和鉴别诊断的依据。

（六）治疗

支气管扩张症的治疗原则是控制感染，促进痰液引流及手术治疗。

1. 内科治疗

（1）抗生素治疗：有发热、咳脓痰等化脓性感染时，应给予抗生素治疗。由于支气管扩张的患者一般多有反复应用抗生素史，因此呼吸道感染的耐药致病菌较多。对急性感染发作者，应根据痰培养及药敏试验结果选择抗生素。急性感染发作期，应积极应用抗生素控制感染，抗生素治疗应该持续 1 ～ 3 周，以达到理想效果。

（2）清除痰液：

1）体位引流：其目的是促进脓痰的排出，减轻全身中毒症状，以利于早日康复。其作用有时较抗生素治疗更易见效。根据病变部位采取不同体位，使病肺处于高位，其引流支气管的开口向下，以利痰液顺流咳出。如中叶或下叶支气管扩张，可将床脚垫高 30cm 左右，取头低足高位；病变在中叶取仰卧位，在下叶取卧位，在上叶时取坐位。体位引流中，仍鼓励患者将痰咳出，医护人员应依据支气管扩张部位拍身，以利于痰液引流。年老体弱者应慎用，咯血时应暂缓治疗。

2）祛痰剂：使痰液稀薄便于咳出，可用溴已新每次 8 ～ 16mg，3 次 /d，或氨溴索 30 ～ 60 mg，3 次 /d 等，也可给予乙酰半胱氨酸等。

3）吸引冲洗：近年来，采用纤维支气管镜吸引及注入生理盐水冲洗方法清除痰液，取得了较好疗效。其具体方法是：①按纤维支气管镜操作常规进行；②纤维支气管镜进入气管及支气管后先在直视下吸净痰液，吸力应适当，一般为 13.3 ～ 26.6kPa（100 ～ 200mmHg）；③在支气管扩张部位注入 37℃无菌生理盐水，每次 10 ～ 20mL，并反复吸引，以 3 ～ 5 次为宜。

（3）咯血的治疗：

1）一般治疗：令患者安静卧床休息，病侧卧位，予以易消化半流食，注意大便通畅。

2）止血药物的应用：根据咯血量不同选择止血药物。一般少量咯血给予口服止血药物，中、大量咯血者应给予酚磺乙胺 250 ～ 750mg ，氨甲苯酸 100 ～ 200mg。氨甲环酸 250 ～ 500mg 等静脉滴注，每日数次。上述药物大多通过不同机制促进凝血过程，达到止血目的。垂体后叶素可有效降低肺动脉压力，有利于肺血管破裂处止血，是目前治疗咯血的有效药物。一般 10U 加入生理盐水 40mL，静脉缓慢注射；反复咯血者可 6 ～ 8h 静脉注射 1 次，咯血减少后可用 10 ～ 20U 加入 5% 葡萄糖溶液 500mL，静脉滴注，24h 总量为 40 ～ 60U。高血压、冠心病、肺源性心脏病及妊娠者慎用。

3）顽固性大咯血的介入治疗：可通过纤维支气管镜将 4℃冰盐水 5mL 或 1 ： 2000 肾上腺素 3 ～ 5mL 或凝血酶溶液（100U/mL）3 ～ 5mL 等注入支气管出血部位，可使局部血管收缩并促进凝血作用。亦可经纤维支气管镜将 Fogarty 气囊送至支气管出血部位，注气堵塞达到止血目的。选择性支气管动脉栓塞术治疗大咯血的有效率可达 80% 左右，尤其是对心、肺功能差不能耐受手术的顽固性大咯血者，是一种较好的替代手术的治疗方法。

2. 外科手术治疗

随着抗生素的不断发展，呼吸道感染多能控制，外科手术已很少采用。手术治疗的适应证有：①反复急性呼吸道感染或大量咯血者；②病灶局限于一个肺段或肺叶而症状明显者；③一个肺叶和相邻一两个肺段（如左下叶加舌段，右下叶加中叶）有明显病变者；④年龄小于 40 岁，心 - 肺功能良好者。

一般须先经内科治疗，症状不能控制者才考虑手术治疗。大咯血患者有时须进行急症外科治疗。病变范围广泛及心、肺功能不全者，应为手术禁忌。

（七）护理

1. 护理问题

（1）清理呼吸道无效：与痰多黏稠和无效咳嗽有关。

（2）潜在并发症：大咯血、窒息。

（3）营养失调，低于机体需要量：与慢性感染致机体消耗和咯血有关。

（4）焦虑：与疾病迁延、个体健康受到威胁有关。

（5）有感染的危险：与痰多、黏稠、不易排出有关。

2. 护理措施

（1）清理呼吸道无效：与痰多黏稠和无效咳嗽有关。

1）详细观察咳嗽和咳痰的情况，准确记录痰量和痰的外观，痰液静置后是否有分层现象。

2）指导患者进行正确的体位引流：体位引流是利用重力的作用促使呼吸道分泌物流入气管、支气管排出体外。

①引流前准备：向患者解释体位引流的目的、过程和注意事项，监测生命体征，肺部听诊，明确病变部位。引流前 15 分钟遵医嘱给予支气管扩张剂。备好排痰用的纸巾或可弃去的一次性容器。

②引流体位：其选择取决于分泌物潴留的部位和患者的耐受程度。原则上抬高病变部位，引流支气管开口向下，有利于分泌物随重力作用流入支气管和气管排出。首先引流上叶，然后引流下叶后基底段，因为自上到下的顺序有利于痰液完全排出。如果患者不能耐受，应及时调整姿势。头外伤、胸部创伤、咯血、严重心血管疾病和病情不稳定者，不宜采取头低位进行体位引流。

③引流时间：根据病变部位、病情和患者状况，每天 1 ～ 3 次，每次 15 ～ 20 分钟。一般于饭前 1 小时，饭后或鼻饲 1 ～ 3 小时进行，进餐后马上引流易导致胃内容物反流致呕吐。

④引流的观察：引流时应有护士或家人协助，观察患者有无出汗、脉搏细弱、头晕、疲劳、面色苍白等症状。评估患者对体位引流的耐受程度，如患者出现心率超过 120 次 / min、心律失常、高血压、低血压、眩晕或发绀，应立即停止引流并通知医生。在体位引流过程中，鼓励并指导患者做腹式深呼吸，辅以胸部叩击或震荡等措施。

⑤引流后护理：协助患者保持引流体位进行咳嗽，然后帮助患者采取舒适体位，处理污物。协助漱口，保持口腔清洁，观察患者咳痰的情况，如性质、量及颜色，并记录。听诊肺部呼吸音的改变，评价体位引流的效果。

3）补充营养和水分：充分供给营养物质，给予高蛋白、高维生素膳食，少量多餐。保持口腔卫生，及时清理痰杯、痰液。为保证呼吸道黏膜的湿润与黏膜病变的修复，有利于痰液的排出。

4）保持环境舒适与室内空气新鲜、洁净：保持室温 18 ～ 20℃、相对湿度 55% ～ 60% 为宜。室内每天通风 2 次，每次 15 ～ 30 分钟，但避免患者直接吹风，以免受凉。保持温湿度可避免因空气干燥降低气管纤毛运动的功能，使痰液不易咳出。

（2）在并发症大咯血、窒息。

1）病情观察：观察患者有无窒息发生，有无胸闷、气促、呼吸困难、发绀、面色苍白、出冷汗、烦躁不安等窒息征象；观察咯血频次、量、性质及出血的速度，生命体征及意识状态的变化；有无阻塞性肺不张、肺部感染及其他合并症表现。记录 24 小时咯血量。

2）专人护理：安排专人护理并安慰患者。保持口腔清洁、舒适，咯血后嘱患者漱口，擦净血迹，防止因口咽部异味刺激引起剧烈咳嗽而诱发再度咯血。及时清理患者咯出的血块及污染的衣物、被褥，有助于稳定情绪，增加安全感，避免因精神过度紧张而加重病情。对精神极度紧张、咳嗽剧烈的患者，可建议给予小剂量镇静剂或镇咳剂。

3）保持呼吸道通畅：痰液黏稠无力咳出者，可经鼻腔吸痰。重症患者在吸痰前后应适当提高吸氧浓度，以防吸痰引起低氧血症。鼓励患者将气管内痰液和积血轻轻咳出，保持呼吸道通畅。咯血时协助轻轻拍击健侧背部，嘱患者不要屏气，以免诱发喉头痉挛，使血液引流不畅形成血块，导致窒息。

4）休息与卧位：小量咯血者以静卧休息为主，大量咯血患者绝对卧床休息。取患侧卧位，头偏一侧。尽量避免搬动患者，减少肺活动度。

5）饮食护理：大量咯血者应禁食；小量咯血者宜进少量温、凉流质，因过冷或过热食物均易诱发或加重咯血；多饮水，多吃富含纤维素食物，以保持大便通畅，避免排便腹压增加而引起再度咯血。

6）窒息的抢救：对大咯血及意识不清的患者，应在病床边备好急救的物品，一旦患者出现窒息的征象，应立即取头低脚高位，头偏向一侧，轻拍背部，迅速清除口咽部的血块，或直接刺激咽部以咳出血块。必要时用吸痰管进行机械吸引，并给予高流量吸氧。做好气管插管或气管切开的准备和配合工作，以解除呼吸道阻塞。

3. 健康教育

（1）指导患者和家属了解疾病的发生、发展与治疗、护理过程，防止病情进一步恶化。与患者及家属共同制订长期防治计划。

（2）指导患者建立良好的生活习惯，戒烟限酒，劳逸结合，培养业余兴趣爱好，消除紧张心理，防止病情进一步加重。补充足够的营养，以增强机体抵抗力，多饮水稀释痰液，有利于排痰。

（3）告知患者避免烟雾、灰尘刺激，注意保暖，预防感冒。防止呼吸道感染。

（4）指导患者和家属掌握有效咳嗽、雾化吸入和体位引流的方法。了解抗菌药物的作用、用法和不良反应。

（5）指导患者和家属学会感染、咯血等症状的监测，定期到门诊复查，症状加重时及时就诊。

第四节　呼吸窘迫综合征

一、发病机制

（一）炎症细胞、炎症介质及其作用

1. 中性粒细胞

中性粒细胞是 ARDS 发病过程中重要的效应细胞，其在肺泡内大量募集是发病早期的组织学特征。中性粒细胞可通过许多机制介导肺损伤，包括释放活性氮、活性氧，细胞因子、生长因子等放大炎症反应。此外中性粒细胞还能大量释放蛋白水解酶，尤其是弹性蛋白酶，损伤肺组织。其他升高的蛋白酶包括胶原酶和明胶酶 A、明胶酶 B，同时也可检测到高水平的内源性金属酶抑制剂（如 TIMP），说明蛋白酶 / 抗蛋白酶平衡在中性粒细胞诱发的蛋白溶解性损伤中具有重要作用。

2. 细胞因子

ARDS 患者体液中有多种细胞因子的水平升高，并有研究发现细胞因子之间的平衡是炎症反应程度和持续时间的决定因素。患者体内的细胞因子反应相当复杂，包括促炎因子、抗炎因子以及促炎因子内源性抑制剂等相互作用。在 ARDS 患者 BALF 中，炎症因子如 IL-Iβ、TNF-α 在肺损伤发生前后均有升高，但相关的内源性抑制剂如 IL-Iβ 受体拮抗药及可溶性TNF-α 受体升高更为显著，提示在ARDS发病早期即有显著的抗炎反应。

虽然一些临床研究提示 ARDS 患者 BALF 中细胞群 NF-κB 的活性升高，但是后者的活化水平似乎与 BALF 中性粒细胞数量、IL-8 水平及病死率等临床指标并无相关性。而另一项对 15 例败血症患者外周血单核细胞核提取物中 NF-κB 活性的研究表明，NF-κB 的

结合活性与APACHE-Ⅱ评分类似，可以作为评价ARDS预后的精确指标。虽然该实验结果提示总NF-κB活性水平可能是决定ARDS预后的指标，但仍需要大量的研究证实。

3. 氧化/抗氧化平衡

ARDS患者肺部的氧气和抗氧化反应严重失衡。正常情况下，活性氧、活性氮被复杂的抗氧化系统拮抗，如抗氧化酶（超氧化物歧化酶、过氧化氢酶）、低分子清除剂（维生素E、维生素C和谷酰胺），清除或修复氧化损伤的分子（多种DNA的蛋白质分子）。研究发现ARDS患者体内氧化剂增加和抗氧化剂降低几乎同时发生。

内源性抗氧化剂水平改变会影响ARDS的患病风险，如慢性饮酒者在遭受刺激事件如严重创伤、胃内容物误吸后易诱发ARDS，但易患ARDS风险增加的内在机制尚不明确。近来有研究报道慢性饮酒者BALF中谷胱甘肽水平约比健康正常人低7倍而氧化谷酰胺比例增高，提示体内抗氧化剂如谷胱甘肽水平发生改变的个体可能在特定临床条件下更易发生ARDS。

4. 凝血机制

ARDS患者凝血因子异常导致凝血与抗凝失衡，最终造成肺泡内纤维蛋白沉积。ARDS的高危人群及ARDS患者BALF中凝血活性增强，组织因子（外源性凝血途径中血栓形成的启动因子）水平显著升高。ARDS发生3天后凝血活性达到高峰，之后开始下降，同时伴随抗凝活性下降。ARDS患者BALF中促进纤维蛋白溶解的纤溶酶原抑制剂-1水平降低。败血症患者中内源性抗凝剂如抗凝血酶Ⅲ和蛋白C含量降低，其低水平与较差的预后相关。

恢复凝血/抗凝平衡可能对ARDS有一定的治疗作用。给予严重败血症患者活化蛋白C，其病死率从30.8%下降至24.7%，其主要不良反应是出血。活化蛋白C还能使ARDS患者血浆IL-6水平降低，说明它除了抗凝效果外还具有抗炎效应。但活性蛋白C是否对各种原因引起的ARDS均有效尚待进一步研究。

（二）肺泡毛细血管膜损害

1. 肺毛细血管内皮细胞

肺毛细血管内皮细胞损伤是ARDS发病过程中的一个重要环节，对其超微结构的变化特征也早有研究。同时测量肺泡渗出液及血浆中的蛋白含量能够反映毛细血管通透性增高的程度，早期ARDS中水肿液/血浆蛋白比＞0.75，相反压力性肺水肿患者的水肿液/血浆蛋白比<0.65。ARDS患者肺毛细血管的通透性较压力性肺水肿患者高，并且上皮细胞间形成了可逆的细胞间隙。

2. 肺泡上皮细胞

肺泡上皮细胞损伤在 ARDS 的形成过程中发挥了重要作用。正常肺组织中，肺泡上皮细胞是防止肺水肿的屏障。ARDS 发病早期，由于上皮细胞自身的受损、坏死及由其损伤造成的肺间质压力增高可破坏该屏障。肺泡Ⅱ型上皮细胞可产生合成表面活性物质的蛋白和脂质成分。ARDS 患者表面活性物质减少，成分改变及其功能抑制将导致肺泡萎陷及低氧血症。肺泡Ⅱ型上皮细胞的损伤造成表面活性物质生成减少及细胞代谢障碍。此外，肺泡渗出液中存在的蛋白酶和血浆蛋白通过破坏肺泡腔中的表面活性物质使其失活。

肺泡上皮细胞在肺水肿时有主动转运肺泡腔中水、盐的作用。肺泡Ⅱ型上皮细胞通过 Na^+ 的主动运输来驱动液体的转运。大多数早期 ARDS 患者肺泡液体主动清除能力下降，且与预后呈负相关。在肺移植后肺再灌注损伤患者中也存在类似的现象。虽然 ARDS 患者肺泡液主动清除能力下降的确切机制尚不明了，但推测其可能与肺泡上皮细胞间紧密连接或肺泡Ⅱ型上皮细胞受损的程度有关。

二、诊断

1967 年 Ashbaugh 等首次报告 ARDS，1994 年北美呼吸病 - 欧洲危重病学会专家联席评审会议发表了 ARDS 的诊断标准（AECC 标准），但其可靠性和准确性备受争议。2012 年修订的 ARDS 诊断标准（柏林标准）将 ARDS 定义为：① 7 天内起病，出现高危肺损伤，新发或加重的呼吸系统症状；②胸 X 线或 CT 示双肺透亮度下降且难以完全由胸腔积液、肺（叶）不张或结节解释；③肺水肿原因难以完全由心力衰竭或容量过负荷来解释，如果不存在危险因素，则需要进行客观评估（如超声心动图），以排除静水压增高型水肿；④依据至少 0.49kPa 呼气末正压机械通气（positive end expiratory pressure，PEEP）下的氧合指数对 ARDS 进行分级，即轻度（氧合指数为 200 ～ 300），中度（氧合指数为 100 ～ 200）和重度（氧合指数为≤ 100）。

中华医学会呼吸病分会也提出了类似的急性肺损伤 /ARDS 的诊断标准（草案）。

（1）有发病的高危因素。

（2）急性起病、呼吸频数和（或）呼吸窘迫。

（3）低氧血症，ALI 时动脉血氧分压（PaO_2）/ 吸氧浓度（FiO_2）≤ 300mmHg（1mmHg=0.133kPa）；ARDS 时 PaO_2/FiO_2 ≤ 26.7kPa（200mmHg）。

（4）胸部 X 线检查两肺浸润阴影。

（5）肺毛细血管楔压（PCWP）≤ 2.4kPa（18mmHg）或临床上能除外心源性肺水肿。

凡符合以上 5 项可以诊断为 ALI 或 ARDS。

三、治疗的基本原则

ARDS 治疗的关键在于控制原发病及其病因，如处理各种创伤，尽早找到感染灶，针对病原菌应用敏感的抗生素，制止严重反应进一步对肺的损伤；更紧迫的是要及时改善患者的严重缺氧，避免发生或加重多脏器功能损害。

四、治疗策略

（一）原发病治疗

全身性感染、创伤、休克、烧伤、急性重症胰腺炎等是导致 ALI/ARDS 的常见病因。严重感染患者有 25% ～ 50% 发生 ALI/ARDS，而且在感染、创伤等导致的多器官功能障碍综合征（MODS）中，肺往往也是最早发生衰竭的器官。目前认为，感染、创伤后的全身炎症反应是导致 ARDS 的根本原因。控制原发病，遏制其诱导的全身失控性炎症反应，是预防和治疗 ALI/ARDS 的必要措施。

推荐意见 1：积极控制原发病是遏制 ALI/ARDS 发展的必要措施（推荐级别：E 级）。

（二）呼吸支持治疗

1. 氧疗

ALI/ARDS 患者吸氧治疗的目的是改善低氧血症，使动脉血氧分压（PaO_2）达到 8.0 ～ 10.7kPa（60 ～ -80mmHg）。可根据低氧血症改善的程度和治疗反应调整氧疗方式，首先使用鼻导管，当需要较高的吸氧浓度时，可采用可调节吸氧浓度的文丘里面罩或带贮氧袋的非重吸式氧气面罩。ARDS 患者往往低氧血症严重，大多数患者一旦诊断明确，常规的氧疗常常难以奏效，机械通气仍然是最主要的呼吸支持手段。

推荐意见 2：氧疗是纠正 ALI/ARDS 患者低氧血症的基本手段（推荐级别：E 级）。

2. 无创机械通气

无创机械通气（NIV）可以避免气管插管和气管切开引起的并发症，近年来得到了广泛的推广应用。尽管随机对照试验（RCT）证实 NIV 治疗 COPD 和心源性肺水肿导致的急性呼吸衰竭的疗效肯定，但是 NIV 在急性低氧性呼吸衰竭中的应用却存在很多争议。迄今为止，尚无足够的资料显示 NIV 可以作为 ALI/ARDS 导致的急性低氧性呼吸衰竭的常规治疗方法。

不同研究中，NIV 对急性低氧性呼吸衰竭的治疗效果差异较大，可能与导致低氧性呼吸衰竭的病因不同有关。2004 年一项荟萃分析显示，在不包括 COPD 和心源性肺水肿的急性低氧性呼吸衰竭患者中，与标准氧疗相比，NIV 可明显降低气管插管率，并有降低 ICU 住院时间及住院病死率的趋势。但分层分析显示，NIV 对 ALI/ARDS 的疗效并不明确。最近 NIV 治疗 54 例 ALI/ARDS 患者的临床研究显示，70% 的患者应用 NIV 治疗无效。逐步回归分析显示，休克、严重低氧血症和代谢性酸中毒是 ARDS 患者 NIV 治疗失败的预测指标。一项 RCT 研究显示，与标准氧疗比较，NIV 虽然在应用第 1 小时明显改善 ALI/ARDS 患者的氧合，但不能降低气管插管率，也不能改善患者预后。可见，ALI/ARDS 患者应慎用 NIV。

推荐意见 3：预计病情能够短期缓解的早期 ALI/ARDS 患者可考虑应用无创机械通气（推荐级别：C 级）。

推荐意见 4：合并免疫功能低下的 ALI/ARDS 患者早期可首先试用无创机械通气（推荐级别：C 级）。

推荐意见 5：应用无创机械通气治疗 ALI/ARDS 应严密监测患者的生命体征及治疗反应。意识不清、休克、气道自洁能力障碍的 ALI/ARDS 患者不宜应用无创机械通气（推荐级别：C 级）。

3. 有创机械通气

（1）机械通气的时机选择；ARDS 患者经高浓度吸氧仍不能改善低氧血症时，应气管插管进行有创机械通气。ARDS 患者呼吸功明显增加，表现为严重的呼吸困难，早期气管插管机械通气可降低呼吸功，缓解呼吸困难。虽然目前缺乏 RCT 研究评估早期气管插管对 ARDS 的治疗意义，但一般认为，气管插管和有创机械通气能更有效地改善低氧血症，降低呼吸功，缓解呼吸窘迫，并能够更有效地改善全身缺氧，防止肺外器官功能损害。

推荐意见 6；ARDS 患者应积极进行机械通气治疗（推荐级别：E 级）。

（2）肺保护性通气：由于 ARDS 患者大量肺泡塌陷，肺容积明显减少，常规或大潮气量通气易导致肺泡过度膨胀和气道平台压过高，加重肺及肺外器官的损伤。

推荐意见 7：对 ARDS 患者实施机械通气时应采用肺保护性通气策略，气道平台压不应超过 30 ～ 35cmH_2O（推荐级别：B 级）。

（3）肺复张：充分复张 ARDS 塌陷肺泡是纠正低氧血症和保证 PEEP 效应的重要手段。为限制气道平台压而被迫采取的小潮气量通气往往不利于 ARDS 塌陷肺泡的膨胀，而 PEEP 维持肺复张的效应依赖于吸气期肺泡的膨胀程度。目前临床常用的肺复张手法包括控制性肺膨胀、PEEP 递增法及压力控制法（PCV 法）。其中实施控制性肺膨胀采用恒压通气方式，推荐吸气压为 30 ～ 45cmH_2O，持续时间为 30 ～ 40s。

推荐意见 8：可采用肺复张手法促进 ARDS 患者的塌陷肺泡复张，改善氧合（推荐级别：E 级）。

（4）PEEP 的选择：ARDS 广泛肺泡塌陷不但可导致顽固的低氧血症，而且部分可复张的肺泡周期性塌陷开放而产生剪切力，会导致或加重呼吸机相关性肺损伤。充分复张塌陷肺泡后应用适当水平的 PEEP 防止呼气末肺泡塌陷，改善低氧血症，并降低剪切力，防止呼吸机相关性肺损伤。因此，ARDS 应采用能防止肺泡塌陷的最低 PEEP。

推荐意见 9：应使用能防止肺泡塌陷的最低 PEEP，有条件的情况下，应根据静态 ***P-V*** 曲线低位转折点压力＋ 2cmH_2O 来确定 PEEP（推荐级别：C 级）。

（5）自主呼吸：自主呼吸过程中膈肌主动收缩可增加 ARDS 患者肺重力依赖区的通气，改善通气血流比例失调，改善氧合。一项前瞻对照研究显示，与控制通气相比，保留自主呼吸的患者镇静剂使用量、机械通气时间和 ICU 住院时间均明显减少。因此，在循环功能稳定、人机协调性较好的情况下，ARDS 患者机械通气时有必要保留自主呼吸。

推荐意见 10：ARDS 患者机械通气时应尽量保留自主呼吸（推荐级别：C 级）。

（6）半卧位：ARDS 患者合并 VAP 往往使肺损伤进一步恶化，预防 VAP 具有重要的临床意义。机械通气患者平卧位易发生 VAP。研究表明，由于气管插管或气管切开导致声门的关闭功能丧失，机械通气患者胃肠内容物易反流误吸进入下呼吸道，导致 VAP。<30° 角的平卧位是院内获得性肺炎的独立危险因素。

推荐意见 11：若无禁忌证，机械通气的 ARDS 患者应采用 30° ～ 45° 半卧位（推荐级别：B 级）。

（7）俯卧位通气：俯卧位通气通过降低胸腔内压力梯度、促进分泌物引流和促进肺内液体移动，明显改善氧合。

推荐意见 12：常规机械通气治疗无效的重度 ARDS 患者，若无禁忌证，可考虑采用俯卧位通气（推荐级别：D 级）。

（8）镇静镇痛与肌松：机械通气患者应考虑使用镇静剂镇痛，以缓解焦虑、躁动、疼痛，减少过度的氧耗。合适的镇静状态、适当的镇痛是保证患者安全和舒适的基本环节。

推荐意见 13：对机械通气的 ARDS 患者，应制订镇静方案（镇静目标和评估）（推荐级别：B 级）。

推荐意见 14：对机械通气的 ARDS 患者，不推荐常规使用肌松剂（推荐级别：E 级）。

4. 液体通气

部分液体通气是在常规机械通气的基础上经气管插管向肺内注入相当于功能残气量的全氟碳化合物，以降低肺泡表面张力，促进肺重力依赖区塌陷肺泡复张。

5. 体外膜氧合技术（ECMO）

建立体外循环后可减轻肺负担，有利于肺功能恢复。

（三）ALI/ARDS 药物治疗

1. 液体管理

高通透性肺水肿是 ALI/ARDS 的病理生理特征，肺水肿的程度与 ALI/ARDS 的预后呈正相关。因此，通过积极的液体管理，改善 ALI/ARDS 患者的肺水肿具有重要的临床意义。

研究显示，液体负平衡与感染性休克患者病死率的降低显著相关，且对于创伤导致的 ALI/ARDS 患者，液体正平衡使患者的病死率明显增加。应用利尿药减轻肺水肿可能改善肺部病理情况，缩短机械通气时间，进而减少呼吸机相关性肺炎等并发症的发生。但是利尿减轻肺水肿的过程可能会导致心排血量下降，器官灌注不足。因此，ALI/ARDS 患者的液体管理必须考虑两者的平衡，必须在保证脏器灌注的前提下进行。

推荐意见 15：在保证组织器官灌注的前提下，应实施限制性的液体管理，有助于改善 ALI/ARDS 患者的氧合和肺损伤（推荐级别：B 级）。

推荐意见 16：存在低蛋白血症的 ARDS 患者，可通过补充清蛋白等胶体溶液和应用利尿药，有助于实现液体负平衡，并改善氧合（推荐级别：C 级）。

2. 糖皮质激素

全身和局部的炎症反应是 ALI/ARDS 发生和发展的重要机制，研究显示血浆和肺泡灌洗液中的炎症因子浓度升高与 ARDS 的病死率呈正相关。长期以来，大量的研究试图应用糖皮质激素控制炎症反应，预防和治疗 ARDS。早期的三项多中心 RCT 研究观察了大剂量糖皮质激素对 ARDS 的预防和早期治疗作用，结果糖皮质激素既不能预防 ARDS 的发生，对早期 ARDS 也没有治疗作用。但对于过敏原因导致的 ARDS 患者，早期应用糖皮质激素经验性治疗可能有效。此外感染性休克并发 ARDS 的患者，如合并有肾上腺皮质功能不全，可考虑应用替代剂量的糖皮质激素。

推荐意见 17：不推荐常规应用糖皮质激素预防和治疗 ARDS（推荐级别：B 级）。

3. 一氧化氮（NO）吸入

NO 吸入可选择性地扩张肺血管，而且 NO 分布于肺内通气良好的区域，可扩张该区域的肺血管，显著降低肺动脉压，减少肺内分流，改善通气血流比例失调，并且可减少肺水肿形成。临床研究显示，NO 吸入可使约 60% 的 ARDS 患者氧合改善，同时肺动脉压、肺内分流明显下降，但对平均动脉压和心排血量无明显影响。但是氧合改善效果也仅限于开始 NO 吸入治疗的 24 ～ 48h 内。两个 RCT 研究证实 NO 吸入并不能改善 ARDS 的病死率。因此，吸入 NO 不宜作为 ARDS 的常规治疗手段，仅在一般治疗无效的严重低氧血症时可考虑应用。

推荐意见 18：不推荐吸入 NO 作为 ARDS 的常规治疗（推荐级别：A 级）。

4. 肺泡表面活性物质

ARDS 患者存在肺泡表面活性物质减少或功能丧失，易引起肺泡塌陷。肺泡表面活性物质能降低肺泡表面张力，减轻肺部炎症反应，阻止氧自由基对细胞膜的氧化损伤。目前肺泡表面活性物质的应用仍存在许多尚未解决的问题，如最佳用药剂量、具体给药时间，给药间隔和药物来源等。因此，尽管早期补充肺表面活性物质有助于改善氧合，还不能将其作为 ARDS 的常规治疗手段。有必要进一步研究，明确其对 ARDS 预后的影响。

5. 前列腺素 E1

前列腺素 E1（PGE1）不仅是血管活性药物，还具有免疫调节作用，可抑制巨噬细胞和中性粒细胞的活性，发挥抗炎作用。但是 PGE1 没有组织特异性，静脉注射 PGE1 会引起全身血管舒张，导致低血压。静脉注射 PGE 用于治疗 ALI/ARDS 目前已经完成了多个 RCT 研究，但无论是持续静脉注射 PGE1，还是间断静脉注射脂质体 PGE1，与安慰剂组相比，PGE1 组在 28 天的病死率、机械通气时间和氧合等方面并无益处。有研究报道吸入型 PGE1 可以改善氧合，但这需要进一步的 RCT 来研究证实。因此，只有在 ALI/ARDS 患者低氧血症难以纠正时，才可以考虑吸入 PGE 治疗。

6.N- 乙酰半胱氨酸和丙半胱氨酸

抗氧化剂 N- 乙酰半胱氨酸（NAC）和丙半胱氨酸（procysteine）通过提供合成谷胱甘肽（GSH）的前体物质半胱氨酸，提高细胞内 GSH 水平，依靠 GSH 氧化还原反应来清除体内氧自由基，从而减轻肺损伤。静脉注射 NAC 对 ALI 患者可以显著改善全身氧合和缩短机械通气时间。而近期在 ARDS 患者中进行的Ⅱ期临床试验证实，NAC 有缩短肺损伤病程和阻止肺外器官衰竭的趋势，不能减少机械通气时间和降低病死率。丙半胱氨酸的Ⅱ、Ⅲ期临床试验也证实不能改善 ARDS 患者预后。因此，尚无足够证据支持 NAC 等抗氧化剂用于治疗 ARDS。

7. 环氧化酶抑制剂

布洛芬等环氧化酶抑制剂可抑制 ALI/ARDS 患者血栓素 A2 的合成，对炎症反应有强烈的抑制作用。小规模临床研究发现布洛芬可改善全身性感染患者的氧合与呼吸力学。对严重感染的临床研究也发现布洛芬可以降低体温、减慢心率和减轻酸中毒，但是亚组分析（ARDS 患者 130 例）显示，布洛芬既不能降低危重 ARDS 患者的患病率，也不能改善 ARDS 患者的 30 天生存率。因此，布洛芬等环氧化酶抑制剂尚不能用于 ALI/ARDS 的常规治疗。

8. 细胞因子单克隆抗体或拮抗药

炎症性细胞因子在 ALI/ARDS 发病中具有重要作用。动物实验应用单克隆抗体或拮抗药中和肿瘤坏死因子（TNF）、白细胞介素 IL-1 和 IL-8 等细胞因子可明显减轻肺损伤，但多数临床试验获得阴性结果。细胞因子单克隆抗体或拮抗药是否能够用于 ALI/ARDS 的治疗，目前尚缺乏临床研究证据。因此，不推荐抗细胞因子单克隆抗体或拮抗药用于 ARDS 治疗。

9. 己酮可可碱及其衍化物利索茶碱

己酮可可碱（pentoxifylline）及其衍化物利索茶碱（lisofylline）均可抑制中性粒细胞的趋化和激活，减少促炎因子 TNFA、IL-1 和 IL-6 等释放，利索茶碱还可抑制氧自由基释放。但目前尚无 RCT 试验证实己酮可可碱对 ALI/ARDS 的疗效。因此，己酮可可碱或利索茶碱不推荐用于 ARDS 的治疗。

10. 重组人活化蛋白 C

重组人活化蛋白 C（rhAPC）具有抗血栓、抗炎和纤溶特性，已被试用于治疗严重感染。Ⅲ期临床试验证实，持续静脉注射 rhAPC 24μg/（kg·h）×96h 可以显著改善重度严重感染患者（APACHE Ⅱ >25）的预后。基于 ARDS 的本质是全身性炎症反应，且凝血功能障碍在 ARDS 发生中具有重要地位，rhAPC 有可能成为 ARDS 的治疗手段。但目前尚无证据表明 rhAPC 可用于 ARDS 治疗，当然在严重感染导致的重度 ARDS 患者，如果没有禁忌证，可考虑应用 rhAPC。rhAPC 高昂的治疗费用也限制了它的临床应用。

11. 酮康唑

酮康唑是一种抗真菌药，但可抑制白三烯和血栓素 A2 合成，同时还可抑制肺泡巨噬细胞释放促炎因子，有可能用于 ARDS 的治疗。但是目前没有证据支持酮康唑可用于 ARDS 的常规治疗，同时为避免耐药，对于酮康唑的预防性应用也应慎重。

12. 鱼油

鱼油富含 ω-3 脂肪酸，如二十二碳六烯酸（DHA）、二十碳五烯酸（EPA）等，也具有免疫调节作用，可抑制二十烷花生酸样促炎因子释放，并促进 PGE1 生成。研究显示，通过肠道为 ARDS 患者补充 EPA、γ-亚油酸和抗氧化剂，可使患者肺泡灌洗液内中性粒细胞减少，IL-8 释放受到抑制，病死率降低。对机械通气的 ALI 患者的研究也显示，肠内补充 EPA 和 γ-亚油酸可以显著改善氧合和肺顺应性，明显缩短机械通气时间，但对生存率没有影响。

推荐意见 19：补充 EPA 和 v- 亚油酸有助于改善 ALI/ARDS 患者氧合，缩短机械通气时间（推荐级别：C 级）。

五、护理

（1）绝对卧床休息，取半卧位。

（2）高浓度氧气吸入，必要时加压给氧。为防止氧中毒，应注意观察氧分压的变化，使其维持在 60 ～ 70mmHg 即可。如氧分压始终低于 50mmHg，须行机械通气治疗。

（3）遵照医嘱及时输入新鲜血液及补充液体，保持水、电解质平衡。输入量不宜过多，输液速度不宜过快，以防诱发或加重病情。测量中心静脉压并监护心肺功能。

（4）应用呼吸兴奋药时观察药物的不良反应，如发现患者面色潮红、抽搐等，应减慢药液滴速，同时通知医师。

（5）遵照医嘱随时测定血气分析，根据血氧分压调节呼吸机给氧流量，心电图检查以及有关生化送检等，以协助医师监测各生命指标的动态变化。

（6）预防和控制呼吸机相关感染。

①严格执行洗手制度，减少探视。

②严格执行无菌操作，进行吸痰及各种侵入性检查、治疗时，均应遵守无菌技术原则。

③定时更换呼吸机管道或使用一次性呼吸机管道。

④定时翻身、拍背、转换体位，及时吸痰，减少肺内痰液的潴留。

⑤气管插管者气囊充气合适，以免胃内容物误吸。定期进行呼吸道分泌物的细菌培养和药敏试验，以指导有效使用抗生素。

⑥注意观察患者临床表现，监测体温、心率、白细胞计数等。

⑦营养支持：机械通气的患者均伴有不同程度的营养不良，有效的营养支持对其预后极其重要，可选择静脉营养、肠内营养等。

⑧备好抢救用品如氧气、人工呼吸器、气管插管、气管切开包、吸痰器、呼吸兴奋药、强心药、利尿药等，并积极配合医师进行抢救。

⑨做好皮肤护理，防止压疮发生，按时翻身变换体位，以免加重肺部感染。

⑩口腔护理 2 次 /d，注意观察口腔黏膜是否有真菌感染，定时翻身、拍背，鼓励患者咳嗽排痰，保持呼吸道通畅，防止肺部感染及皮肤损伤，做好会阴部的消毒，防止泌尿系感染。

（7）心理护理：及时了解患者的心理状态，尊重、理解他们，对患者实行心理支持，增加其战胜疾病的信心。

第四章　呼吸系统常见疾病诊疗与护理（二）

第一节　弥散性间质性肺病

一、特发性肺纤维化

（一）概述

特发性肺纤维化（idiopathic pulmonary fibrosis，IPF）是病因未明的慢性进展型纤维化性间质性肺炎的一种特殊类型，好发于老年人，病变局限于肺部，组织病理学和（或）影像学表现具有普通型间质性肺炎（usual interstitial pneumonia，UIP）的特征。所有表现为原因不明的慢性劳力性呼吸困难，并且伴有咳嗽、双肺底爆裂音和杵状指的成年患者均应考虑 IPF 的可能性。其发病率随年龄增长而增加，典型症状一般在 60 ～ 70 岁出现，≤ 50 岁的 IPF 患者罕见。男性明显多于女性，多数患者有吸烟史。IPF 发病率近几年呈现明显增长的趋势，美国总人口中 IPF 患病率为 14.0/10 万～ 42.7/10 万，发病率为 6.8/10 万～ 16.3/10 万。诊断 IPF 需要排除其他各种间质性肺炎，包括其他类型的特发性间质性肺炎及与环境暴露、药物或系统性疾病相关的间质性肺疾病。IPF 是一种致死性疾病，尚缺乏有效的治疗药物。IPF 的死亡率随年龄增长而增加，IPF 中位生存期 2 ～ 3 年，但其自然病程变异很大，且无法预测，总体预后不良。

（二）诊断

1. 诊断依据

IPF 是病因未明的慢性进展性纤维化型间质性肺炎的一种特殊类型，好发于老年人，病变局限于肺部，组织病理学和（或）影像学表现具有 UIP 的特征。

对于成人患者，诊断间质性肺疾病（interstitial lung disease，ILD）和疑诊 IPF 的诊断需要符合：①排除其他已知病因的 ILD（例如家庭和职业环境暴露、结缔组织疾病和药物）；②未行外科肺活检的患者，HRCT 呈现 UIP 型表现；③接受外科肺活检的患者，HRCT和肺活检组织病理类型符合特定的组合。通过有丰富ILD诊断经验的呼吸内科医师，影像科医师和病理科医师之间的多学科讨论，仔细排除其他可能的病因，是获得准确诊断最为重要的环节。在多学科讨论不可行的情况下，建议把患者推荐给对 ILD 有丰富经验的临床专家。由于有高质量证据表明，高分辨率 CT（high resolution computed tomography，HRCT）表现对诊断 UIP 有高度的特异性，外科肺活检对于诊断 IPF 并非必要。结合一定的临床资料（包括完整的病史、职业和环境接触史、家族史、体格检查、肺功能测试和实验室检查），若 HRCT 表现为典型的 UIP 型时足以诊断 IPF。

（1）临床表现。

1）普遍症状：所有表现为原因不明的慢性劳力性呼吸困难，并且伴有咳嗽，双肺底爆裂音和杵状指的成年患者均应考虑 IPF 的可能性。其发病率随年龄增长而增加，典型症状一般在 60 ～ 70 岁出现，<50 岁的IPF患者罕见。男性明显多于女性，多数患者有吸烟史。起病隐袭，主要表现为干咳、进行性呼吸困难，活动后明显。本病少有肺外器官受累，但可出现全身症状，如疲倦、关节痛及体重下降等，发热少见。晚期出现发绀，偶可发生肺动脉高压、肺源性心脏病和右心功能不全等。

2）IPF 的急性加重：近期研究结果表明，每年约 5% ～ 10% 的 IPF 患者会发生急性呼吸功能恶化，这些急性发作可继发于一些常见的临床状况，如肺炎、肺栓塞、气胸或心力衰竭。在没有明确诱因下，这种急性呼吸功能恶化被称为“IPF 急性加重”。目前尚不清楚 IPF 急性加重仅仅是一种隐匿的呼吸系统并发症的表现（如肺栓塞、感染），还是 IPF 疾病本身的病理生理学变化导致的病情进展。

IPF 急性加重的诊断标准包括：1 个月内出现不能解释的呼吸困难加重；存在低氧血症的客观证据；影像学表现为新近出现的肺部浸润影；排除其他诊断（如感染，肺栓塞，气胸或心力衰竭）。急性加重可在 IPF 病程的任何时候发生，有时还可是本病的首发症状；临床表现主要为咳嗽加重，发热，伴或不伴有痰量增加。有研究认为，胸部手术和支气管肺泡灌洗术可能诱发 IPF 急性加重，但尚不明确这种情况是真正的 IPF 急性加重还是与操作相关的并发症。

IPF 急性加重的组织学表现为急性或机化性弥漫性肺泡损伤（diffuse alveolar damage，DAD），少数病例表现为远离纤维化区域的相对正常肺组织内的机化性肺炎。极少数情况下，肺活检标本中仅有单纯的 UIP 或仅有 DAD 的机化期改变而无典型 UIP 型表现。

（2）检查。

1）HRCT 是 IPF 诊断流程中的重要组成部分。HRCT 上 UIP 的特征为胸膜下和肺基底部的网格状阴影和蜂窝影，常伴有牵张性支气管扩张，尤其是蜂窝影对 IPF 的诊断有很重要的意义。HRCT 上的蜂窝影指成簇的囊泡样气腔，蜂窝壁边界清楚。囊泡直径在 3 ～ 10mm之间，偶尔可大至 25mm。磨玻璃影常见，但病变范围少于网格状影。胸腔积液，则提示 UIP 型病变可能由其他疾病所致。HRCT 上出现大量微结节、气体陷闭、非蜂窝样囊泡、大量磨玻璃样改变、肺实变或者病变以沿支气管血管束分布为主，应该考虑其他诊断。部分患者可伴纵隔淋巴结轻度增大（短径通常 <1.5cm）。

HRCT 诊断 UIP 的阳性预测值为 90% ～ 100%。若 HRCT 无蜂窝影，但其他影像特征符合 UIP 标准，定义为可能 UIP，须进行外科肺活检确诊。HRCT 不符合 UIP 型的患者，外科肺活检的病理表现仍有可能是 UIP 型的表现。

根据 HRCT 表现进行 IPF 诊断分级如下。

“典型 UIP”（符合以下 4 项）：①病灶以胸膜下，基底部为主；②异常网状影；③蜂窝肺伴或不伴牵张性支气管扩张；④缺少第 3 级中任何一项（不符合 UIP 条件）。

“UIP 可能”（符合以下 3 项）：①病灶以胸膜下，基底部为主；②异常网状影；③缺少第 3 级中任何 1 项（不符合 UIP 条件）。

“不符合 UIP”（具备以下 7 项中任何 1 项）：①病灶以中上肺为主；②病灶以支气管周围为主；③广泛的毛玻璃影（程度超过网状影）；④多量的小结节（两侧分布，上肺占优势）；⑤囊状病变（两侧多发，远离蜂窝肺区域）；⑥弥散性马赛克征 / 气体陷闭（两侧分布，3 叶以上或更多肺叶受累）；⑦支气管肺段 / 叶实变。

2）组织病理：UIP 的组织病理学特征和主要诊断标准：低倍镜下病变的不均一性，即瘢痕形成和蜂窝样改变的纤维化区域与病变轻微或正常的肺实质区域交替出现。病变主要位于胸膜下和间隔旁的肺实质，一般情况下炎症反应轻，表现为淋巴细胞和浆细胞在肺间质中的斑片状浸润伴Ⅱ型肺泡上皮细胞和细支气管上皮细胞增生。纤维化区域主要由致密胶原组成，伴上皮下散在的成纤维细胞灶。蜂窝样改变区域由囊状纤维化气腔构成，这些气腔内衬细支气管上皮细胞，充满黏液和炎症细胞。纤维化和蜂窝样改变区域的间质内常有平滑肌上皮细胞化生。病理学上需要与 UIP 鉴别的疾病相对较少，尤其是病理改变符合 UIP 型表现时。主要的鉴别诊断在于与其他可引起 UIP 样病变的疾病的鉴别，如结缔组织疾病、慢性外源性过敏性肺泡炎和尘肺（尤其是石棉肺）。“不可分类的纤维化”指肺活检标本镜下表现为纤维化，但不符合上述 UIP 型的诊断标准；若其镜下表现缺乏典型的某些疾病（如外源性过敏性肺泡炎、结节病等）的组织病理学特征，但有典型的 IPF 的临床表现和影像学表现时，经仔细的多学科讨论后仍有可能诊断为 IPF。

UIP 病理诊断标准分级分为典型 UIP、可能 UIP、疑似 UIP 和非 UIP 共 4 个等级。①“典型 UIP”，满足以下 4 条：明显结构破坏和纤维化，伴或不伴胸膜下蜂窝样改变；肺实质呈现斑片状纤维化；现成纤维细胞灶；缺乏不支持 UIP 诊断特征（非 UIP）；②“可能 UIP”，满足以下条件中的 3 条：明显结构破坏和纤维化，伴或不伴胸膜下蜂窝样改变；缺少斑片受累或成纤维细胞灶，但不能二者均无；缺乏不支持 UIP 诊断的特征（非 UIP）；或仅有蜂窝肺改变；③“疑似 UIP”，满足以下 3 条：斑片或弥漫肺实质纤维化，伴或不伴肺间质炎症；缺乏典型 UIP 的其他标准；缺乏不支持 UIP 诊断的依据（非 UIP）；④“非 UIP”，满足以下任 1 条：透明膜形成；机化性肺炎；肉芽肿；远离蜂窝区有明显炎性细胞浸润；显著的气道中心性病变；支持其他诊断的特征。

3）肺功能检查：IPF 的肺功能检测在判断、检测疾病进展、估计预后方面意义重大。典型肺功能改变为限制性通气功能障碍，表现为肺总量（TLC）、功能残气量（functional residual capacity，FRC）和残气量（residual volume，RV）下降。1 秒钟用力呼气容积 / 用力肺活量（FEV_1/FVC）正常或增加。单次呼吸法一氧化碳弥散（DLCO）降低，即在通气功能和肺容积正常时，DLCO 也可降低。

4）血气检测：IPF 的血气检测在判断 / 检测疾病进展、估计预后方面意义重大。IPF 患者的通气 / 血流比例失调，PaO_2/PaCO 下降，肺泡 - 动脉血氧分压差（$P_{A-a}O_2$）增大。

5）肺泡灌洗液检查：BAL 的细胞学分析可能有助于诊断某些特定类型的 ILD。对疑诊 IPF 的患者，BALF 最主要的作用是排除慢性外源性过敏性肺泡炎；BALF 中淋巴细胞增多（≥ 40%）时应该考虑慢性外源性过敏性肺泡炎的可能。因此，绝大多数 IPF 患者的诊断流程中不应该进行 BALF 细胞学分析，但可能适用于少数患者。

6）经支气管镜肺活检（transbronchial lung biopsy，TBLB）：TBLB 有助于某些疾病的诊断（例如结节病等肉芽肿性疾病），但 HRCT 表现为 UIP 型时，可以大致排除这些疾病。对于怀疑 UIP 而需要进行组织病理学分析的病例，TBLB 的特异度和阳性预测值尚不明确。虽然 TBLB 的标本有时可以见到 UIP 的组织学特征，但对 UIP 诊断的敏感度和特异度尚不明确，TBLB 的取材部位和取样数目也不明确。因此，绝大多数 IPF 患者的诊断评价中不应该使用经支气管镜肺活检，但可能适用于少数患者。

7）结缔组织疾病相关血清学检查：关于血清学筛查对疑诊 IPF 患者的评估价值，目前尚无明确的研究结论。结缔组织疾病可以出现 UIP 型表现，绝大多数疑诊的 IPF 患者应该进行结缔组织疾病相关的血清学检测，但可能不适用于少数患者。

（3）病因诊断：部分慢性外源性过敏性肺泡炎的表现与 IPF 很相似，需要特别注意通过全面评价来明确该患者是否有慢性外源性过敏性肺泡炎的可能。BALF 中淋巴细胞增多(≥ 40%)提示该病的存在，进一步调查患者的环境暴露因素，必要时安排外科肺活检。符合结缔组织疾病诊断标准的患者不能诊断 IPF。目前没有临床或血清学特征性表现的年轻患者，尤其是年轻女性，可能在以后的观察中逐渐表现出结缔组织疾病的临床特征。所以，对于较年轻（<50 岁）的患者，须高度警惕存在结缔组织病的可能。

（4）诊断注意事项。IPF 需要与脱屑性间质性肺炎（desquamative interstitial pneumonia，DIP）、急性间质性肺炎（acuteinterstitial pneumonitis，AIP）、弥散性肺泡损伤（diffuse alveolar damage，DAD）、非特异性间质性肺炎（nonspecific interstitial pneumonia，NSIP）、特发性闭塞性机化性肺炎（bronchiolitis obliterans withorganizing pneumonia，BOOP）相鉴别。

1）脱屑性间质性肺炎：男性多发，绝大多数为吸烟者。起病隐袭、干咳，进行性呼吸困难。半数患者有杵状指（趾）。肺功能呈限制性通气功能障碍，弥散功能降低，但不如 IPF/UIP 显著。RBILD 临床表现同 DIP，杵状指（趾）相对少见。DIP 最显著的病理学改变是肺泡腔内肺泡巨噬细胞（alveolar macrophage, AM）均匀分布，见散在多核巨细胞。与此相伴的是轻、中度肺泡间隔增厚，伴少量炎性细胞浸润，无明显的纤维化和成纤维细胞灶。低倍镜下病变均匀分布，时相一致，与 UIP 分布多样性形成鲜明对比。AM 聚积以细支气管周围气腔为主，而远端气腔不受累时，这一病理便称为 RBILD。影像学早期出现双肺磨玻璃样改变，后期出现线状、网状、结节状间质影像，通常不出现蜂窝样改变。RBILD 患者，HRCT 出现网状结节影，未见磨玻璃影。

2）急性间质性肺炎：病因不明，起病急剧，临床表现为咳嗽、严重呼吸困难，很快进入呼吸衰竭。多数病例发病前有“感冒”样症状，半数以上患者发热。病理学表现为弥散性肺泡损伤（DAD）机化期改变。影像学表现为双侧弥散性网状，细结节及磨玻璃样阴影，急骤进展可融合成斑片乃至实变影。

3）非特异性间质性肺炎：可发生于任何年龄，男多于女，主要表现为咳嗽、气短，少数患者有发热。病理学表现为肺泡壁明显增厚，呈不同程度的炎症和纤维化，病变时相一致，但缺乏 UIP、DIP 或 AIP 的特异性改变。肺泡结构破坏较轻，肺泡间隔内由淋巴细胞和浆细胞混合构成的慢性炎症细胞浸润是NSIP的特点。影像学显示双侧间质性浸润影，双肺斑片磨玻璃阴影是本病 CT 特征性所见。

4）慢性外源性过敏性肺泡炎：急性期暴露于大量抗原物质后 4 ～ 6h 后出现咳嗽、寒战和肌肉疼痛，症状可持续 8 ～ 12h，白细胞总数和嗜酸粒细胞计数增加。亚急性期为吸入少量抗原后发生的亚急性过敏性肺泡炎，其临床症状极似慢性支气管炎。慢性期为长期暴露在抗原下，可发生不可逆的肺部纤维化。病理学病变主要累及肺泡、肺泡间隔、血管和终末细支气管，其病理改变与病期有关。①急性期：肺泡壁和细支气管壁水肿，有大量淋巴细胞浸润，浆细胞也明显增加，尚有单核细胞、组织细胞，而嗜酸粒细胞浸润较少。约 2 周左右水肿消退，大量瘤样上皮性肉芽肿和朗格汉斯细胞产生，许多肉芽肿被胶原纤维包裹。肺肉芽肿为急性期典型病变；②慢性期：以间质纤维化、肺泡壁淋巴细胞浸润、胶原纤维增生为主，尤其在细支气管和所属小动脉有时因肌纤维和内皮细胞增生而增厚。而肉芽肿病变此时基本消失。支气管肺泡灌洗显示中淋巴细胞比例增高，IgG 和 IgM 的比例也增高。血清学检查阴性患者，可做激发试验。肺功能典型改变为限制性通气障碍。影像学早期或轻症患者可无异常发现，有时临床表现和 X 线改变不相一致。典型病例急性期在中、下肺野见弥散性肺纹理增粗，或细小、边缘模糊的散在小结节影。病变可逆转，脱离接触后数周阴影吸收。慢性晚期，肺部呈广泛分布的网织结节状阴影，伴肺体积缩小。常有多发性小囊性透明区，呈蜂窝肺。怀疑本病因仔细询问接触史，行血清沉淀抗体测定，支气管肺泡灌洗，肺功能检查等进行综合分析，必要时行肺活检。

5）特发性闭塞性机化性肺炎：多发于 40 ～ 60 岁，最常见症状是持续性干咳，其次为轻度呼吸困难和体重减轻。约有 1/3 的患者表现为咽痛、发热、乏力等流感样症状。约 2/3 的患者肺部可闻及爆裂音。病理学病变主要累及终末和呼吸性细支气管、肺泡管，管壁内常有单核细胞浸润，管腔内则可有水肿性肉芽组织充填，肉芽组织栓内常有巢状慢性炎症细胞浸润。肺功能主要表现为限制性通气功能障碍和弥散功能障碍，很少表现为阻塞性通气功能障碍。影像学检查表现无特异性，多种多样。典型改变是双侧斑片状或磨玻璃样肺泡性浸润影，可呈游走性，类似肺嗜酸细胞增多症。有时也可呈孤立性肺炎型，或弥散性间质性肺炎型。开胸肺活检对确诊 BOOP 有重要价值。

2. 临床分型

IPF 临床无分型。根据静息状态下的肺功能结果和（或）影像学的病变程度，把 IPF 分为“轻度”“中度”“重度”以及“早期”和“晚期”，但目前尚不明确上述分期是否与临床决策直接相关。

（三）治疗

1. 康复措施

（1）门诊治疗：患者临床症状轻，不影响生活与工作者，可采取门诊治疗。
（2）住院治疗：有并发症或病情进行性加重的患者须住院治疗。

2. 非药物治疗

有静息低氧血症的 IPF 患者应该接受长期氧疗。多数 IPF 患者应该接受肺康复治疗，但对于少数患者肺康复治疗可能是不合理的选择。多数 IPF 引起的呼吸衰竭应该接受机械通气，但对于少数患者机械通气可能是合理的选择。

3. 外科治疗

某些合适的 IPF 患者应该接受肺移植治疗（强推荐，低质量级别），术前是否需要机械通气已成为判别肺移植后早期病死率的危险因素，因此呼吸机依赖已被许多中心认为是肺移植的相对或绝对禁忌证。

4. 活动

适当活动，避免过度劳累。

5. 饮食

无特殊要求。

（四）药物治疗

1. 药物治疗原则

目前尚无治疗 IPF 的有效药物，但一些临床药物试验的结果提示某些药物可能对 IPF 患者有益。用于治疗IPF的药物有糖皮质激素、免疫抑制剂、秋水仙碱、环孢素、干扰素、抗氧化药物（乙酰半胱氨酸）、抗凝药物和降低肺动脉压等。目前尚缺乏足够证据支持应该常规使用这些药物治疗。

2. 药物选择

根据患者病情及委员会推荐级别，对一些治疗的推荐意见是弱反对，表明这些治疗的收益与风险尚不明确，还需要更高质量的研究结果来证实。弱反对的药物可能适用于一些特定的患者，对于充分知情并强烈要求药物治疗的患者，推荐选用这些弱反对的药物。

（1）IPF 患者不应该接受糖皮质激素单药、秋水仙碱以及环孢素治疗（强推荐，很低质量证据）。

（2）IPF 患者不应该接受糖皮质激素与免疫抑制剂（如硫唑嘌呤、环磷酰胺）的联合治疗（强推荐，低质量证据）。

（3）多数 IPF 患者不应该接受糖皮质激素、硫唑嘌呤及乙酰半胱氨酸联合治疗，不应该接受乙酰半胱氨酸单药治疗，但对于少数患者可能是合理的治疗措施（弱推荐，低质量证据）。

（4）IPF 患者不应该接受干扰素 γ -1b 治疗（强推荐，高质量证据）。

（5）IPF 患者不应该接受波生坦、益赛普治疗（强推荐，中等质量证据）。

（6）多数IPF患者不应该接受抗凝治疗，但对少数患者抗凝治疗可能是合理的选择（弱推荐，很低质量证据）。

（7）多数 IPF 患者不应该接受吡非尼酮治疗，但对少数患者该药物可能是合理的选择（弱推荐，低—中等质量证据）。

3. 特发性肺纤维化复发的预防与治疗

特发性肺纤维化因原因不明，可能的高危因素有吸烟、环境暴露、微生物感染、胃食管反流和遗传因素。因此，戒烟，避免危险环境暴露，避免反复感染，积极治疗反流性食管炎等可能有助于 IPF 的预防和急性加重。

4. 特发性肺纤维化并发症和伴发疾病的治疗

IPF 患者的常见并发症和伴发疾病越来越受到人们的关注，主要包括 IPF 急性加重，肺动脉高压，胃食管反流，肥胖、肺气肿和阻塞性睡眠呼吸暂停。目前尚不明确治疗这些伴发的疾病是否会影响 IPF 患者的预后。

（1）IPF 急性加重：多数 IPF 急性加重时应该接受糖皮质激素治疗，但对少数患者来说，糖皮质激素治疗可能是不合理的选择（弱推荐，很低质量证据）。

（2）IPF 合并肺动脉高压：多数 IPF 患者不应该接受针对肺动脉高压的治疗，但对少数患者来说可能是合理的选择（弱推荐，很低质量证据）。

（3）反流性食管炎：多数 IPF 患者应该接受针对无症状胃食管反流的治疗，但对少数患者来说可能是不合理的选择（弱推荐，很低质量证据）。

（4）肥胖、肺气肿和阻塞性睡眠呼吸暂停：迄今为止尚无 IPF 患者伴发肥胖、肺气肿和阻塞性睡眠呼吸暂停治疗方面的研究资料，因此无法给予推荐意见。

5. 特发性肺纤维化姑息治疗

姑息治疗旨在减轻患者症状和减少痛苦，而不是治疗疾病。姑息治疗的目标是减轻患者生理与精神上的痛苦，为患者及其家属提供心理与精神上的支持。这些治疗措施均须个体化，是疾病辅助治疗的一部分。

IPF 患者咳嗽和呼吸困难等症状的恶化很常见且疗效差。有限的研究结果提示，糖皮质激素和沙利度胺可能缓解 IPF 患者的慢性咳嗽；慢性阿片类药物可用于治疗严重呼吸困难和咳嗽，但需要严密监测药物不良反应。

（五）护理

1. 心理护理

由于信息途径的增多，患者已对此病的患病率及死亡率有所耳闻，加之呼吸困难，尤其是活动后加重导致生活质量下降，间质性肺疾病患者大多有恐惧、悲观、焦虑等心理。因此，要多关心、爱护患者，在做各项操作治疗前向患者做好解释工作，以取得合作。鼓励其在气促缓解时与同病房的病友多交流、沟通。介绍疾病相关知识，使患者正确认识疾病。同时要做好家属的心理护理，向家属介绍疾病相关知识，讨论护理方法，指导家属给予患者情感支持，引导患者及家属心态平稳。

2. 氧疗

肺间质性疾病患者主要表现限制性通气功能障碍伴弥散功能降低，根据患者血气分析结果给予高流量吸氧、鼻导管吸氧或面罩吸氧。吸氧过程中要注意观察患者呼吸困难缓解程度、精神、意识、皮肤颜色、喘憋、有无球结膜水肿等情况。长期高浓度吸氧要防止出现氧中毒。

3. 呼吸功能训练

患者因通气功能障碍及弥散功能降低，不能进行有效的气体交换，使呼吸浅快，呼吸肌疲劳，因此要指导患者进行呼吸功能锻炼，如深呼吸训练、缩唇呼吸及腹式呼吸。根据患者情况，每日 2 次，每次 3 ～ 5 分钟。

4. 药物治疗的护理

药物治疗的护理措施有：①应用激素的护理，严格遵医嘱服药，应用激素期间要进食含钙、钾较高的食物，防止引起低钙、低钾血症；各项操作严格执行无菌技术操作规程，严密观察激素不良反应；注意监测血糖变化。指导患者在口服激素时要遵医嘱减量，不可擅自增减药量；②观察有无真菌感染征象；③应用环磷酰胺的护理：静脉注射前保证药物颗粒完全溶化，用生理盐水确认注入血管内后再输入药物，防止药物外渗；④口服乙酰半胱氨酸泡腾片的护理：指导患者不可直接吞服，须以温开水（≥ 40℃）溶解后服用，最好不要与其他药物同时混合服用。

5. 一般护理

病室要经常通风，紫外线定时照射消毒，每日 2 次。急性期卧床休息，病情稳定后可逐渐下床活动。饮食要以高蛋白、高维生素、易消化的饮食为主。急性期如厕时备好氧气袋，以免因缺氧加重病情。注意保持大便通畅，防止因便秘加重缺氧。

6. 出院指导

戒烟，预防呼吸道感染，遵医嘱用药，使用激素过程中不可自行增减药量或停用。在休息不吸氧状态下，如果 PaO_2 在 55mmHg 以下者，出院后仍须氧疗。吸氧可促进氧的弥散，提高 PaO_2，可延缓因缺氧造成的肺动脉高压和肺心病的发生以及其他心脑血管并发症。出院仍有意识地进行呼吸功能锻炼，延缓呼吸功能恶化，提高其出院后的生活质量。

二、结节病

（一）病因

结节病的病因迄今未明。目前认为遗传、感染、化学因素、环境及职业、自身免疫反应等均可能为本病的潜在病因，但缺乏确切证据说明它们与结节病发病有直接关系；其中遗传因素的客观证据较多；结节病的易感性及临床表现、自然病程、严重程度和预后，与人类白细胞组织相容性抗原（HLA）的不同等位基因具有相关性。如急性起病伴结节性红斑及关节炎者，HLA-B8 出现频率高，结节病性眼葡萄膜炎患者的 HLA-B27，检出率较其他葡萄膜炎高。英国报道 10% 结节患者有家族遗传史，62 例患者中，含 5 对双胞胎（4 对为单卵孪生）。北京医院诊治过 6 例有血缘关系的结节患者（同胞兄妹及同胞姐妹各 2 例、母女 2 例）。该 6 例发病前 5 年内均分居两地，可排除环境职业因素。他们的 HLA 检测结果仅姐妹两人均被检出 HLA-A11 ，余 4 例的 HLA 型分散无规律。结节病发病的种族差异和家族聚集现象均提示结节病的遗传倾向。但国内外有关报道差异较大，缺乏显著一致性。可能与 HLA 表型不同、易感基因呈多态性分布有关。总之，遗传因素在结节病发病中的作用，仍存在争议。

（二）病理组织学改变

结节病的基本病理改变是由类上皮细胞、巨噬细胞、散在的多核巨细胞（郎格汉斯细胞及异物巨细胞）和淋巴细胞组成的境界清楚，无干酪样坏死的肉芽肿。有时巨细胞内可见两种包涵体（星形体和舒曼体）。早期病变，结节形态结构单一，大小一致且分布均匀。晚期病变可见结节互相融合，并见纤维化及玻璃样变性。病理诊断采用除外性诊断方法，须排除一切与结节病相似的肉芽肿性疾病，如结核、非典型分枝杆菌病、真菌感染，布氏杆菌病及铍病等疾病。结合临床特点，方能做出结节病诊断。病理标本应常规进行抗酸染色及免疫组化检查。

（三）免疫学改变与发病机制

因结节病病因未明，很难用精辟简练的文字，阐明该病的发病机制。多数学者认为，当未知抗原进入人体后，被肺泡巨噬细胞（AM）吞噬，由抗原递呈细胞的溶酶体在细胞膜递呈抗原并持续存在，使细胞内代谢增强，产生一系列活性介质，如（IL）-12，IL-1、IL-2、干扰素 -r（IFN-r）、氧自由基及花生四烯酸代谢产物等，参与细胞的激活和趋化。活化的 T 淋巴细胞（TLC）释放细胞因子如单核细胞趋化因子（MCF）和单核细胞移动抑制因子（MIF）等，使周围血液中的 T 抑制细胞（Ts）相对占优势，而 T 辅助细胞（Th）相对减少。在 BALF 中 Th 增多，Ts 细胞相对减少，这代表病变部位的 Th 细胞增多而 Ts 细胞减少。TLC、AM 和单核细胞等炎症细胞在肺内的聚集浸润，形成了结节病早期的肺泡炎阶段。T细胞和巨噬细胞、肥大细胞和自然杀伤细胞等通过释放细胞因子、化学趋化、黏附分子和生长因子形成复杂的炎症反应。募集在炎症部位的单核细胞，分泌多种细胞因子，如 IL-1、IL-2、TNFa 及 IFNr 等参与激活，趋化自身和 TLC 并转化为类上皮细胞、多核巨细胞和朗格汉斯巨细胞、构成无干酪坏死性肉芽肿。由上皮细胞、多核巨细胞和巨噬细胞产生的 ACE 抑制巨噬细胞移行，亦促使肉芽肿形成。结节病患者的 AM 释放 IFNr 和 IL-1，产生纤维连接蛋白及分泌成纤维细胞生长因子。IFNr 和 IL-1 及成纤维细胞生长因子促使成纤维细胞在肺部聚集和增生；纤维连接蛋白吸收大量成纤维细胞并和细胞外基层黏附。与此同时，周围的炎症细胞和免疫效应细胞进一步减少以致消失；胶原蛋白和基质蛋白产生。最终成纤维细胞慢性收缩，破坏了肺的正常结构使肺泡变形。这种肺实质细胞的修复反应，导致纤维化及瘢痕组织形成。

（四）临床表现

结节病的全身症状无特异性，15% ～ 60% 的患者无症状，常在胸部 X 线检查时偶被发现双侧肺门淋巴结肿大而就医。自觉症状和体征取决于病变累及的脏器和部位，表现多种多样。北欧的斯堪的纳维亚、瑞典、爱尔兰及波多黎各的女性常以急性发病，病程在 2 年以内者称亚急性，约半数以上患者属此型。病程 2 年以上者称慢性型，此型常伴不同程度的肺纤维化。我国的结节病以慢性及隐匿性起病为多，症状轻微者多见，急性起病者少见。

1. 结节病对各脏器的受侵率

结节病是多系统肉芽肿性疾病，人体的任何器官、任何部位均可受累。由于受地区、人种不同，疾病自然发展过程的个体差异以及研究者搜集病例的专业、时间、调查方式和研究深度不同等因素的影响，文献对各器官受侵率的报道差异较大。如欧洲一组眼科医师报道眼结节病占结节病患者的 9%；另一组眼科医师将某医院各科住院患者进行眼科检查并结膜活检，确诊眼受侵率高达 54.1%。综合 1994—1999 年WASOG汇总的文献报道，受侵率最高的是肺门及纵隔淋巴结，依次是肺、眼、皮肤、肝、脾、表浅淋巴结、唾液腺、肾、神经系统、心脏、骨关节及骨骼肌、消化道、内分泌器官及生殖器。

2. 胸内结节病

（1）症状。

1）全身症状：TanoueLT 等报道，患者就诊时主诉疲劳、体重减轻各占 20% ～ 30%、低热 15% ～ 22%、盗汗 15%，眼症状 10% ～ 20%，皮肤病变 10% ～ 28%、关节症状 5% ～ 17%，神经系统症状 2% ～ 5% 及心脏症状 1% ～ 5%。北京医院曾见 2 例Ⅱ期肺结节病，主诉高热（39.2 ～ 39.4℃）住院。

2）呼吸道症状：20% ～ 40% 患者有刺激性咳嗽或少量白痰、少数患者轻度胸痛、喘息及活动后呼吸困难。胸部影像改变显著而无症状或症状轻微者门诊屡见不鲜。国外一组报道 433 例肺结节病患者中，25 例咯血，占 6%；其中 19 例轻度咯血、4 例中度咯血、2 例大量咯血。咯血患者常合并曲霉菌感染、支气管扩张或肺囊肿。不足 5% 患者单侧或双侧胸腔积液，包括胸膜增厚在内的胸膜受累占 3% ～ 20%。国内报道 14 例胸腔积液均为渗出液。

3）典型的 LÖfgren 综合征：双侧对称性肺门淋巴结肿大，呈马铃薯状，常伴皮肤结节性红斑、发热及关节肿痛。可伴眼葡萄膜炎或虹膜炎，常为急性发病。此类患者 60% ～ 80% 在 2 年内自愈，预后良好。

4）肺外脏器受累表现：常见者为眼部症状，皮肤结节性红斑、皮下结节，表浅淋巴结肿大、肝脾大等，肿大的纵隔淋巴结压迫食管时可出现吞咽困难。

（2）体征。

1）胸部阳性体征；多数患者无阳性发现。两肺弥散性纤维化时可听到爆裂音，约占 20%。胸内淋巴结显著肿大时可出现压迫肺血管的征象，如肺动脉及肺静脉高压，左无名静脉受压时可致左侧胸腔积液。如心脏受累，可出现心动过速、心律不齐、传导阻滞、心包积液、心力衰竭等。

2）胸外阳性体征；约 1/4 患者体重减轻、结节性红斑占 16.3%。有些表现皮肤丘疹、冻疮样皮损及皮下结节。表浅淋巴结肿大均为孤立不融合，活动无压痛。杵状指（趾）罕见。约 1/4 患者肝脾大。

（3）肺功能检查。肺功能检查在辅助结节病的诊断，病程的动态观察、使用皮质激素的适应证，疗效判断，剂量调整及预后评估等诸方面均有重要价值，是诊治结节病不可缺少的检查。早期患者因支气管、细支气管和血管周围肉芽肿对气道和肺泡的影响，可出现阻塞性通气障碍或小气道功能障碍。严重的肺泡炎可出现弥散量（DLCO）下降。肺纤维化常出现以限制为主的混合性通气功能障碍。特征性改变是肺活量（VC）、肺总量（TLC）和 DLCO 下降。低氧血症和肺泡 - 动脉血氧压差增加仅见于严重的肺纤维化。

肺功能异常与 X 线影像的范围与严重程度常呈一定相关性，但并非完全一致，可结合临床相互弥补。若多次 DLCO 下降且呈进行性恶化的肺外结节病，虽 X 线影像无异常，仍应警惕早期肺泡炎的可能性。

（4）旧结核菌素（OT 1:2000）及结核杆菌纯化蛋白（PPD5U）皮内试验：结节病活动期常为阴性或弱阳性。

（5）BALF 细胞成分的改变：结节病患者的 BALF 中淋巴细胞显著增多（正常人小于 10%），巨噬细胞增多（正常人 90%）、T 淋巴细胞增多（正常人占淋巴细胞的 47%）可高达 80%。CD4/CD8 比值增加（正常人与周围血常规相同，为 0.7 ～ 2.1）。

（6）实验室检查。

1）血液学改变：周围血中淋巴细胞显著下降是活动期结节病的特征之一。约 50% 患者血常规正常、CD8 增高、CD4/CD8 下降。Sweden 报道 181 例结节病患者血常规结果：淋巴细胞减少占 60%、白细胞总数下降占 40%、血红素降低占 30%，单核细胞增多占 10%、血小板减少占 10%，骨髓活检上皮细胞肉芽肿占 0.3% ～ 2.2%。

2）SACE 活性测定：活动期结节病患者的 SACE 活性增高，其特异性占 90.5%，敏感性占 57% ～ 75%，因其他疾病（如粟粒结核、镀肺、淋巴瘤、戈谢病及甲状腺亢进等）也可表现 SACE 增高，故不能单凭 SACE 增高作为诊断结节病的指标。非活动期结节病患者的 SACE 可在正常范围，故 SACE 不高，不能作为排除结节病的指标。北京医院曾测定 4 例结节病胸腔积液的 ACE 活性，2/4 例 SACE 和胸腔积液 ACE 均升高，而胸腔积液 ACE 明显高于同一日测定的 SACE。

3）血钙和尿钙测定：钙代谢紊乱是肾结节病常见特征之一。主要表现高钙血症、高钙尿症、泌尿系结石和高钙性肾病。文献报道结节病并高钙血症占 10% ～ 20%。因血钙增高，致肾小球滤液中钙浓度增加、甲状旁腺因高血钙的抑制使分泌减少，致肾小管对钙重吸收减少，尿钙排泄增加，故高钙尿症发生率为高钙血症的 3 倍。国内报道结节病并高钙血症占 2% ～ 10%。北京医院对 98 例结节病患者 1 个月内测血钙 2 次，血钙增高者仅占 4%。

4）其他实验室检查：①血沉增快占 30% ～ 40%，可能与贫血或血清球蛋白增高有关；②高 γ 球蛋白血症占 25%；③急性期 IgM 和 IgA 升高；④慢性期 IgG 升高。少数患者血清溶菌酶、β_2 微球蛋白及 C- 反应蛋白增高、类风湿因子阳性。血浆总胆固醇及高密度脂蛋白降低，这类改变在诊断中无确定性意义。肝损害可出现肝功能异常、骨破坏者可出现碱性磷酸酶增高。

（五）影像学改变及分期

1. 胸部 X 线

胸部 X 线异常，常是结节病的首要发现和就诊主要原因，主要表现如下。

（1）肺门及纵隔淋巴结肿大：两侧肺门淋巴结对称性肿大是该病的主要特征。典型者呈马铃薯状，边缘清楚、密度均匀，占 75% ～ 90%。单侧肺门淋巴结肿大仅占 1% ～ 3%，常以此与结核和淋巴瘤鉴别。在 Kirks 报道的 150 例结节病患者中，两侧肺门淋巴结肿大（BHL）、BHL 伴一侧气管旁淋巴结肿大及 BHL 伴两侧气管旁淋巴结肿大各占 30%。后纵隔淋巴结肿大占 2% ～ 20%。仅有气管旁或主动脉窗淋巴结肿大无 BHL 者少见。

（2）肺内病变。

1）网结节型：多数结节伴有网影，称网结节影，占 75% ～ 90%；结节长 1 ～ 5mm；不足 2mm 的结节聚合一起常呈磨玻璃影。结节大多两侧对称，可分布在各肺野，以上中野居多。结节沿支气管血管束分布，为该病的特征之一。

2）肺泡型（又称腺泡型）：典型者两侧多发性，边缘模糊不规则致密影 1 ～ 10cm 大，以肺中野及周边部多见；2/3 患者以网结节及肺泡型共存，此型占 10% ～ 20%。

3）大结节型：0.5 ～ 5cm 大，有融合倾向，结节内可见支气管空气征，占 2% ～ 4%；结节可伴纵隔淋巴结肿大，少数结节可形成空洞。

4）肺部浸润阴影呈小片状或融合成大片实变影占 25% ～ 60%，由于肉芽肿聚集，亦可致叶间裂胸膜增厚。

5）两肺间质纤维化：结节病晚期两肺纤维化，肺大疱，蜂窝肺、囊性支气管扩张并可伴一般细菌或真菌感染，最终导致肺源性心脏病。

（3）气道病变：结节病可侵犯气管、支气管和细支气管。肉芽肿阻塞支气管致阻塞性肺炎及肺不张，以中叶不张多见。大气道狭窄占 5%。纤维支气管镜发现气道内肉芽肿约占 60%。

（4）胸膜病变：国外一组 3146 例结节病资料中，胸腔积液发生率为 2.4%，约 1/3 为双侧；多数是少量胸腔积液，右侧（49%）多于左侧（28%），多数在 6 个月内吸收。20% 残留胸膜肥大。自发气胸常因肺纤维化，肺大疱破裂所致，占 2% ～ 3%。

（5）结节病性心脏病：致心影增大者小于 5%。

2. 胸部 CT 和高分辨薄层胸部 CT（HRCT）

CT 平扫，以淋巴结短径大于 1 cm 为淋巴结肿大的标准。CT 可提高纵隔内淋巴结肿大的检出率，如主动脉旁（6 区）、隆突下（7 区）和食管旁（8 区）的肿大淋巴结在胸片未能检出者，CT 可以检出。CT 和胸片对肿大淋巴结的检出率各为 78.1% 和 65.6%。胸部 HRCT 对肺磨玻璃影、微结节，特别是间质病变的检出率比胸片明显提高，对疾病动态观察、疗效估价有重要意义。

3. 胸外影像学阳性改变

累及骨骼占 1% ～ 13%，主要表现为：①伴有骨小梁吸收的弥散性骨髓浸润，形成圆形或卵圆形骨质疏松区；②骨骼孔状病变；③骨皮质隧道状病变，形成囊肿状或骨折，多累及肋骨。

4. 结节病分期

目前，ATS/ERS/WASOG 均采用如下分期方法，即以胸部 X 线为依据，将结节病分为 5 期。

0 期：胸部 X 线正常。

Ⅰ期：双侧肺门、纵隔或气管旁淋巴结肿大，肺野无异常。

Ⅱ期：双侧肺门、纵隔或气管旁淋巴结肿大伴肺内病变。

Ⅲ期：仅有肺内病变，不伴胸内淋巴结肿大。

Ⅳ期：双肺纤维化。

我国 1993 年曾将结节病分期为 0 期、Ⅰ期、Ⅱ A 期Ⅱ B 期和Ⅲ期，其中Ⅱ A 期相当于上述Ⅱ期，Ⅱ B 期相当于上述Ⅲ期，Ⅲ期相当于上述Ⅳ期。

5. 放射性核素 67Ga 显像

结节病患者肺门“人”影像征占 72%，腮腺和泪腺对 67Ga 对称性摄取增高时，其影像酷似“熊猫”头形，称“熊猫”征，占 79%。其特异性及敏感性均较低，不能依靠

67Ga 显像作为诊断结节病的主要手段。典型"入"征或"熊猫"征，可认为结节病活动表现。肉芽肿性血管炎引起的血管局部闭锁或破坏，可在核素扫描时表现为灌注缺损，但在胸部 X 线常无阳性表现。

（六）诊断与鉴别诊断

1. 诊断

当临床及 X 线征象符合结节病，OT 1 ：2000 或 PPD5U 皮试阴性或弱阳性、SACE 活性增高或 BALF 中 C4/CD8 不低于 3.5 时，结节病的可能性很大，应积极争取活组织检查；如组织学证实为非干酪坏死性肉芽肿病变或 Kveim 皮试阳性，可排除其他肉芽肿性疾病，结节病诊断可以确立。遇到不典型病例时，强调临床，X 线影像结合病理组织学综合判断；必要时须进行两个以上部位的组织活检确定。

（1）活体组织学检查：该检查是确诊结节病的必要手段。选择适宜的活检部位是获得阳性结果的关键。

（2）Kveim-Siltzbach 皮肤试验：以往，对于找不到可供活检病损部位的疑似结节病患者，该试验提供了确诊结节病的重要措施。当前诊断手段有较大进展，如 FOB 和 TBLB 方便易行，并可将 BAL、FOB 及 TBLB 一次完成。鉴于很难获得制作 Kveim 抗原的标本、且皮试须 4 ～ 6 周时间方能完成。目前，很少采用 Kveim 皮试方法。

2. 结节病活动性的判断指标

（1）症状加重，如发热、新近出现的肺外受累表现，如眼葡萄膜炎、结节性红斑、关节痛、肝脾大、心脏及神经系统受累表现等。

（2）SACE 增高或伴血沉及免疫球蛋白增高。

（3）BALF 中淋巴细胞 20% 以上或 CD4/CD8 不低于 3.5。

（4）胸部影像病变增加或 67Ga 显示“入”征或“熊猫”征。

（5）高血 / 尿钙症。

（6）肺功能 TLC 及 DLCO 进行性下降。

3. 鉴别诊断

结节病须与多种疾病鉴别，I 期须与淋巴结核、淋巴瘤、中心型肺癌和肺门淋巴结转移癌鉴别。Ⅱ期应与肺结核、肺真菌感染及尘肺鉴别。Ⅲ期须与过敏性肺炎，感染性间质肺炎及嗜酸细胞肺浸润等鉴别。Ⅳ期须与其他原因致肺纤维化鉴别。

（1）肺门淋巴结核及肺结核：肺门淋巴结核常为单侧或不对称性两侧肺门淋巴结肿大。原发性肺结核儿童及青少年多见。67% 的成年肺结核在胸片上可见陈旧结核灶。Ⅱ期结节病如两肺密集小结节影，须与粟粒结核鉴别。活动性肺结核伴发热盗汗等中毒症状、血沉快，OT 或 PPD 皮试阳性。病理组织学可见新旧不一、形态多样的干酪样坏死性肉芽肿，抗酸染色可找到抗酸杆菌。胸部增强 CT 时，肿大淋巴结出现环形强化（CT 值 101 ～ 157HU），中心密度减低（CT 值为 40 ～ 50HU）时，提示淋巴结坏死液化，支持结核。反之，淋巴结均匀强化，则支持结节病诊断。由于增生性结核与结节病的病理组织学极为相似，同一张病理切片在某医院病理诊断“结核”，而另一医院的病理诊断则可能是结节病，此情况并不罕见。遇此现象时须临床、放射与病理多科室讨论，综合判断。

据文献报道，结节病合并结核占 2% ～ 5%，日本 1983 年全国普查中发现，Ⅰ～Ⅲ期结节病并陈旧结核占 2%，Ⅳ期合并浸润性肺结核占 2.4%。中国为结核病发病率较高的国家，应给予足够的重视。

（2）淋巴瘤：常为两侧不对称性肺门淋巴结肿大，呈波浪状，反复高热、全身淋巴结肿大及肝脾大。病程进展快、预后差。骨髓活检可见 Read-stenberg 细胞，淋巴结活检可确诊。

（3）肺癌：中心型肺癌常见于 40 岁以上中老年，单侧肺门影肿大呈肿块状。同侧肺野可见原发病灶，痰、纤支镜刷片或活检找到癌细胞可确诊。肺泡型结节病的影像学酷似肺泡癌，须依靠活检病理确诊。肺外癌瘤经淋巴管转移至肺门或纵隔的转移性肺癌，常为单侧或不对称性双侧肺门影增大伴有肺外肿瘤的相应表现，病情发展快，应寻找可疑病灶，争取活检病理确诊。

（4）肺真菌感染：以组织胞浆菌病常见，胸部 X 线与Ⅱ期结节病相似，有鸟禽、畜类排泄物接触史，SACE 不增高、组织胞浆菌抗原阳性或痰培养、组织活检找到真菌可确诊。

（5）尘肺：胸部 X 线显示两肺小结节伴不对称肺门淋巴结肿大，与Ⅱ期结节病相似。前者有长期粉尘接触史、长期咳嗽咳痰、渐进性呼吸困难，后期肺门淋巴结呈蛋壳样钙化。

（6）铍肺：胸部 X 线显示两肺境界不清的结节影伴不对称性肺门淋巴结肿大，病理改变与结节病相似，但从铍接触职业史、铍皮肤贴布试验阳性可与结节病鉴别。

（7）肺组织细胞增多症：胸部 X 线改变与Ⅳ期结节病相似，呈蜂窝状及弥散性结节，如以囊状改变为主，则更像前者。SACE 不高，组织活检可与结节病鉴别。

（8）Wegener 肉芽肿：该病非两侧对称性肺门淋巴结肿大、病情发展快、死亡率高、为多系统化脓性病变，抗中性粒细胞胞质抗体（ANCA）阳性，组织学改变为坏死性肉芽肿与多发性血管炎改变。

（9）淋巴瘤样肉芽肿：该病可侵犯肺、皮肤、中枢神经系统和肾，无肺门淋巴结肿大，病理特征为血管壁淋巴网织细胞和嗜酸细胞浸润，不是结节性肉芽肿。

（10）变应性血管炎性肉芽肿：主要为肺浸润，偶有非对称性肺门淋巴结肿大。临床特征为哮喘、过敏体质、周围血液及病变部位嗜酸细胞显著增多，组织学改变为肉芽肿性血管炎及广泛凝固性坏死。

（11）支气管中心性肉芽肿：该病的胸部 X 线仅有肺内浸润及结节、无肺门淋巴结肿大。临床表现为发热、哮喘及较重的咳嗽咳痰，周围血液及病变部位嗜酸细胞增多，组织学改变除肉芽肿结节外，有广泛凝固性坏死。

（12）特发性肺间质纤维化：该病无肺门淋巴结肿大病史，突出表现为进行性呼吸困难及低氧血症。杵状指（趾）阳性，两肺可闻及爆裂音，SACE 不增高，应用排除诊断法，排除已知原因引起的肺纤维化，肺组织活检可确诊。

（13）结缔组织病致肺部纤维化：从临床病史及免疫学检查，如抗免疫球蛋白抗体滴度升高、类风湿因子阳性，抗 DNA 抗体阳性、抗双链 DNA 和抗 Sm 核抗原抗体增高或找到 LE 细胞等有助于鉴别诊断。

（14）莱姆病：该病和结节病均可出现结节性红斑、表浅淋巴结肿大，眼葡萄膜炎、多关节炎、脑及周围神经病变、束支传导阻滞及心包炎，且结节病患者血清抗布氏疏螺旋体抗体可呈阳性，需要鉴别。莱姆病无肺门淋巴结肿大及肺浸润，SACE 不高，根据流行病学及病原学不难鉴别。

（七）治疗

结节病的病因未明，缺乏根治性特效治疗方法。自 1952 年应用皮质激素治疗结节病已 50 余年；多数学者认为，皮质激素仍是治疗结节病的首选药物，用药后可在短期内减轻症状，改善肺功能及 X 线影像病变；但迄今无确凿证据，证明皮质激素一定能够改变结节病的自然病程并预防肺纤维化及提高患者生存时间。相反，英国胸科协会（BTS）报道，皮质激素治疗无症状的肺结节病患者 185 例 10 年追随结果：胸片持续异常者多于非皮质激素治疗组，停药后复发率高于非皮质激素治疗组。鉴于皮质激素的不良反应明显，故对结节病治疗适应证一直存在争议。近年来 BTS 及美国的多篇文献显示，对无症状的肺结节病（包括 I 期及Ⅲ期），暂不给予皮质激素治疗而严密观察，其中不少患者病情可能自愈，避免了皮质激素的不良反应。

1. 皮质激素

（1）适应证：胸内结节病。

I 期（包括 Lofgren 综合征）。无须做皮质激素治疗，可给予非类固醇抗感染药及对症治疗。须观察症状，胸部 X 线、肺功能、SACE 及血 / 尿钙测定等。1 ～ 3 个月追随 1 次，至少观察 6 个月。

无症状的Ⅱ期及Ⅲ期：暂不给予治疗，先观察 2 ～ 4 周，如病情稳定，继续观察。如出现症状并持续或胸部 X 线征象加重或肺功能 VC 及 DLCO 下降超过 15%，应开始皮质激素治疗。

Ⅳ期伴活动性证据者，可试用皮质激素。

肺结节病伴肺外脏器损害，属多脏器结节病，应给予皮质激素治疗。

（2）皮质激素的剂量、用法及疗程。一般首选短效泼尼松。Gianfranco Rizzato 报道 702 例肺结节病泼尼松治疗并追随 16 年结果显示：开始剂量 40mg/d 足够，显著疗效出现在第 2 ～ 3 个月，如治疗 3 个月无效，提示该患者对皮质激素无反应；即使加大剂量或延长治疗时间亦无作用。当出现显著疗效后，应该逐渐递减剂量。递减至 10mg/d 时，维持 6 个月以上者，复发率明显降低。减药剂量过快，疗程不足 1 年者，复发率 36.6%。一般主张开始剂量 20 ～ 40mg/d〔或 0.5mg/（kg·d）〕持续 1 个月后评估疗效，如效果不明显，原剂量继续 2 ～ 3 个月。如疗效显著，逐渐递减剂量，开始每 2 周减 5mg/d，减至 15mg/d 时，持续 2 ～ 3 个月后每 2 周减 2.5mg/d，直至 10mg/d 时，维持 3 ～ 6 个月；亦可采用隔日 1 次日平均剂量。为避免复发，建议总疗程 18 个月，不少于 1 年。停药后或减少剂量后复发病例，应加大剂量至少是开始时的每日剂量。待病情明显好转后再递减剂量，递减速度应更缓慢。严重的心或脑结节病，开始剂量宜增至 60 ～ 80mg/d。

（3）皮质激素吸入治疗：丹麦学者 Nils Milman 选择Ⅰ～Ⅲ期患者，没安慰剂双盲随机对照，治疗组吸入布地奈德 1.2 ～ 2.0mg/d 连续 6 ～ 12 个月后评估疗效：结果两组的症状、胸片、肺功能及生化指标均无显著性差异。但治疗组的肺容量明显增加。另一组的Ⅱ～Ⅲ期患者分成两组。试验组口服泼尼松 10 mg/d 加吸入布地奈德 1.2 ～ 2.0mg/d 持续 6 个月；对照组单服泼尼松 10mg/d，结果两组无显著性差异。ERS、ARS、BTS 均认为吸入皮质激素不能作为结节病的常规治疗。可考虑在泼尼松维持最小剂量时，改用吸入治疗。也可考虑用于有呼吸道症状而不宜口服皮质激素治疗者。

（4）皮质激素的不良反应：常见的是医源性肾上腺皮质功能亢进现象，如血压增高、水钠潴留、肥胖、低钾、血糖增高及骨质疏松等，应在治疗前开始监测体重、血压、电解质、血糖及骨密度等，直至治疗结束并做相应处理。

2. 其他免疫抑制药

甲氨蝶呤、羟氯喹、硫唑嘌呤、苯丁酸氮芥、环磷酰胺、环孢素 A 及沙利度胺等均可用于结节病，但不作为首选药。国外文献报道，当皮质激素治疗有效，但因某种原因不能继续治疗时，可选用以上药物和小剂量皮质激素联合治疗或皮质激素无效时试用该类药物。

3. 高钙血症的治疗

血钙增高可用阿仑膦酸钠 10mg/d，早餐前半小时口服，并大量饮水。防止日晒，限制钙和维生素 D 摄入。禁服噻嗪类利尿药。血钙浓度超过 3.7mmol/L（15mg/dL）并伴高钙血症状时，可用帕米二膦酸钠 15mg 稀释于不含钙离子的生理盐水 125mL 中，2h 内滴完，同时监测血钙，调整剂量。

4. 结节病合并肺结核的治疗

确诊为活动性肺结核，应首先抗结核治疗。如为皮质激素治疗适应证的Ⅱ～Ⅳ期结节病，不能排除合并肺结核时，考虑皮质激素与抗结核药联合治疗。

5. 肺移植及心肺移植

有报道Ⅳ期肺结节病行单肺、双肺及心肺移植后，患者症状缓解，心肺功能改善，排异现象同其他器官移植一样。移植后的肺约有 2/3 在 15 个月内出现复发性结节病，须行皮质激素治疗。

（八）护理

请参照间特发性肺纤维化疾病的护理。

三、外源性过敏性肺泡炎

外源性过敏性肺泡炎（extrinsic allergic alveolitis，EAA）也称为过敏性肺炎（hypersensitivity pneumonitis，HP），是指易感个体反复吸入有机粉尘抗原后诱发的肺部炎症反应性疾病，以肺脏间质单核细胞性炎症渗出、细胞性细支气管炎和散在分布的非干酪样坏死性肉芽肿为特征性病理改变。各种病因所致EAA的临床表现相同，可以是急性、亚急性或慢性。临床症状的发展依赖于抗原的暴露形式，强度、时间、个体敏感性及细胞和体液免疫反应程度。急性期以暴露抗原后6～24h出现短暂发热、寒战、肌肉关节疼痛、咳嗽、呼吸困难和低氧血症，脱离抗原暴露后24～72h症状消失为临床特征。持续抗原暴露将导致肺纤维化。

（一）病因

许多职业或环境暴露可以引起EAA，主要是这些环境中含有可吸入的抗原，包括微生物（细菌、真菌和它们的组成部分）、动物蛋白和低分子量化合物。最近研究提示有些引起EAA的暴露抗原是混合物，疾病并不总是由单一抗原所致。根据不同的职业接触和病因，EAA又有很多具体的疾病命名。农民肺（farmer's lung disease，FLD）是EAA的典型形式，是农民在农作中吸入霉干草中的嗜热放线菌或热吸水链霉菌孢子所致。在认识到EAA与职业环境或粉尘暴露的关系后，一些减少职业暴露的措施已经明显降低了许多职业环境中EAA的发生。

（二）发病机制

EAA主要是吸入抗原后引起的肺部巨噬细胞-淋巴细胞性炎症并有肉芽肿形成，以$CD8^+$淋巴细胞增生和$CD4^+Th_1$淋巴细胞刺激浆细胞产生大量抗体尤其是以IgG为特征。在暴露早期BALF的$CD4^+Th_1$细胞增加，但是之后多数病例是以$CD8^+$细胞增加为主。巨噬细胞和$CD8^+$毒性淋巴细胞参与的免疫机制还没有完全阐明。

EAA的急性期主要是吸入抗原刺激引起的巨噬细胞-淋巴细胞反应性炎症，涉及外周气道及其周围肺组织。亚急性期主要聚集的单核细胞成熟为泡沫样巨噬细胞，形成肉芽肿，但是在亚急性过程中，也形成包括浆细胞的淋巴滤泡，伴携带CD40配体的$CD4^+Th$淋巴细胞增生，后者可以激活B细胞，提示部分抗体是在肺部局部形成的。慢性阶段主要是肺纤维化，引起急性、亚急性和慢性的免疫机制相互重叠。

1. Ⅲ型免疫反应

早期认为EAA是由免疫复合物介导的肺部疾病，其理论依据包括：①一般于暴露后2～9h开始出现EAA症状；②有血清特异沉淀抗体；③病变肺组织中发现抗原，免疫球蛋白和补体；④免疫复合物刺激 BAL 细胞释放细胞因子增加，激活巨噬细胞释放细胞因子。然而，进一步研究发现：①同样环境抗原暴露人群中，50% 血清沉淀抗体阳性者没有发病，而且血清沉淀抗体与肺功能无关；②抗原吸入刺激后血清补体不降低；③抗原 - 抗体复合物介导的血管炎不明显；④ EAA 也可发生于低球蛋白血症患者。

2. Ⅳ型（细胞）免疫反应

细胞免疫反应的特征是肉芽肿形成。EAA 的肺组织病理学改变特点之一是淋巴细胞性肉芽肿性炎症，肉芽肿是亚急性期 EAA 的主要病理改变，而且抑制细胞免疫的制剂可以抑制实验性肉芽肿性肺炎。抗原吸入后刺激外周血淋巴细胞重新分布到肺脏，局部淋巴细胞增生，以及淋巴细胞凋亡减少使得肺脏淋巴细胞增多。因此抗原刺激几天后，局部免疫反应转向以 T 细胞为主的肺泡炎，淋巴细胞占 60% ～ -70%。在单核细胞因子，主要是 MIP-1 的激活下，幼稚巨噬细胞转化成上皮样细胞和多核巨细胞，形成肉芽肿。然而，这种单核细胞转化成多核巨细胞形成肉芽肿的生物学细节还不是很清楚。

3. 细胞 - 细胞因子

目前认识到 EAA 的发生需要反复抗原暴露，宿主对暴露抗原的免疫致敏，免疫反应介导的肺部损害。然而，涉及 EAA 免疫机制的细胞之间的交互作用还不是十分清楚。抗原吸入后，可溶性抗原结合到 IgG，免疫复合物激活补体途径，通过补体激活巨噬细胞，巨噬细胞被 C5 激活或活化抗原颗粒激活后，释放趋化因子，包括白介素 -8（interleukin-8，IL-8）、巨噬细胞炎症蛋白 -1α（macrophage inflammatoryprotein-1α，MIP-1α），调节激活正常 T 细胞表达和分泌因子（regulated on activation normal T cell expressed and secreted，RANTES）和细胞因子，包括 IL-1、IL-6、IL-12、肿瘤坏死因子（tumor necrosisfactor-α，TNF-α）、转化生长因子（TGF-β）。首先趋化中性粒细胞，几个小时后趋化和激活循环 T 淋巴细胞和单核细胞移入肺脏。

IL-8 对淋巴细胞和中性粒细胞都有趋化性。MIP-1α 不仅对单核 / 巨噬细胞和淋巴细胞有趋化性，也促进 $CD4^+$Th0 细胞转化成 Th1 细胞。IL-12 也促进 Th0 转化成 Th1 细胞。$CD4^+$Th1 淋巴细胞产生 IFN-γ，促进肉芽肿形成。EAA 鼠模型证实 IFN-γ 是激活巨噬细胞发展形成肉芽肿的关键。IL-1 和 TNF-α 引起发热和其他急性反应，TNF-α 促进其他因子如 IL-1、IL-8 及 MIP-1 的产生，促进细胞在肺内的聚集与激活及肉芽肿形成。EAA 患者 BALF 中可溶性 TNFR1、TNFR2 和 TNF-α 水平增高，同时肺泡巨噬细胞的 TNFR1 表达也增强，提示 TNF-α 及其受体在 EAA 中的作用。IL-6 促进 B 细胞向浆细胞转化和 $CD8^+$ 细胞成熟为毒性淋巴细胞。激活的肺泡巨噬细胞分泌 TGF-β，可以促进纤维化形成和血管生成。

巨噬细胞除了通过释放细胞因子产生作用外，还通过增强表达附着分子促进炎症反应。激活的巨噬细胞增强表达CD80和CD86，激活的T淋巴细胞增强表达CD28。CD80/86（也称为 B-7）及其配体 CD28 是抗原呈递和 $CD4^+$Th 细胞激活 B 细胞必须的共同刺激分子，阻止这种结合可以抑制 HP 鼠模型的炎症反应。内皮附着分子是炎症细胞进入肺组织的关键。激活的巨噬细胞不仅表达 CD18/11（ICAM-1 的配体），也增强表达 ICAM-1。抑制 ICAM-1 可以阻止淋巴细胞聚集。

EAA患者BALF的自然杀伤细胞也增加，抗原暴露后肥大细胞增加，脱离抗原后 1～3 个月回到正常。大多数 EAA 的 BALF 肥大细胞具有结缔组织特征，与纤维化有关，而不是黏液型，如哮喘患者。虽然 EAA 没有组织胺相关的症状，但是肥大细胞可能也产生细胞因子，参与单核细胞和淋巴细胞聚集与成熟，促进纤维化。EAA 早期 BALF 包括玻璃体结合蛋白、纤维连接蛋白、前胶原Ⅲ多肽，前胶原Ⅲ多肽和肥大细胞相关，EAA 鼠模型和患者资料都显示 BALF 的肥大细胞增加，而肥大细胞缺陷的鼠不发展成肺部炎症。

4. 其他

BAL 显示致敏宿主暴露抗原后 48h 内中性粒细胞在肺脏聚集，这可能是气道内免疫复合物刺激，补体旁路途径的激活和吸入抗原的内毒素效应或蛋白酶效应。这些因素造成的肺损伤促进肺脏的抗原暴露，促进免疫致敏和进一步的肺损害。我们曾经通过热吸水链霉菌胞外蛋白酶诱发 EAA，48h 内主要是肺脏中性粒细胞聚集，3 周后形成肉芽肿和慢性淋巴细胞性炎症。

吸烟和病毒感染也影响 EAA 肺炎的发展。现行吸烟者可以保护免得 EAA，而病毒感染可以增加患 EAA 的可能。呼吸道合胞病毒和仙台病毒增加小鼠的 EAA。这可能涉及抗原提呈细胞或 T 细胞共同刺激分子的变化和肺泡巨噬细胞抑制炎症的能力降低。有些患者虽然已经暴露多年，但只是在最近的急性呼吸道感染后出现。EAA 鼠模型显示呼吸道合胞病毒感染增加肉芽肿形成和 IL-8 与 IFN-γ 的产生。然而，促进更加复杂的人类免疫反应机制发展的因素还不清楚。

只有不到 10% 的常规暴露人群发病，大多数暴露人群仅有正常的抗体反应。抗体单独存在不足以产生疾病，而是涉及 $CD8^+$ 细胞毒性淋巴细胞的迟发性变态反应共同参与。$CD8^+$ 激活需要 T 细胞受体结合到抗原提呈细胞的Ⅰ类 MHC 分子上，但是试图联系 EAA 与Ⅰ类 MHC 分子的研究结果是不一致的。

总之，临床研究和动物实验结果提示，EAA 是易感个体受到环境抗原刺激后通过Ⅲ型和Ⅳ型免疫反应引起的肺脏慢性炎症伴肉芽肿形成，然而，确切的免疫机制还不是很清楚。此外，个体易感性差异、炎症吸收和纤维化的机制也不清楚。

（三）病理改变

EAA 的特征性病理改变包括以淋巴细胞渗出为主的慢性间质性肺炎、细胞性细支气管炎（气道中心性炎症）和散在分布的非干酪样坏死性小肉芽肿，但是依发病形式和所处的疾病阶段不同，组织病理学改变也有各自的特点。

急性期的组织病理特点，主要是肺泡间隔和肺泡腔内有淋巴细胞、肥大细胞、中性粒细胞、单核 - 巨噬细胞浸润。早期病变主要位于呼吸性细支气管周围，其后呈肺部弥散性改变。浸润的细胞大多数是淋巴细胞，聚集在肺泡腔内，多数淋巴细胞是 $CD8^+$ 的 T 淋巴细胞。常见中央无坏死的肉芽肿和多核巨细胞，可见局灶性闭塞性细支气管炎伴机化性肺炎样改变。

亚急性期主要组织学特点是非干酪样坏死性肉芽肿，主要由上皮样组织细胞、多核巨细胞和淋巴细胞组成的一种松散的边界不清楚的小肉芽肿病变，通常单个存在于细支气管或邻近肺泡腔。肉芽肿一般于抗原暴露后 3 周左右形成，避免抗原接触后 3 ～ 4 个月内可消失。其次，组织学可见肺泡间隔和肺泡腔内有由淋巴细胞、浆细胞、肥大细胞等组成的炎性细胞渗出呈现时相一致的以细支气管为中心的非特异性间质性肺炎（NSIP）改变，虽然急性暴露后早期可以见到中性粒细胞，但是中性粒细胞和嗜酸性粒细胞通常不明显。急性期一般无纤维化改变。间质纤维化和蜂窝肺主要见于疾病晚期或慢性 EAA。雷耶斯（Reyes）等对 60 例农民肺进行病理研究发现、间质性肺炎占 100%，肉芽肿 70%，机化性肺炎 65%，间质纤维化 65%，泡沫样细胞 65%，外源性异物 60%，孤立巨细胞 53%，细支气管炎 50%。闭塞性细支气管炎伴机化性肺炎 10% ～ 25%。

慢性 EAA 或停止抗原暴露后数年，细支气管炎和肉芽肿病变可能消失，仅遗留间质性炎症和纤维化或伴蜂窝肺样改变，这种间质纤维化可能是气道中心性或与普通型间质性肺炎（UIP）难以鉴别。因此，EAA 可能代表一部分病理证实的 NSIP、BOOP、UIP。

引起 EAA 的环境也含有 G- 杆菌内毒素尘埃，急性暴露后出现发热和咳嗽；慢性暴露引起支气管炎和肺气肿。这种混合暴露的结果是工人可以患 EAA 一种淋巴细胞性疾病，也可以患 COPD——一种中性粒细胞性疾病，或二者都有。

（四）临床表现

急性形式是最常见和具有特征的表现形式。一般在明确的职业或环境抗原接触后 2 ～ 9h 开始出现“流感”样症状，如畏寒，发热、全身不适伴胸闷、呼吸困难和咳嗽，症状于 6 ～ 24h 最典型。两肺底部可闻及细湿啰音或细小爆裂音，偶闻哮鸣音。反应强度或临床表现与吸入抗原的量与暴露时间有关。如果脱离抗原接触，病情可于 24 ～ 72h 内恢复。如果持续暴露，接触和症状发作的关系可能不明显，反复急性发作导致几周或几个月内逐渐出现持续进行性发展的呼吸困难，伴咳嗽，表现为亚急性形式。

慢性形式是长期暴露于低强度抗原所致，也可以是反复抗原暴露导致急性或亚急性反复发作后的结果。主要表现为隐匿性发展的呼吸困难伴咳嗽和咳痰及体重减轻。肺底部可以闻及吸气末细小爆裂音，少数有杵状指。晚期有发绀、肺动脉高压及右心功能不全征象。

20% ～ 40% 的慢性 EAA 表现为慢性支气管炎的症状，如慢性咳嗽伴咳痰，有些甚至在普通胸部 X 线上不能发现肺实质的病变。病理学研究证实了农民肺存在支气管炎症。嗜鸽者也经常表现支气管炎的症状和黏液纤毛清除系统功能降低。因为多数 EAA 患者是非吸烟患者，没有其他原因解释其慢性支气管炎的原因，因此，这可能是 EAA 本身的结果，与慢性 EAA 的气道高反应性相关。

（五）胸部影像学

1. 胸部 X 线

急性形式主要表现为以双侧中下肺野分布为主的弥散性分布的边界不清的小结节影，斑片磨玻璃影或伴实变，病变倾向于下叶肺。在停止抗原暴露后 4 ～ 6 周急性期异常结节或磨玻璃影可以消失。因此急性发作缓解后的胸片可以无异常。影像学的变化与症状的关系不明显。

亚急性主要是细线条和小结节形成的网结节影。慢性形式主要表现为以上中肺野分布为主的结节，粗线条或网状影，疾病晚期还有肺容积减小、纵隔移位以及肺大疱形成或蜂窝肺。一些病例表现急性、亚急性和慢性改变的重合。罕见的异常包括胸腔积液、胸膜肥大、肺部钙化、空洞、不张，局限性阴影（如钱币样病变或肿块）以及胸内淋巴结增大。

2. 胸部 CT/HRCT

急性形式的胸部 HRCT 表现为大片状或斑片性磨玻璃和气腔实变阴影，内有弥散性分布的边界难以区分的小结节影，直径 <5mm，沿小叶中心和细支气管周围分布；斑片性磨玻璃样变和肺泡过度充气交错形成马赛克（mosaic）征象。

亚急性形式主要显示弥散性分布的边界不清的小结节影沿小叶中心和细支气管周围分布，这些结节代表细支气管腔内肉芽组织或细胞性细支气管周围炎症。细支气管炎引起支气管阻塞引起气体陷闭，形成小叶分布的斑片样过度充气区。

慢性形式主要表现小叶间隔和小叶内间质不规则增厚，蜂窝肺伴牵拉性支气管或细支气管扩张和肺大疱；间或混有斑片性磨玻璃样变。蜂窝肺见于 50% 的慢性 EAA。肺气肿主要见于下肺野，见于亚急性和慢性非吸烟者，可能与细支气管炎或阻塞有关。这种改变类似于 IPF，不同的是前者的纤维化一般不影响肋膈角。轻度反应性纵隔淋巴结增大也比较常见。

（六）辅助检查

1. 血液化验

急性 EAA 的外周血白细胞（中性粒细胞）一过性和轻度增高，血沉、C 反应蛋白也经常升高。外周血嗜酸性粒细胞和血清 IgE 正常。一些 EAA 患者血清可以检测到针对特异性抗原的沉淀抗体（IgG、IgM 和 IgA）。由于抗原准备尚没有标准化，因此很难确认阴性的意义，除非抗原用 EAA 患者或非 EAA 患者血清检验过，因此，商品 EAA 抗体组合试验阴性不能除外 EAA 的诊断。但是，血清特异性沉淀抗体阳性也见于无症状的抗原接触者，如 30% ～ 60% 的无症状嗜鸽者存在对鸽子抗原的抗体；2% ～ 27% 的农民的血清存在抗 M.Faeni 抗体。此外，停止暴露后血清沉淀抗体会消失，在停止抗原暴露后 6 年，50% 的农民肺患者血清抗体转阴；50% 的 PBD 或嗜鸟者肺在停止抗原暴露后 2 ～ 3 年，其血清沉淀抗体转阴。因此，这种特异抗体的存在只说明有过敏原接触史，并无诊断特异性，反过来抗体阴性也不能排除诊断。

2. 肺功能试验

疾病早期可能仅表现弥散功能障碍、肺泡 - 动脉氧分压差（$A\text{-}aDO_2$）增加和运动时低氧血症，随着疾病进展出现限制性通气功能障碍，肺容积降低，气流速度正常或增加，肺弹性回缩增加。也可以有轻度气道阻塞和气道阻力增加，这可能与细支气管炎或肺气肿有关。20% ～ 40% 的 EAA 患者存在非特异气道高反应性。5% ～ 10% 的 EAA 患者临床有哮喘发作。停止抗原暴露后，气道高反应性和哮喘减轻。北京朝阳医院的资料分析显示 31 例 EAA 患者中，92.9% 有 DLCO 降低，85.2% 小气道病变，72.4% 限制性通气功能障碍，50% 有低氧血症，36.7% 出现呼吸衰竭。

3. 支气管肺泡灌洗

当支气管肺泡灌洗（BAL）距离最后一次暴露超过 5 天，40% ～ 80% 的患者 BALF 中 T 淋巴细胞数呈现 2 ～ 4 倍的增加，尤其是 CD8+ 细胞增加明显，导致 $CD4^+/CD8^+<1$ 或正常，但是有时 $CD4^+/CD8^+>1$ 或正常。这可能与暴露的形式，疾病的形式（急性或慢性），BAL 离最后一次暴露的时间有关，有些研究提示 BALF 中 $CD8^+$ 细胞的增加与肺纤维化相关。$CD4^+$ 细胞为主见于 EAA 的纤维化阶段。许多 $CD8^+$ 细胞表达 CD57（细胞毒性细胞的标记）和 CD25（IL-2 受体）及其他活性标记，当抗原暴露持续存在，这些活性标记细胞增加。BALF 的淋巴细胞与持续的抗原暴露有关，不提示疾病和疾病的预后。此外，肺泡巨噬细胞也呈激活状态。当在暴露后 48h 内进行 BAL 或吸入抗原后的急性期 BALF 的中性粒细胞的比例可以呈中度增加，表现一过性的中性粒细胞性肺泡炎。肥大细胞时有增加。

（七）诊断与鉴别诊断

根据明确的抗原接触史，典型的症状发作及与抗原暴露的明确关系，胸部影像学和肺功能的特征性改变，BAL 检查显示明显增加的淋巴细胞（通常淋巴细胞 >40% 和 $CD4^+/CD8^+<1$），可以做出明确的诊断。TBLB 取得的合格病理资料将进一步支持诊断，一般不需要外科肺活检。

由于抗原制备没有标准化，含有非特异成分，因此用可疑抗原进行的皮肤试验不再具有诊断价值。特异性抗原吸入激发试验难以标准化，并且有一定的危险性，也不常规采用。

急性EAA需要与感染性肺炎（病毒、支原体等）鉴别，另外也需要与职业性哮喘鉴别。慢性 EAA 需要与各种其他原因所致的间质性肺炎、结节病和肺结核进行鉴别。

（八）治疗

根本的预防和治疗措施是脱离或避免抗原接触。改善作业卫生、室内通风和空气污染状况，降低职业性有机粉尘和环境抗原的吸入可以有效预防 EAA 的发生。单纯的轻微呼吸道症状在避免抗原接触后可以自发缓解，不必特殊治疗。但对于急性重症和慢性进展的患者则需要使用糖皮质激素，其近期疗效是肯定的，但是其远期疗效还没能确定。急性重症伴有明显的肺部渗出和低氧血症，经验性使用泼尼松 30 ～ 60mg/d，1 ～ 2 周或直到临床、影像学和肺功能明显改善后减量，疗程 4 ～ 6 周。亚急性经验性使用泼尼松 30～60mg/d，2 周后逐步减量，疗程 3～6 个月。如果是慢性，维持治疗时间可能需要更长。

（九）护理

请参照间特发性肺纤维化疾病的护理。

四、肺泡蛋白沉着症

肺泡蛋白沉着症（PAP）是一种以肺泡内有不可溶性磷脂蛋白样物质沉积为特点的弥散性肺部疾病，原因至今未明。其临床症状主要表现为气短、咳嗽和咳痰。胸部 X 线呈双肺弥散性肺部浸润阴影。病理学检查以肺泡内充满有过碘酸雪夫（PAS）染色阳性的磷脂蛋白样物质为特征。该病由 Rosen 于 1958 年首次报道。肺泡蛋白沉着症可分为原发性或特发性（iPAP，约占 90%）、继发性（sPAP，≤ 10%）和先天性（cPAP，2%）。

（一）发病机制

肺泡蛋白沉着症的发病机制尚不完全清楚，电镜观察发现肺泡蛋白样沉积物和全肺灌洗物在结构上与由Ⅱ型肺泡上皮细胞分泌的含有层状体的肺泡表面活性物质（SF）非常相似，提示肺泡蛋白沉积物可能与肺泡表面活性物质代谢障碍有关。目前，大多数证据表明肺泡蛋白沉积物是由于肺泡表面活性物质清除障碍所致，而不是产生过多。正常情况下肺泡表面活性物质的产生与清除是一个复杂的动态过程，肺泡Ⅱ型上皮细胞不仅合成和分泌肺泡表面活性物质，而且还与肺泡巨噬细胞一道参与肺泡表面活性物质的清除。当某些因素导致肺泡巨噬细胞和肺泡Ⅱ型细胞功能发生改变，肺泡表面活性物质的清除能力降低，从而引发了表面活性物质在肺泡内的沉积。

1. 特发性 PAP

iPAP 患者体内存在粒细胞巨噬细胞集落刺激因子（GM-CSF）中和抗体，导致维持肺泡巨噬细胞功能的 GM-CSF 不足，肺泡巨噬细胞功能出现障碍，不能有效清除肺泡表面活性物质。

1994 年 Dranoff 等发现在去除 GM-CSF 基因的小鼠肺泡有蛋白样物质沉积，其病理表现与人类 PAP 相似。之后有许多学者对此进行了研究。目前已证实：GM-CSF 基因敲除小鼠肺泡巨噬细胞功能存在缺陷，表现在：细胞直径变大，吞噬功能降低，表面活性物质代谢能力降低，细胞表面的整合素、Toll 样受体 -2、Toll 样受体 -4 和黏附分子的表达降低，细胞因子（IFN-r、PGE2、TNF-a、IL-6、IL-18、白三烯 -C、白三烯 -D、白三烯 -E4）产生下降。给 GM-CSF 基因敲除小鼠吸入 GM-CSF 可以逆转肺部 PAP 病变，提示 GM-CSF

在 PAP 发病机制中起重要作用。

在人类，GM-CSF 与 iPAP 之间的关系也已被许多研究所证实。1996 年 Seymour 及其同事首先报道了用 GM-CSF 成功治疗 iPAP 的案例，并发现 iPAP 患者的疗效与给予 GM-CSF 的剂量存在着一定相关性，提示 iPAP 患者体内存在着相对 GM-CSF 不足。通过进一步的研究，Kitamura 及其同事发现，在 11 名 iPAP 患者的支气管肺泡灌洗液（BALF）和 5 名患者的血清中存在抗 GM-CSF 的 IgG 型中和抗体，但是在继发性 PAP、健康对照者以及其他肺部疾病的血清和 BALF 中均未发现 GM-CSF 抗体的存在。随后，克利夫兰临床医院进行了系列研究，在 40 例 iPAP 患者的 BALF 和血清中均检测到抗 GM-CSF 中和性抗体存在，其中血清最低滴度为 1 ： 400，最高滴度为 1 ： 25 600。而正常健康者中最高滴度仅为 1 ： 10。当血清滴度的 cutoff 值为 1 ： 400 时，对 iPAP 的敏感性是 100%，特异性为 100%，20 例 BALF 标本中均存在抗 GM-CSF 抗体，并且滴度均不低于 1 ： 100，而正常健康者和其他肺部疾病者均未检测到此抗体，这提示 iPAP 患者出现的相对 GM-CSF 不足是由于体内中和抗体的存在。

2. 先天性 PAP

肺泡表面活性物质相关蛋白 B（SP-B）基因突变已被证实与先天性肺泡蛋白沉着症（cPAP）有关。目前，已经证实 SP-B 基因至少存在 2 个突变位点，一个是第 121 位碱基 C 被 3 个碱基 GAA 所替代，另一个是第 122 位点上缺失了一个碱基 T，两种基因突变均可导致肺泡表面活性物质中SP-B缺失，但与先天性肺泡蛋白沉着症的临床表现差异很大，提示可能还有其他位点或新的SP基因突变参与。另外GM-CSF、IL-3、IL-5 受体 βc链缺陷，导致 GM-CSF 不能与其受体结合也是先天性 PAP 的原因之一。

3. 继发性 PAP

某些感染，理化因素和矿物粉尘吸入，如马利兰、苯丁酸氮芥、矽尘和铝尘等可能与肺泡蛋白沉着症有关，另外有些疾病特别是血液系统恶性肿瘤，如髓白血病、淋巴瘤、Fanconi 氏贫血以及 IgG 型免疫球蛋白病等也可发生肺泡蛋白沉着症。其发病机制目前尚不完全清楚，可能与上述状态下，导致肺泡巨噬细胞功能受损有关。

总之，肺泡蛋白沉着症的发病机制目前尚不完全清楚，上述任何一种病因均不能完全解释所有病例，需要今后进一步研究。

（二）病理表现

1. 肉眼观察

肺大部呈实变，胸膜下可见弥散性黄色或灰黄色小结节或小斑块，结节直径由数毫米到 2cm 不等，切面可见黏稠黄色液体流出。如不合并感染，胸膜表面光滑。

2. 光镜检查

肺泡及细支气管腔内充满无形态的，过碘酸雪夫（PAS）染色阳性的富磷脂物质。肺泡间隔正常或肺泡隔数目增多，但间隔内无明显的纤维化。肺泡腔内除偶尔发现巨噬细胞外无炎症表现。

3. 电镜检查

肺泡腔内碎片中存在着大量的层状结构，由盘绕的三层磷脂构成，其结构类似肺泡表面活性物质。

（三）临床表现

本病发病率约为0.37/10万，患病率约为3.7/100万。男性多于女性，男女比约2.5 ：1，任何年龄均可发病，但30～50岁的中年人常见，平均40岁，约占病例数的80%。3/4的患者有吸烟史。

本病的临床表现差异很大，有的可无任何临床症状，仅在体检时发现，此类约占1/3；约有1/5的患者则以继发性肺部感染症状为首发表现，有咳嗽、发热、胸部不适等；另有约1/2的患者隐匿起病，表现为咳嗽、呼吸困难，乏力，少数病例可有低热和咯血，呼吸道症状与肺部病变受累范围有一定关系。体格检查一般无特殊阳性发现，肺底有时可闻及少量捻发音，虽然呼吸道症状与肺部病变受累范围有关，但临床体征与胸部X线表现不平衡是本病的特征之一。重症患者可出现发绀、杵状指和视网膜斑点状出血。极少数病例可合并肺源性心脏病。

肺泡蛋白沉着症患者合并机会感染的概率较大，为15%左右，除了常见的致病菌外，一些特殊的病原菌如奴卡菌属、真菌、组织胞浆菌、分枝杆菌及巨细胞病毒等较为常见。

（四）X线表现

常规的胸部X线表现为双肺弥散性细小的羽毛状或结节状浸润影，边界模糊，并可见支气管充气症。这些病变往往以肺门区密度较高，外周密度较低，酷似心源性肺水肿。病变一般不发生钙化，也不伴有胸膜病变或肺门及纵隔淋巴结肿大。

胸部CT检查，尤其高分辨CT（HRCT）可呈磨玻璃状和（或）网状及斑片状阴影，可为对称或不对称性，有时可见支气管充气症。病变与周围肺组织间常有明显的界限且边界不规则，形成较特征性的“地图样”改变。病变部位的小叶内间隔和小叶间间隔常有增厚，表现为多角形态，称为“疯狂的堆砌”(Crazy-paving)。

（五）实验室检查

1. 血常规

多数患者血红蛋白正常，仅少数轻度增高，白细胞一般正常。血沉正常。

2. 血生化检查

多数患者的血清乳酸脱氢酶（LDH）明显升高，而其特异性同工酶无明显异常。一般认为血清 LDH 升高与病变程度及活动性有关，其升高的机制可能与肺泡巨噬细胞和肺泡Ⅱ型上皮细胞死亡的增多有关。少数患者还可有球蛋白的增高，但无特异性。近年来，有学者发现肺泡蛋白沉着症患者血清中肺泡表面活性物质相关蛋白 A（SP-A）和肺泡表面活性物质相关蛋白 D（SP-D）较正常人明显升高，但 SP-A 在特发性肺纤维化（IPF）、肺炎、肺结核和泛细支气管炎患者也有不同程度的升高，而 SP-D 仅在 IPF、PAP 和结缔组织并发的肺间质纤维化（CTD-ILD）患者中明显升高，因此，对不能进行支气管镜检查的患者，行血清 SP-A 和 SP-D 检查可有一定的诊断和鉴别诊断意义。

3. 痰检查

虽然早在 20 世纪 60 年代，就有学者发现 PAP 患者痰中 PAS 染色阳性，但由于其他肺部疾病（如慢性支气管炎、支气管扩张、肺炎）和肺癌患者的痰液也可出现阳性，加之PAP患者咳痰很少，故痰的检查在PAP患者中的使用受到很大限制。近年来，有学者报道，在 PAP 患者痰中 SP-A 浓度较对照组高出约 400 倍，此对照组疾病包括慢性支气管炎、支气管哮喘、肺气肿、IPF、肺炎和肺癌患者，提示痰 SP-A 检查在肺部鉴别诊断中有一定意义，但须进一步研究证实。

4.GM-CSF 抗体检测

特发性 PAP 患者血清和 BALF 中均可检测到抗 GM-CSF 抗体，而在先天性 PAP、继发性 PAP 以及其他肺疾病中无此抗体存在，因此，对临床诊断有实用价值，但目前尚无商品化的试剂盒。

5. 支气管肺泡灌洗液检查

典型的支气管肺泡灌洗液呈牛奶状或泥浆样。肺泡蛋白沉积物的可溶性很低，一般放置 20min 左右即可出现沉淀。支气管肺泡灌洗液的细胞分类对 PAP 诊断无帮助。BALF 中可以以巨噬细胞为主，也可以淋巴细胞为主，CD4/CD8 比值可以增高也可降低。BALF 的生化检查如 SP-A、SP-D 可明显升高。将 BALF 加福尔马林离心沉淀后，用石蜡包埋，进行病理切片检查，可见独特的组织学变化：在弥散性的嗜酸颗粒的背景中，可见大的、无细胞结构的嗜酸性小体；PAS 染色阳性，而奥星蓝染色及黏蛋白卡红染色阴性。

6. 肺功能

可呈轻度的限制性通气功能障碍，表现为肺活量和功能残气量的降低，但肺弥散功能降低最为显著，可能是由于肺泡腔内充满蛋白样物质有关。动脉血气分析示动脉血氧分压和氧饱和度降低，动脉 CO_2 也因代偿性过度通气而降低。Martin 等报道 PAP 患者吸入纯氧时测得的肺内分流可高达 20%，较其他弥散性肺间质纤维化患者的 8.9% 明显升高。

7. 经纤支镜肺活检和开胸肺活检

病理检查可发现肺泡腔内有大量无定型呈颗粒状的嗜酸性物质沉积，PAS 染色阳性，奥星蓝染色及黏蛋白卡红染色阴性。肺泡间隔可见轻度反应性增厚和肺泡Ⅱ型上皮细胞的反应型增生。但由于经纤支镜肺活检的组织较小，病理阴性并不能完全排除该病。

（六）诊断

由于肺泡蛋白沉着症患者的症状不典型，故诊断主要依据胸部X线检查和支气管肺泡灌洗或经纤支镜肺活检。PAP的胸部X线表现须与肺水肿、肺炎、肺霉菌病、结节病、结缔组织疾病相关的间质性肺病、硅沉着病、肺孢子菌肺炎及特发性肺纤维化等相鉴别。支气管肺泡灌洗和经纤支镜肺活检是目前诊断PAP的主要手段。如支气管肺泡灌洗液外观浑浊，呈灰黄色，静置后可分层，则提示有PAP可能。光镜下若见到大量无定型、嗜酸性碎片，PAS染色阳性，而奥星蓝染色及黏蛋白卡红染色阴性，则可明确诊断。经纤支镜肺活检组织若见到典型病理表现也可明确诊断。血清和BALF中抗GM-CSF抗体检查对iPAP有诊断价值。

（七）治疗

由于部分肺泡蛋白沉着症患者的肺部浸润可以自行缓解，因此，对于症状轻微或无临床症状的患者，可以不马上进行治疗，适当观察一段时间，当患者症状明显加重或患者不能维持正常活动时，可以考虑进行治疗。

1. 药物治疗

对于症状轻微或生理功能损害较轻的患者，可以考虑使用溶解黏液的气雾剂或口服碘化钾治疗，但效果均不可靠。有人曾试用胰蛋白酶雾化吸入，虽然可使部分患者症状有所改善，但体外试验发现胰蛋白酶并不能消化肺泡蛋白沉着症患者的肺泡内沉积物。加之胰蛋白酶雾化吸入疗程长，可引起支气管痉挛、发热、胸痛、支气管炎等不良反应，因而逐渐被临床放弃。糖皮质激素对肺泡蛋白沉着症无治疗作用，而且由于本病容易合并感染，糖皮质激素的使用可能会促进继发感染，所以临床上不提倡使用糖皮质激素。

2. 全肺灌洗

全肺灌洗是治疗肺泡蛋白沉着症最为有效的方法。虽然到目前为止尚无随机对照研究，但有足够的证据表明全肺灌洗可以改善患者的症状、运动耐受能力、提高动脉血氧分压，降低肺内分流，改善肺功能。近年来还有学者证实全肺灌洗可以改善肺泡巨噬细胞功能，降低机会感染的发病率。

全肺灌洗的适应证：只要患者诊断明确，日常活动受到明显限制，均可认为具有全肺灌洗的指征。Rogers等提出的指征是：①诊断明确；②分流率大于10%；③呼吸困难等症状明显；④显著的运动后低氧血症。

全肺灌洗须在全身麻醉下进行，患者麻醉后经口插入双腔气管插管，在确定双腔管的位置正确后，分别向支气管内套囊（一般位于左主支气管内）和气管套囊充气，以确保双侧肺完全密闭，然后用100%的纯氧给双肺通气至少20min，以洗出肺泡内的氮气。患者可取平卧位，也可取侧卧位。在用100%的纯氧给双肺通气20min后，在呼气末，夹闭待灌洗侧肺的呼吸通路，接通灌洗通路，以100mL/min左右的速度向肺内注入加温至37℃的生理盐水，当肺充以相当于功能残气量（FRC）的生理盐水后，再滴入大概相当于肺总量（通常500～1200mL）盐水，然后吸出同量的肺灌洗液。这个过程反复进行，直至流出液完全清亮，总量一般10～20L。灌洗结束前，应将患者置头低脚高位进行吸引。

在进行全肺灌洗过程中应密切监测患者的血压、血氧饱和度及灌洗肺的液体平衡。一侧肺灌洗之后，是否立即行对侧肺灌洗，须视患者的当时情况而定。如果患者情况不允许，可予2～3d后再行另一侧肺灌洗。全肺灌洗的主要优点是灌洗较为彻底，患者可于灌洗后48h内症状和生理指标得到改善，一次灌洗后可以很长时间不再灌洗。其缺点是所须技术条件较高，具有一定的危险性。全肺灌洗的主要并发症是：①肺内分流增加，影响气体交换；②灌注的生理盐水流入对侧肺；③低血压；④液气胸；⑤支气管痉挛；⑥肺不张；⑦肺炎等。

3. 经纤维支气管镜分段支气管肺泡灌洗

经纤维支气管镜分段支气管肺泡灌洗具有安全、简便、易推广使用、可反复进行以及患者易接受等优点。1组对7例肺泡蛋白沉着症的患者进行了经纤维支气管镜分段支气管肺泡灌洗，除1例效果不好，改用全肺灌洗外，其余6例的临床症状均明显好转，劳动耐力增加，肺部浸润影明显减少，肺一氧化碳弥散量由治疗前的54.23%±15.81%上升到90.70%±17.95%，动脉血氧分压由治疗前的6.95kPa±0.98kPa上升到10.52kPa±0.73kPa。灌洗液一般采用无菌温生理盐水。每次灌洗时，分段灌洗一侧肺，每一肺段或亚段每次灌入温生理盐水100～200 mL，停留数秒钟后，以适当负压将液体吸出，然后反复进行2～3次，再进行下一肺段灌洗。全肺灌洗液总量可达2000～4000mL。每次灌洗前应局部给予少量2%利多卡因以减轻刺激性咳嗽，吸引时可拍打肺部或鼓励患者咳嗽，以利于液体咳出。由于整个灌洗过程较长，可给予患者鼻导管吸氧。灌洗后肺部常有少量细湿啰音，第二天常可自动消失。必要时可适当使用口服抗生素，以预防感染。经纤维支气管镜分段支气管肺泡灌洗与全肺灌洗相比，前者对肺泡蛋白沉积物的清除不及后者，因而常须反复多次灌洗。

4.GM-CSF 疗法

GM-CSF治疗iPAP例数较多的一组报道来源于美国克利夫兰临床医院，他们于2004年应用重组入GM-CSF对25例iPAP患者进行了治疗研究，有21例完成了治疗方案。结果显示：9例（43%）无效，12例（57%）有效。在有效组，所有患者胸片评分均有改善，肺总量（TLC）平均增加了 0.9L，一氧化碳弥散量（DLCO）平均提高了 5mL/（min·mmHg），平均肺泡 - 动脉氧分压差降低了 2.7kPa（20mmHg），在 5μg/（kg·d）皮下注射剂量下，GM-CSF 疗法总体耐受良好，局部红斑和硬结的发生率为 36%，1 例出现了嗜中性粒细胞减少，但停药后嗜中性粒细胞数日恢复。没有使用 GM-CSF 出现迟发性反应报道。

综合国外现有资料，GM-CSF 治疗 iPAP 总有效率为 50% 左右，并且存在着剂量递增现象（有些患者需要在加大剂量情况下，才能取得临床疗效），剂量从 5μg/（kg·d）到 18μg/（kg·d）不等，疗程 3 ～ 12 个月。有个别报道应用 GM-CSF 吸入治疗 iPAP 的案例。

虽然 GM-CSF 治疗 iPAP 取得了一定的疗效，但仍然有一些重要的问题，如：GM-CSF 的合适剂量是多少？疗程多长？ GM-CSF 剂量与抗体的滴度有何相关性？以及给予 GM-CSF 的途径等没有解决，故这种新疗法的疗效尚须更多临床试验证实。

5. 血浆置换

血浆置换可以去除血液中各种分子，包括抗体、冷球蛋白、免疫复合物，因此该方法被用于自身免疫性疾病的治疗。iPAP 患者由于体内存在 GM-CSF 抗体，理论上说，可以进行血浆置换。目前仅有 1 例报道，iPAP 患者应用血浆置换后抗体滴度从 1 ∶ 6400 下降到 1 ∶ 400，同时伴随着胸部影像学和氧合的改善。如果今后有更多的临床病例证实该方法有效，将为 iPAP 的治疗提供另一条途径。

6. 基因治疗

由于肺泡蛋白沉着症可能与 SP-B 基因突变、GM-CSF 表达低下以及 GM-CSF/IL-3/IL-5 受体 β 链缺陷等有关，因而存在着基因治疗的可能性。目前已有学者将正常 SP-B 基因、GM-CSF 基因通过病毒载体转入动物体内，并且成功表达，今后能否用于临床治疗尚须进一步研究。

（八）护理

请参照间特发性肺纤维化疾病的护理。

第二节　肺血管疾病

一、肺血栓栓塞症

（一）概述

肺血栓栓塞症（PTE）是指由来自静脉系统或右心的血栓阻塞肺动脉或其分支而引起的疾病，临床表现为以肺循环和呼吸功能障碍为主要的特征，是属于肺栓塞中的一种常见类型。

引起 PTE 的血栓主要来源于深静脉血栓形成（DVT）。

肺栓塞（PE）包括 PTE、脂肪栓塞综合征、羊水栓塞、空气栓塞等。

肺动脉发生栓塞后，若其支配区的肺组织因血流受阻或中断而发生坏死，称为肺梗死（PI）。

（二）病因病理

PTE 的栓子可来源于上、下腔静脉或右心，其中多数来源于下腔静脉，尤其以自腘静脉上端到髂静脉的下肢近端深静脉血栓形成最为多见。据统计，约 90%PTE 患者的栓子来源于下肢深静脉，70% PTE 患者合并 DVT。近年来，随着颈内静脉、锁骨下静脉置管技术的普及，来源于上腔静脉的血栓较以前明显增多，但不管栓子来源于何处，任何可以导致静脉血液淤滞、血管内皮细胞受损、血液高凝状态的因素均是 PTE 的危险因素。PTE 一般分为原发性和继发性因素两大类。

1. 病因

（1）原发性因素：主要与遗传变异有关，包括血栓调节蛋白异常、抗凝血酶缺乏、纤溶酶原缺乏、V 因子突变、蛋白 S 缺乏、蛋白 C 缺乏等。患者多有家族史、年龄在 40 岁以下，无明显诱因反复发生 DVT 或 PTE。

(2)继发性因素：主要是指后天获得的容易发生DVT或PTE的生理或病理生理改变。包括骨折、手术、人工假体植入、心脑血管疾病、分娩、血管内侵入性操作或血管功能不全、血液系统病变、恶性肿瘤等。各因素可独立致病，也可协同作用。其中高龄是独立危险因素。

2. 病理

引起 PTE 的血栓可以来源于下腔静脉径路、上腔静脉径路或右心腔，其中大部分来源于下肢深静脉，特别是从腘静脉上端到髂静脉段的下肢近端深静脉（占 50% ～ 90%）。盆腔静脉丛亦是血栓的重要来源。颈内和锁骨下静脉内插入、留置导管和静脉内化疗，使来源于上腔静脉径路的血栓较以前增多。右心腔来源的血栓所占比例较小。

肺动脉的血栓栓塞既可以是单一部位的，也可以是多部位的。病理检查发现多部位或双侧性的血栓栓塞更为常见。一般认为栓塞更易发生于右侧和下肺叶。发生栓塞后有可能在栓塞局部继发血栓形成，参与发病过程。

栓子阻塞肺动脉及其分支达一定程度后，通过机械阻塞作用，加之神经体液因素和低氧所引起的肺动脉收缩，导致肺循环阻力增加、肺动脉高压；右心室后负荷增高，右心室壁张力增高，至一定程度引起急性肺源性心脏病，右心室扩大，可出现右心功能不全，回心血量减少，静脉系统淤血；右心扩大致室间隔左移，使左心室功能受损，导致心排出量下降，进而可引起体循环低血压或休克；主动脉内低血压和右心房压升高，使冠状动脉灌注压下降，心肌血流减少，特别是右心室内膜下心肌处于低灌注状态，加之 PTE 时心肌耗氧增加，可致心肌缺血，诱发心绞痛。

栓塞部位的肺血流减少，肺泡无效腔量增大；肺内血流重新分布，通气 / 血流比例失调；右心房压升高可引起功能性闭合的卵圆孔开放，产生心内右向左分流；神经体液因素可引起支气管痉挛；毛细血管通透性增高，间质和肺泡内液体增多或出血；栓塞部位肺泡表面活性物质分泌减少，肺泡凹陷，呼吸面积减小；肺顺应性下降，肺体积缩小并可出现肺不张；如累及胸膜，则可出现胸腔积液。以上因素导致呼吸功能不全，出现低氧血症，代偿性过度通气（低碳酸血症）或相对性低肺泡通气。

由于肺组织接受肺动脉、支气管动脉和肺泡内气体弥散等多重氧供，故 PTE 时很少出现肺梗死。如存在基础心肺疾病或病情严重，影响到肺组织的多重氧供，才有可能导致肺梗死。

PTE 所致病情的严重程度取决于以上机制的综合作用。栓子的大小和数量、多个栓子的依次栓塞间隔时间、是否同时存在其他心肺疾病、个体反应的差异及血栓溶解的快慢，对发病过程和预后有重要影响。

部分急性 PTE（1% ～ 5%）经治疗后，血栓不能完全溶解，血栓机化，肺动脉内膜发生慢性炎症并增厚，发展为慢性 PTE；另外，DVT 多次脱落反复栓塞肺动脉亦为慢性 PTE 形成的一个主要原因，但约 40% 以上的慢性血栓栓塞性肺动脉高压（CTEPH）患者没有急性 VTE 的病史。肺动脉血栓机化的同时伴随不同程度的血管重构现象，导致肺血管的结构发生变化，肺小动脉内膜粥样硬化，原位血栓形成等，使肺动脉血流逐渐减少，管腔狭窄或闭塞，会导致 PVR 和肺动脉压力（PAP）的逐步升高，甚至可形成重度肺动脉高压；多种影响因素如低氧血症、血管活性物质（包括内源性血管收缩因子和炎性细胞因子）的释放可以加重这一过程，使 PVR 进一步升高，右心后负荷进一步加重，最终可致右心衰竭。

（三）临床表现

1. 症状

（1）呼吸困难：表现为不明原因的呼吸困难，活动后气促尤为明显，是 FTE 最常见的症状。呼吸困难的程度和持续时间与栓子大小有关。栓子较大，阻塞肺动脉干时，呼吸困难程度较重且持续时间长；栓子较小，呼吸困难程度较轻，持续时间短，但可反复发生。

（2）胸痛：常为钝痛，可表现为胸膜炎性胸痛或心绞痛样胸痛。胸膜炎性胸痛在呼吸运动时疼痛加重，心绞痛样胸痛不受呼吸运动影响。

（3）晕厥：可作为 PTE 首发或唯一的症状，常提示有大的肺栓塞存在。

（4）咯血：多为小量咯血。呼吸困难、咯血、胸痛同时出现时称为“肺梗死三联征”。

（5）咳嗽：早期表现为干咳或伴有少量白痰。

2. 体征

（1）呼吸系统体征：呼吸急促最常见，可伴有发绀，肺部听诊可闻及湿啰音或哮鸣音。病变累及胸膜者可有胸腔积液的相应体征。

（2）循环系统体征：心率加快，重者可有血压下降甚至休克。颈静脉充盈或异常搏动，剑突下心脏搏动，肺动脉瓣区第二心音亢进（P2>A2），三尖瓣区收缩期杂音。

（3）发热：多为低热，少数患者可有中度以上发热。

3. 深静脉血栓形成的表现

继发于下肢深静脉血栓形成者，可有患肢周径增粗、发热、肿胀、疼痛或压痛、皮肤色素沉着等表现。

4. 临床分型

（1）急性肺血栓栓塞症：①大面积 PTE：临床上以休克和低血压为主要表现，收缩压 <90mmHg，或与基础值相比，下降幅度≥ 40mmHg，持续 15 分钟以上；排除新发生的心律失常、低血容量或感染中毒症所致的血压降低；②次大面积 PTE：血流动力学稳定，但出现右心功能不全和（或）心肌损伤的相关表现或检查结果；③非大面积 PTE：血流动力学稳定，无右心功能不全和（或）心肌损伤的相关表现或检查结果。

（2）慢性血栓栓塞性肺动脉高压：常表现为呼吸困难、乏力、活动耐力下降。有慢性、进行性发展的肺动脉高压病史，后期进展出现右心衰竭。影像学检查证实经常呈多发、广泛肺动脉阻塞，肺动脉内可见贴血管壁、偏心或环绕分布、有钙化倾向的团块状物；常存在 DVT；肺动脉平均压 >25mmHg。

（四）辅助检查

1. 动脉血气分析

是诊断急性 PTE 的筛选性指标，表现为低氧血症、低碳酸血症或正常、肺泡 - 动脉血氧分压差增大，部分患者血气分析结果可正常。

2. 血浆 D- 二聚体

对诊断急性 PTE 敏感度高，但特异度低，手术、感染、肿瘤、急性心梗、外伤、组织坏死等情况也可增高，它的价值在于其含量低于 500μg/L 时能基本排除急性 PTE，酶联免疫吸附法（ELISA）是较可靠的检测方法，推荐使用。

3. 心电图

常常表现为胸导联 V1 ～ V4 及肢体导联Ⅱ、Ⅲ、aVF 的 ST 段压低、T 波倒置，部分呈 SⅠQⅡTⅢ改变（即Ⅰ导联 S 波加深，Ⅲ导联出现 Q/q 波及 T 波倒置），完全或不完全性右束支传导阻滞，肺型 P 波须动态监测。

4. 心脏彩超

直接征象能看到肺动脉近端或右心腔血栓，间接征象为右心负荷过重〔右心室壁局部运动幅度下降，右心室和（或）右心房扩大，三尖瓣反流速度增快等〕的表现。

5.CT 肺动脉造影（CTPA）

直接征象为肺动脉内低密度充盈缺损，间接征象为中心肺动脉扩张、肺野楔形条带状的高密度区及远端血管分布减少或消失，对肺段以上 PTE 诊断有重要价值，局限性在于对亚段及以远端肺小动脉血栓的敏感性较差。

6. 磁共振肺动脉造影（MRPA）

诊断肺段以上肺动脉内血栓的敏感度和特异度均高，适用于碘对比剂过敏者，但目前不推荐其作为 PTE 的常规诊断。

7. 放射性核素

肺通气灌注扫描典型征象是与通气显像不匹配的肺段分布灌注缺损，在亚段以下肺动脉血栓栓塞具有特殊诊断意义。

8. 肺动脉造影（PAA）

是诊断 PTE 的“金标准”，在其他检查难以肯定诊断时，如无禁忌证，可进行造影检查，但其属有创性检查，应严格掌握其适应证。

（五）诊断

肺血栓栓塞症的诊断步骤分为疑诊、确诊和病因诊断 3 个步骤，并对每个步骤中所包含的不同检查手段的诊断价值做出较科学的评价，可操作性和实用性强，适用范围广，是目前比较适合国内情况的诊断策略。

1. 根据临床情况疑诊 PTE

（1）对存在危险因素，特别是并存多个危险因素的病例，须有较强的诊断意识。（2）临床症状、体征，特别是在高危病例出现不明原因的呼吸困难、胸痛、晕厥和休克，或伴有单侧或双侧不对称性下肢肿胀、疼痛等对诊断具有重要的提示意义。

（3）结合心电图、X 线胸片、动脉血气分析等基本检查，可以初步疑诊 PTE 或排除其他疾病。

（4）宜尽快常规行 D– 二聚体检测（ELISA 法），据此做出可能的排除诊断。

（5）超声检查可以迅速得到结果并可在床旁进行，虽一般不能作为确诊方法，但对于提示 PTE 诊断和排除其他疾病具有重要价值，宜列为疑诊 PTE 时的一项优先检查项目。若同时发现下肢深静脉血栓的证据则更增加了诊断的可能性。

2. 对疑诊病例合理安排进一步检查以明确 PTE 诊断

（1）有条件的单位宜安排核素肺通气 / 灌注扫描检查或在不能进行通气显像时进行单纯灌注扫描，其结果具有较为重要的诊断或排除诊断意义。若结果呈高度可能，对 PTE 诊断的特异性为 96%，除非临床可能性极低，基本具有确定诊断价值；结果正常或接近正常时可基本排除 PTE；如结果为非诊断性异常，则需要做进一步检查，包括选做肺动脉造影。

（2）螺旋 CT/ 电子束 CT 或 MRI 有助于发现肺动脉内血栓的直接证据，已成为临床上经常应用的重要检查手段。有专家建议，将螺旋 CT 作为一线确诊手段，应用中须注意阅片医师的专业技能与经验对其结果判读有重要影响。

（3）肺动脉造影目前仍为 PTE 诊断的“金标准”与参比方法。须注意该检查具有侵入性，费用较高，而且有时其结果亦难于解释。随着无创检查技术的日臻成熟，多数情况下已可明确诊断，故对肺动脉造影的临床须求已逐渐减少。

3.PTE 病因诊断

（1）对某一病例只要疑诊 PTE，即应同时运用超声检查、核素或 X 线静脉造影、MRI 等手段积极明确是否并存 DVT。若并存，须对两者的发病联系作出评价。

（2）无论患者单独或同时存在 PTE 及 DVT，应针对该例情况进行临床评估并安排相关检查以尽可能地发现其危险因素，并据以采取相应的预防或治疗措施。

4. 诊断的“灰区”问题

危重 PTE 进展迅速，其中多数在发病后 2 小时内死亡。由于血流动力学状态不稳定，且随时面临复苏可能，常无法进行影像学诊断。同时，一些患者的基础疾病状态也限制了对其进行完善的 PTE 诊断。国外有关于 PE 床旁诊断策略的研究，包括 D -dimer（D- 二聚体）结合肺血分流指标等。超声检查可在床旁进行，对于提示 PTE 诊断和排除其他疾病具有重要价值，宜列为疑诊 PTE 时的一项优先检查项目。若发现下肢 DVT 的证据，则可增加诊断的可能性。超声心动图检查除发现右心功能不全的间接证据外，还可观察到血栓的直接证据，但迄今为止尚没有有效的 PTE 床旁确诊方法。

PTE 诊断的“灰区”（gray zone），即临床上高度怀疑 PTE，但由于病情较重难以进行相关检查，或由于条件限制不能进行相关检查而缺乏确诊依据，或根据已有的检查措施不能提供确切的诊断依据。对此类患者在诊断观念上宜“宁信其有，勿信其无”。在能比较充分地排除其他可能的诊断，且无显著出血风险的前提下，可给予抗凝治疗。对于个别已影响血流动力学、对生命构成威胁的严重且高度考虑 PTE 的病例，甚至可以进行溶栓治疗，以免延误病情，但在临床上需要向患者或其家属交代清楚，并在知情同意书上签字后，方可进行。

（六）鉴别诊断

1. 冠状动脉粥样硬化性心脏病（冠心病）

PTE 可导致不同程度的血流动力学变化，可引起冠状动脉供血不足，部分患者出现心肌缺血样改变，易误诊为冠心病，有时冠心病也可与 PTE 合并存在，心脏彩超、冠状动脉 CTA 等有助于鉴别。

2. 主动脉夹层

PTE 可表现为胸痛、休克，须与主动脉夹层相鉴别，后者为血液通过主动脉内膜裂口进入主动脉壁并造成动脉壁的分离，是最常见的主动脉疾病之一，多有高血压病史，突发剧烈胸背痛，疼痛与呼吸运动无关，呼吸困难、发绀表现不明显，经胸或食管超声心动图、主动脉 CTA、主动脉 MRA 等检查有助于诊断。

3. 其他原因引起的晕厥

晕厥是一过性全脑低灌注引起的短暂性意识丧失，特点为快速起始、持续时间短和自发完全恢复。PTE 引起晕厥时须与直立性低血压性晕厥、血管迷走性晕厥、脑源性晕厥及心源性晕厥相鉴别。

4. 其他原因引起的休克

PTE 所致的休克属于心外梗阻性休克，表现为动脉压低而静脉压高，须与心源性休克、低血容量性休克等相鉴别。

5. 其他原因

引起的咯血 PTE 可出现咯血，常为少量咯血，大咯血少见，须与其他呼吸系统及心血管疾病相鉴别，应明确引起咯血的原发疾病，切勿盲目使用止血药物。

（七）治疗

1. 一般处理

对高度疑诊或确诊 PTE 的患者，应进行严密监护，监测心率、血压、静脉压、心电图及血气的变化，对大面积 FTE 可收入重症治疗病房（ICU）；为防止栓子再次脱落，要求患者绝对卧床，保持大便通畅，避免用力；对于有焦虑和惊恐症状的患者应给予安慰，并适当使用镇静剂；胸痛予止痛剂；对于发热、咳嗽等症状可给予相应的对症治疗。

2. 呼吸循环支持治疗

对有低氧血症的患者，采用经鼻导管或面罩吸氧。当合并严重的呼吸衰竭时，可使用经鼻（面）罩无创性机械通气或经气管机械通气。应避免做气管切开，以免在抗凝或溶栓过程中局部大量出血机械通气中须注意尽量减少正压通气对循环的不利影响。

对于出现右心功能不全、心排血量下降但血压尚正常的病例，可给予一定肺血管扩张作用和正性肌力作用的多巴酚丁胺和多巴胺；若出现血压下降，可增大剂量或使用其他血管加压药物，如间羟胺、肾上腺素等。对于液饼法须持审慎态度，因过大的液体负荷可能会加重右室扩张并进而影响心排血量，一般所予负荷量限于 500mL 之内。

3. 溶栓治疗

可迅速溶解部分或全部血栓，恢复肺组织再灌注，减小肺动脉阻力，降低肺动脉压，改善右室功能，减少严重 PTE 患者的病死率和复发率。

（1）溶栓治疗：主要适用于大面积 PTE 病例，即出现因栓塞所致休克和（或）低血压的病例；对于次大面积 PTE，即血压正常但超声心动图显示右室运动功能减退或临床上出现右心功能不全表现的病例，若无禁忌证可以进行溶栓；对于血压和右心室的病例不推荐进行溶栓。

（2）溶栓治疗宜高度个体化。溶栓的时间窗一般定为 14 天以内，但能存在血栓的动态形成过程，对溶栓的时间窗不做严格规定。溶栓应尽 PTE 确诊的前提下慎重进行。对有溶栓指征的病例宜尽早开始溶栓。

（3）溶栓治疗的并发症：主要并发症为出血，用药前应充分评估出血的危险性，必要时应配血，做好输血准备。溶栓前宜留置外周静脉套管针，以方便溶栓中取血监测，避免反复穿刺血管。

（4）溶栓治疗的禁忌证。①绝对禁忌证有：活动性内出血；近期自发性颅内出血。②相对禁忌证有：2 周内的大手术，分娩，器官活检或不能以压迫止血部位的血管穿刺；2 个月内的缺血性脑卒中；10 日内的胃肠道出血；15 日内的严重创伤；1 个月内的神经外科或眼科手术；难于控制的重度高血压（收缩压 >180mmHg，舒张压 >110mmHg）；近期曾行心肺复苏术；血小板计数低于 100×10^9/L；妊娠；细菌性心内膜炎；严重肝肾功能不全；糖尿病出血性视网膜病变；出血性疾病等。对于大面积 PTE，因其对生命的威胁极大，上述绝对禁忌证亦应被视为相对禁忌证。

（5）常用的溶栓药物：尿激酶（UK）、链激酶（SK）和重组组织型纤溶酶原激活剂（rt-PA）。三者溶栓效果相仿，临床上可根据条件选用。rt-PA 可能对血栓有较快的溶解作用。目前尚未确定完全适用于国人的溶栓药物剂量。以下方案与剂量主要请参照欧美的推荐方案，供参考使用。

1）UK：负荷量 4400U/kg，静脉注射 10 分钟，随后以 2200U/（kg·h），持续静脉滴注 12 小时；另可考虑 2 小时溶栓方案，即 20 000U/kg 持续静脉滴注 2 小时。

2）SK：负荷量 250 000U，静脉注射 30 分钟，随后以 100 000U/h 持续静脉滴注 24 小时。链激酶具有抗原性，故用药前须肌内注射苯海拉明或地塞米松，以防止过敏反应。

3）rt-PA：50 ～ 100mg 持续静脉滴注 2 小时。

使用 UK、SK 溶栓期间勿同用肝素。对以 rt-PA 溶栓时是否须停用肝素无特殊要求。

（6）溶栓治疗的注意事项：溶栓治疗结束后，应每 2 ～ 4 小时测定 1 次凝血酶原时间（PT）或活化部分凝血激酶时间（APTT），当其水平低于正常值的 2 倍，即应重新开始规范的肝素治疗。应注意对临床及相关辅助检查情况进行动态观察，评估溶栓疗效。

4. 抗凝治疗

为 PTE 和 DVT 的基本治疗方法，可以有效地防止血栓再形成和复发，同时，机体自身纤溶机制溶解已形成的血栓。目前临床上应用的抗凝药物主要有普通肝素（简称肝素）、低分子肝素和华法林。一般认为，抗血小板药物的抗凝作用尚不能满足 FTE 或 DVT 的抗凝要求。

临床疑诊 PTE 时，即可安排使用肝素或低分子肝素进行有效的抗凝治疗。应用肝素或者低分子肝素前应测定基础 APTT、PT 及血常规（含血小板计数、血红蛋白）；注意是否存在抗凝的禁忌证，如活动性出血、凝血功能障碍、血小板减少、未予控制的严重高血压等。对于确诊的 PTE 病例，大部分禁忌证属相对禁忌证。

（1）肝素的推荐用法（供参考）：予以 2000 ～ 5000U 或按 80U/kg 静脉注射，继之以 18U/（kg·h），持续静脉滴注。在开始治疗后的最初 24 小时内每 4 ～ 6 小时测定 APTT，根据 APTT 调整剂量，尽快使 APTT 达到并维持于正常值的 1.5 ～ 2.5 倍。达稳定治疗水平后，改每日上午测定 APTT 1 次。使用肝素抗凝务求达有效水平。若抗凝不充分将严重影响疗效并可导致血栓复发率的显著增高，可调整肝素剂量。

肝素亦可用皮下注射方式给药。一般先予静脉注射负荷量 2000 ～ 5000U，然后按 250U/kg 剂量每 12 小时皮下注射 1 次。调节注射剂量使注射后 6 ～ 8 小时的 APTT 达到治疗水平。

肝素治疗前常用的监测指标是 APTT。APTT 为一种普通凝血状况的检查并不是总能可靠地反映血浆肝素水平或抗栓活性。若有条件测定血浆肝素水平，使之维持在 0.2 ～ 0.4U/mL（鱼精蛋白硫酸盐测定法）或 0.3 ～ 0.6U/mL（酰胺分解测定法），可能为一种更好地调整肝素治疗的方法。各单位实验室亦可预先测定在本实验室中与血浆肝素的上述治疗水平相对应的 APTT 值，作为调整肝素剂量的依据。

因肝素可能会引起血小板减少症（HIT），在使用肝素的第 3 ～ 5 天必须复查血小板计数。若较长时间使用肝素，尚应在第 7 ～ 10 天和 14 天复查。HIT 很少于肝素治疗的 2 周后出现。若出现血小板迅速或持续降低达 30% 以上，或血小板计数 $<100 \times 10^9$/L，应停用肝素。一般在停用肝素后 10 天内血小板开始逐渐恢复。须注意 HIT 可能会伴发 PTE 和 DVT 的进展或复发。当血栓复发的风险很大而又必须停用肝素时，可考虑放置下腔静脉滤器，但须警惕滤器处合并腔静脉血栓。

（2）低分子肝素（LMWH）的推荐用法：根据体重给药（Anti-Xa），U/kg 或 mg/kg。不同低分子肝素的剂量不同，每日 1 ～ 2 次，皮下注射。对于大多数病例，按体重给药是有效的，不须监测 APTT 和调整剂量，但对过度肥胖者或孕妇宜监测血浆抗 Xa 因子活性并据以调整剂量。

（3）华法林：可以在肝素 / 低分子肝素开始应用后的第 1 ～ 3 天加用口服抗凝剂华法林，初始剂量为 3.0 ～ 5.0mg/d。由于华法林需要数日才能发挥全部作用，因此与肝素 / 低分子肝素须至少重叠应用 4 ～ 5 日，当连续 2 日测定的国际标准化比率（1NR）达到 2.5（2.0 ～ 3.0）时，或 T 延长至 1.5 ～ 2.5 倍时，即可停止使用肝素 / 低分子肝素，单独口服华法林治疗。应根据 INR 或 PT 调节华法林的剂量。在达到治疗水平前，应每日测定 INR，其后 2 周每周监测 2 ～ 3 次，以后根据 INR 的稳定情况每周监测 1 次或更少。若行长期治疗，约每 4 周测定 INR 并调整华法林剂量 1 次。

抗凝治疗的持续时间因人而异。一般口服华法林的疗程为 3 ～ 6 个月。部分病例的危险因素短期可以消除，例如服雌激素或临时制动，疗程可能为 3 个月；对于栓子来源不明的首发病例，须至少给予 6 个月的抗凝；对复发性 VTE，合并肺心病或危险因素长期存在者，如癌症患者、抗心脂抗体综合征、抗凝血酶Ⅲ缺乏、易栓症等，抗凝治疗的时间应更为延长，达 12 个月或以上，甚至终生抗凝。

妊娠的前 3 个月和最后 6 周禁用华法林，可用肝素或低分子量肝素治疗——产后和哺乳期妇女可以服用华法林。育龄妇女服用华法林者须注意避孕。

华法林的主要并发症是出血。INR 高于 3.0 一般无助于提高疗效，但出血的机会增加。华法林所致出血可以用维生素 K 拮抗。华法林有可能引起血管性紫癜，导致皮肤坏死，多发生于治疗的前几周。

5. 肺动脉血栓摘除术

适用于经积极的保守治疗无效的紧急情况，要求医疗单位有施行手术的条件与经验。患者应符合以下标准。

（1）大面积 PTE，肺动脉主干或主要分支次全堵塞，不合并固定性肺动脉高压者（尽可能通过血管造影确诊）。

（2）有溶栓禁忌证者。

（3）经溶栓和其他积极的内科治疗无效者。

6. 经静脉导管碎解和抽吸血栓

用导管碎解和抽吸肺动脉内巨大血栓或行球囊血管成形，同时还可进行局部小剂量溶栓。

肺动脉主干或主要分支大面积 PTE 并存在以下情况者：溶栓和抗凝治疗禁忌；经溶栓或积极的内科治疗无效；缺乏手术条件。

7. 静脉滤器

为防止下肢深静脉大块血栓再次脱落阻塞肺动脉，可于下腔静脉安装滤器。适用于：下肢近端静脉血栓，而抗凝治疗禁忌或有出血并发症；经充分抗凝而仍反复发生 PTE；伴血流动力学变化的大面积 PTE；近端大块血栓溶栓治疗前；伴有肺动脉高压的慢性反复性 PTE；行肺动脉血栓切除术或肺动脉血栓内膜剥脱术的病例。

对于上肢 DVT 病例还可应用上腔静脉滤器。

置入滤器后，如无禁忌证，宜长期口服华法林抗凝；定期复查有无滤器上血栓形成。

（八）护理

1. 一般护理

（1）休息与活动：保持病室安静，限制亲友探视，减少院内感染的机会。患者在肺栓塞急性发作期和溶栓治疗期间，绝对卧床休息，抬高床头，协助患者采取舒适体位，做好生活护理。同时应保证患者情绪稳定，因为情绪紧张和恐惧可加重呼吸困难，可指导患者深呼吸或采用其他放松技术，减轻恐惧心理，降低耗氧量。恢复期可增加活动量，尤其在放置下肢静脉滤器后应尽早活动，防止长时间制动导致血栓再次形成。

（2）饮食护理：给予高蛋白质、高维生素、高纤维素软食，避免辛辣刺激性饮食，少食油腻、高胆固醇食物。另外，绿叶蔬菜会降低华法林的疗效，因此，抗凝治疗期间减少绿叶蔬菜的摄入量，若摄入绿叶蔬菜，应指导患者每日进食绿叶蔬菜的量尽可能恒定，以保证抗凝药疗效的稳定性。行肺动脉造影检查的患者，若病情允许，应嘱患者多饮水，以促进造影剂排出体外，减少肾功能损害。

（3）皮肤护理：协助长期卧床、发热出汗的患者做好皮肤护理，保持皮肤清洁。定时翻身、拍背，预防压疮，切勿按摩发红部位，皮肤受压处贴减压贴或使用气垫床。翻身或放、取便盆时避免拖、推、拽等动作。床单位应平整、清洁、干燥、无皱褶。

2. 病情观察

（1）呼吸监测：观察患者呼吸频率和节律、皮肤黏膜发绀、脉搏血氧饱和度（SpO_2）、动脉血气分析、心率及肺部体征的变化。当出现呼吸急促、节律异常、皮肤黏膜发绀加重、SpO_2 下降、心率加快等表现时，提示机体缺氧，呼吸困难加重。

（2）循环监测：肺栓塞可致有心功能受累，出现颈静脉充盈、肝 – 颈静脉回流征阳性、心率加快、下肢水肿等表现。当左心受累时，心排量下降，可出现心率加快，血压下降，重者可致休克。

（3）意识监测：每日评估患者的意识状态，有无烦躁、惊厥、表情淡漠、意识模糊、定向力障碍、谵妄甚至昏迷等脑缺血缺氧的表现。

（4）心电监测诊断未明确前，通过动态观察心电活动，有助于肺栓塞的诊断；若溶栓治疗后发现胸前导联 T 波倒置加深，则提示溶栓成功。当出现心律失常和心肌梗死时，通过心电监测可及时发现病情变化。

（5）下肢深静脉血栓监测密切观察患肢皮肤的颜色、温度、水肿程度；每日测量腿围，大、小腿周径的测量点为距髌骨上缘 15cm、距髌骨下缘 10cm 处的腿围，做好记录，若两腿围差别 >1cm 或较前显著增大应引起重视。

3. 症状护理

（1）疼痛：轻度胸痛，若患者可以耐受，可不处理；但胸痛较重，甚至影响呼吸时，应给予止痛处理。下肢肿胀疼痛剧烈时，给予 50% 硫酸镁外敷，可达到消肿、止痛的目的。

（2）呼吸困难：根据呼吸困难严重程度及血气分析结果，给予适当的吸氧方式和吸氧浓度，调整室内的温、湿度，痰液黏稠难以咳出者给予雾化吸入，吸痰操作时要动作轻柔，负压不宜过大，吸痰过程中注意心率、血压、SpO_2 的变化，吸痰前、后适当提高给氧浓度。呼吸困难缓解后指导患者深呼吸，促进肺复张。

4. 用药护理

（1）抗凝药。

1）肝素：开始治疗的 24 小时内每 4 小时检测 1 次 APTT，当 APTT 达到正常值的 1.5 ～ 2.5 倍后改为每日检测 1 次。因普通肝素可引起血小板减少，故在使用普通肝素 3 ～ 5 天时测定血小板计数，并在第 7 ～ 10 天和第 14 天复查。当血小板计数迅速或持续降低超过 50% 或低于 $100 \times 10^9/L$ 时，立即停用普通肝素。一般停用肝素 10 天内，血小板开始恢复。

（2）华法林：应用过程中须检测 PT-INR，通过监测 PT–INR 值评定疗效，在 INR 值未达到治疗水平前每日检测 1 次，达治疗水平后每 2 ～ 3 天检测 1 次，共检测 2 周，以后延长至每周检测 1 次或更长时间检测 1 次。注意药物相互作用，西咪替丁、奎尼丁可加强华法林的作用，而口服避孕药和皮质激素有抑制华法林的作用。华法林的主要不良反应是出血，若发现皮肤黏膜、消化道出血，应早期应用维生素 K 对症处理。

（2）溶栓药。严格遵医嘱给予溶栓药物。根据临床表现和相关检查结果，动态评价治疗效果。溶栓药的主要不良反应为出血，最常见于有创性检查或治疗处。严重的出血包括颅内出血和腹膜后出血，一旦发生，病情凶险，约 50% 的患者死亡。因此，应严格做好溶栓药的用药护理。

溶栓治疗前留置至少 2 条外周静脉套管针，以方便取血、监测和治疗，避免反复穿刺血管。治疗过程中避免有创性监测，动、静脉穿刺尽量采用小号穿刺针，穿刺后局部须加压并延长压迫时间。溶栓过程中注意观察出血征象，观察患者有无皮肤黏膜、消化道、穿刺部位出血的表现。当患者诉说剧烈头痛时，应警惕颅内出血的可能。密切监测血压，当血压过高时及时报告医生，给予适当处理。尿激酶治疗后，每 2 ～ 4 小时监测 1 次 APTT，当 APTT 水平降至正常值 2 倍时，遵医嘱开始应用肝素治疗。

5. 消除再栓塞的危险因素

急性期患者制动 2 ～ 3 周，卧床期间严禁挤压、按摩患肢，防止血栓脱落，造成再次肺栓塞；若须外出检查，应保证平车接送，防止活动导致血栓脱落。恢复期预防下肢血栓再次形成，此期若患者仍须卧床，应进行适当的下肢活动，以免再次形成血栓。积极处理上呼吸道感染，避免剧烈咳嗽导致肺内栓子脱落。保持大便通畅，预防便秘，以免下肢血管内压力突然升高，导致栓子脱落。

6. 心理护理

急性 PTE 一般起病急、病情变化快、病死率高，患者容易产生恐惧、焦虑心理。首先应耐心倾听患者的抱怨和诉说，给患者充分表达情感的机会，再向患者解释病情，讲解目前的治疗、护理方案，指导患者深呼吸、读书、看报或采用其他患者喜欢的方式转移注意力，缓解焦虑、恐惧心理。鼓励家人、亲戚、朋友多与患者沟通，给予其更多的鼓励和支持，使其做好与病魔抗争的准备，增强战胜疾病的信心。

7. 健康教育

（1）预防指导：①嘱患者避免并积极治疗诱发肺栓塞的因素。出院后仍以休息为主，逐步增加活动量。活动要循序渐进，以活动后不感到疲劳为宜。避免长时间坐卧，不管是在家中还是单位，至少每 4 小时活动肢体 1 次，坐位时不跷二郎腿，长时间卧床者指导其床上肢体主动或被动活动；②饮食要清淡，低盐、低脂饮食，多吃新鲜蔬菜和水果，保持大便通畅；③急性静脉炎患者可穿加压弹力抗栓袜，或应用下肢间歇序贯充气泵促进下肢静脉血液回流，当患者有疼痛、肿胀，两侧下肢不对称时，应绝对卧床休息，禁止按摩、热敷以防栓子脱落。

（2）用药指导：抗凝剂有时需要终身服用，指导患者按时按量服药，不要随意增减药量，以免出现意外。患者出院后仍须口服华法林抗凝治疗，以预防肺栓塞复发，向患者及其家属说明服药后可能出现出血或再栓塞的情况，教会其观察皮肤黏膜是否有出血征象，若出现突发性呼吸困难、咯血、胸痛、晕厥、下肢疼痛等情况应立即就医。药物停用时宜逐渐减量，以避免发生反跳现象。

（3）定期复诊：患者出院后一般还须继续服用华法林 3 ～ 6 个月，应告知患者定期复查 PT-INR 值，出院后 1 周内复查 2 ～ 3 次，若 INR 值稳定在 2.0 ～ 3.0，可延长至每周复诊 1 次，以后可延长至每月复诊 1 次或更长。若突然出现胸痛、呼吸困难、咳血痰等表现时应随时就诊。

二、特发性肺动脉高压

（一）概述

特发性肺动脉高压（idiopathic pulmonaryhypertension，IPAH）是指原因不明的肺小动脉增生病变所致的闭塞性肺动脉高压。在 2003 年威尼斯会议之前，曾将特发性肺动脉高压与家族性肺动脉高压（BMPR Ⅱ基因突变，有家族史）统称为原发性肺动脉高压。本病少见，国外统计原发性肺动脉高压发病率 1/100 万～ 2/100 万。其中，90% 以上为 IPAH，只有 6% ～ 10% 是家族性。

中医多将其归属于“喘证”“胸痹”“血证”等范畴。

（二）病因病理

1. 病因

特发性肺动脉高压类似人体循环的原发性高血压，其病因未明，但有以下学说：交感神经过度兴奋、肺小动脉先天性缺陷、多发性反复性小动脉微栓塞、坏死性肺动脉炎、神经体液因素诱发肺小动脉痉挛、自身免疫等。

2. 病理

主要特点为肺小动脉（直径 40 ～ 300μm）肌层增厚，内膜增生及纤维变性，导致普遍性血管腔狭窄甚至闭塞，小动脉腔内也可见到正在机化或已经机化的血栓。

根据血管病变特点，WHO 将 IPAH 分为 3 种病理类型。①肺小动脉丛源性病变：小动脉广泛的中层肥厚，同心性内膜纤维化和丛状增生；②微血栓形成：为分布不均匀不规则的轻度中层增生和偏心性内膜增厚，血管内腔有纤维分隔，无丛状损害，肺毛细血管和肺静脉无改变；③肺静脉阻塞性病变：肺静脉内膜纤维增生并有管腔阻塞，毛细血管明显充血，肺泡间隔增宽，含铁血黄素沉着。

肺循环阻力及肺动脉压显著增高，肺总动脉及其分支明显扩张，管壁增厚，衰竭。心排出量低于正常，可有周围性发绀。一旦右房压增高至一定程度，卵圆孔重新开放，则出现右向左分流，可有中心性发绀。

（三）临床表现

1. 症状

早期通常无症状，随肺动脉压力升高，逐渐出现全身症状。

（1）呼吸困难：大多数 IPH 患者以活动后呼吸困难为首发症状。

（2）胸痛：常于活动或情绪激动时发生。

（3）头晕或晕厥：常在活动时出现，有时休息时也可以发生。

（4）咯血：量通常较少，有时也可因大咯血而死亡。

（5）其他症状：包括疲乏、无力，雷诺现象，声音嘶哑。

2. 体征

（1）肺动脉高压征：肺动脉瓣区第二心音亢进及分裂，可闻及喷射性收缩期杂音及肺动脉收缩早期喷射音（收缩早期喀喇音）。38% 有右室 S4 奔马律。胸骨左缘 2 ～ 3 肋间心浊音界明显增宽，是肺动脉段突出的表现。部分患者因肺总动脉明显扩张，可闻及相对性肺动脉瓣关闭不全的舒张期杂音。

（2）右室增大征：胸骨左缘 3 ～ 4 肋间或剑突部位可见抬举样搏动。三尖瓣区可闻相对性三尖瓣关闭不全的收缩期杂音，随吸气而增强。突起的颈静脉巨大的“a”波，提示右室充盈压增高。

（3）右心衰竭征：有发绀（周围型）、颈静脉怒张、肝大压痛及肝 – 颈静脉回流征阳性，可见肝脏搏动、心包积液（32%）、下肢水肿、胸腔积液及腹腔积液等。心前区可闻及右室第三心音奔马律。出现右向左分流时，可有中心形发绀。

（四）辅助检查

1.X 线检查

肺动脉段明显突出（呈瘤样扩张）。左右肺动脉粗大，但其周围分支突然变得纤细呈“截断现象”，故肺门阴影粗大而肺野则显得异常清晰。右心房和右心室增大，右心衰竭患者可见上腔静脉影增宽。

2. 心电图检查

心电轴右偏，显著的右室肥大并劳损，表现 RV1>0.5mV，R/S>1；V5 ～ 6 导联呈 rS，r/S<1，右胸导联 ST 段压低及 T 波倒置。可有“肺型 P 波”和右束支传导阻滞。

3. 超声心电图

右室内径明显增大。右室壁增厚，室间隔呈矛盾性运动（室间隔与左室后壁呈同向运动）。右室压显著增高者，超声下可见收缩期室间隔肺功能测定可有轻度限制性通气障碍与弥散功能降低，重症者残余容积增加及最大通气量降低。

4. 肺通气灌注扫描

这是排除慢性栓塞性肺动脉高压的重要手段。慢性栓塞性肺动脉高压有不同程度的灌注缺损，而特发性肺动脉高压则呈弥漫性稀疏或基本正常。

5. 多排 CT

能准确显示主肺动脉及左右肺动脉均扩张，与周围肺血管的纤细对比鲜明，并能观察到右心肥厚与扩张；增强造影可帮助排除慢性栓塞性肺动脉高压；高分辨 CT 有助于排除肺间质纤维化、肺泡蛋白沉积症等。

6. 右心导管检查

WHO 诊断标准：静息肺动脉平均压 >25mmHg，运动时 >30mmHg，但肺毛细血管楔压 <15mmHg，并排除已知所有引起肺动脉压增高的疾病。IPAH 患者肺动脉压和右室收缩压常明显增高，严重者可达 110 ～ 130mmHg，右心衰竭时右室舒张压亦增高，肺总阻力和肺小动脉阻力明显增大，而肺毛细血管楔嵌压正常。造影示右室扩大，肺总动脉明显扩张，肺小动脉变细或截断，造影剂循环时间延迟。造影易发生猝死，一般不做。

（五）诊断与鉴别诊断

1. 诊断

原发性肺动脉高压的症状和体征均是非特异性的，只能提示有肺动脉高压的可能。结合胸部 X 线、胸部 CT 及 CT 肺动脉造影（CTPA）、放射性核素肺通气灌注扫描、多导睡眠监测、肺功能及动脉血气等检查，基本可除外继发于如慢性阻塞性肺疾病、肺间质纤维化、肺栓塞、慢性栓塞性肺动脉高压等肺实质性疾病以及睡眠呼吸障碍等导致的肺动脉高压；超声心动图和右心导管检查排除继发于心脏病的肺动脉高压；检测自身抗体、肝功能、甲状腺功能、血红蛋白电泳等可排除继发于结缔组织病变、肺血管炎、肝硬化（门脉高压）、甲状腺病、镰状细胞贫血等病的肺动脉高压。通过以上检查，肺动脉高压的原因仍不能明确，临床上可诊断为特发性肺动脉高压。

2. 鉴别诊断

肺栓塞与原发性肺动脉高压有相似之处，症状有疲乏、劳力性呼吸困难、胸痛、晕厥及咯血等，临床上可出现右心衰竭表现，血流动力学均有右心室压增加而肺毛细血管楔压正常。其不同点是原发性肺动脉高压患者较年轻，女性较多，呈进行性恶化，肺灌注扫描无肺段性缺损，肺动脉收缩压多 >60mmHg，肺动脉造影无“剪枝”样等改变可与肺栓塞相鉴别。

（六）治疗

治疗目的：因原发性肺动脉高压的病因不清，治疗带有经验性质，以减轻患者症状，改善生活质量和提高生存率为主要目的。本病的治疗主要针对血管收缩、内膜损伤、血栓形成及心功能不全等方面进行，目的在于恢复肺血管的张力、阻力和压力，改善心功能，提高生存质量；通过长期的治疗使增生的内膜、肥厚的中层等形态学改变得以减轻或消失。

1. 一般措施

（1）吸氧：缺氧可引起肺血管收缩，红细胞增多，肺动脉重构，引起肺血管床闭塞而加速病情进展。氧疗使患者动脉血氧饱和度长期维持在 90% 以上为宜，但长期效果尚待评估。

（2）抗凝：凝血和纤溶异常导致肺动脉内原位血栓形成；此外，血流缓慢、右心衰竭及继发静脉淤滞，是肺动脉血栓栓塞的高危因素，口服抗凝剂可提高生存率。应用华法林，使 INR 目标值在 1.5 ～ 2.5，但咯血或有出血倾向者禁用(急性肺动脉栓塞咯血除外)。

2. 肺动脉高压治疗

根据功能分级和血管扩张试验，制订阶梯方案。

（1）肺功能Ⅱ / Ⅲ / Ⅳ级：均须氧疗、利尿剂、地高辛。

（2）根据急性血管扩张试验决定治疗方案。①试验阳性者：口服 CCBs，6 ～ 12 个月复查右心导管。有效：继续使用 CCBs；无效：吸入依洛前列环素、口服内皮素受体拮抗剂波生坦或长期静脉滴注依前列醇或前列环素类似物，或皮下注射曲前列环素、贝前列环素。②阴性者：心功能Ⅲ级，吸入依洛前列环素、口服内皮素受体拮抗剂波生坦或长期静脉滴注依前列醇或前列环素类似物，皮下注射曲前列环素、贝前列环素，心功能Ⅳ级，长期静脉滴注伊洛前列醇、波生坦、曲前列环素，或长期静脉给依洛前列环素。

上述措施无效，考虑Ⅲ级和Ⅳ级措施联合使用。

（3）临床无效：考虑做房间隔造瘘、肺移植、心肺移植。

3. 心力衰竭的治疗

利尿剂用于右心衰竭伴外周水肿、胸腔积液者，但应避免血容量不足、电解质紊乱、心律失常。洋地黄用于难治性右心衰竭、伴发心房颤动或左心衰竭者，长期治疗效果尚不肯定。ACEI 的长期疗效尚无证据，若引起低血压是有害的，仅用于合并左心衰竭者。重症患者，为改善心功能和微循环，多巴胺是有效的，而硝普钠常常是有害的。

本病为进行性加重，进展迅速、预后险恶，多在出现右心衰竭 3 ～ 4 年内死亡。死因多为顽固性右心衰竭，部分患者发生猝死。伴有卵圆孔重新开放者，因右室负荷得以减轻，故右心衰竭症状可暂时改善，但缺氧症状加重。严重肺动脉高压、心功能Ⅲ～Ⅳ级、反复晕厥者，可做房间隔造瘘术。

4. 心肺移植

原发性肺动脉高压患者的预后多不良，尤其重症晚期患者保守治疗已无希望，常是心肺或肺移植的适应证。原发性肺动脉高压实施心肺移植的具体指征是心脏指数小于1.5L/kg，混合静脉血氧饱和度小于63%，对前列腺素急性药物试验反应不良。

（七）护理

1. 一般护理

保持良好住院环境，减少探视，避免交叉感染。给予卧床休息，协助床上大小便，避免下床活动，降低心脏耗氧量，减轻心脏负荷；做好生活护理，协助翻身叩背，指导患者做深呼吸，进行有效咳嗽，预防肺部感染；保持床单位清洁平整，保持口腔及皮肤清洁，根据病情指导在床上做自主肢体活动，避免发生并发症。给予心电监护，监测心率、心律、血压、呼吸、血氧饱和度，及时发现异常，采取相应处理措施，做好护理记录。加强营养支持和饮食指导，改善食欲，必要时给予肠内或肠外营养支持。

2. 心理护理

IPAH 患者病情进展快，不断加重的病情易使患者产生焦虑、恐惧心理。不良的情绪变化，常常加速病情的恶化。该病患者患病时间较长，对自己的病情有所了解。针对患者情况，护理上给予关心体贴，多与患者进行交流，引导其说出心中的想法，认真倾听其诉说，并给予疾病相关知识的宣教指导，鼓励其积极配合治疗，增强战胜疾病的信心，满足患者的合理要求，尽可能减轻患者的痛苦，保持其良好的心态。鼓励家属从家庭和精神层面对患者给予支持。

3. 治疗的观察与配合

（1）氧疗的观察：IPAH 患者因疾病特点而伴有低氧血症，而低氧血症又可引起肺血管收缩，加速 IPAH 的进展。该患者呼吸困难，严重发绀，给予持续吸氧，注意给氧浓度的有效性，保持血氧饱和度在 90% 以上。氧疗过程中，密切观察发绀和症状的变化，指导患者正确用氧的方法及注意事项。必要时给予无创通气技术为患者供氧，并做好相应的护理。

（2）药物治疗的观察：IPAH 目前无根治方法，常规采取对症治疗，以降低肺循环阻力，改善心功能不全，缓解症状。该患者合并有心功能不全，治疗上应用了利尿剂、强心剂及血管活性药物。同时 IPAH 患者可能存在肺动脉内原位血栓形成，加之该患者右心功能不全，活动受限，继发静脉系统淤滞，血流缓慢，易致深静脉血栓形成，因此，应用了抗凝及抗血小板药物。治疗中，严密观察用药效果及不良反应，谨慎限制水钠的摄入，准确记录出入量，观察水肿消退情况，按时准确给药，定时监测血电解质和血药浓度，避免发生电解质紊乱、心律失常、血容量不足。应用抗凝药物，要注意观察牙龈出血、皮肤黏膜淤血或出血等倾向，操作尽量集中完成，避免反复穿刺，监测凝血酶原时间，保持国际化标准比值为 2.0 ～ 3.0。

该患者经过精心的治疗和护理，情绪稳定，发绀明显改善，能高枕卧位休息，可自行在床上梳洗、进食。住院期间无并发症发生，出院前给予常规健康指导。

三、肺源性心脏病

（一）概述

肺源性心脏病（简称肺心病），主要是由于支气管 – 肺组织或肺动脉血管病变所致肺动脉高压引起的心脏病。根据起病缓急和病程长短，可分为急性和慢性两类，临床上以后者多见。慢性肺心病是由肺组织、肺血管或胸廓的慢性病变引起肺组织结构和（或）功能异常，产生肺血管阻力增加，肺动脉压力增高，使右心室扩张和（或）肥厚，伴或不伴右心功能衰竭的心脏病，并排除先天性心脏病和左心病变引起者。临床上除原有肺、胸疾病的各种症状外，逐步出现肺、心功能衰竭以及其他器官损害的征象。肺、心功能代偿期主要临床表现为咳嗽、咳痰、气促，活动后可有心悸、呼吸困难、乏力和劳动耐力下降。急性感染可使上述症状加重。少有胸痛或咯血、肺、心功能失代偿期主要临床表现为呼吸困难加重，气促明显，常有头痛、失眠、食欲下降，甚至出现表情冷漠、意识恍惚、谵妄等肺性脑病的表现。急性肺心病常见于急性大面积肺栓塞。常见临床症状有不明原因的呼吸困难及气促、胸痛、晕厥、烦躁不安、惊恐、咯血、咳嗽、心悸等。

本病一般属于中医“肺胀”“喘证”“痰饮”“心悸”“水肿”。

本病证候大致分为实证类（寒饮停肺证、痰热壅肺证、痰湿阻肺证、阳虚水泛证、痰蒙神窍证）；虚证类（心肺气虚证、肺肾气虚证、肺肾气阴两虚证）；兼证类（血瘀证）共三类九证候。依“急则治其标，缓则治其本”的原则，急则以清热、涤痰、活血、化饮利水、宣肺降气、开窍立法而兼顾正气；缓则以补肺、养心、益肾为主，并根据气虚、阳虚之偏而分别益气、温阳，兼顾祛痰活血。

本节主要介绍慢性肺源性心脏病。

（二）病因病理

慢性肺心病的发病原因归纳为以下几种。

1. 病因

（1）支气管、肺组织疾病：影响气道为主的病变和以影响肺间质或肺泡为主的病变。

前者以慢性阻塞性肺疾病（COPD）最常见，占 80% ～ 90%，其次为支气管哮喘、支气管扩张等引起气道阻塞时；后者肺泡弹性减退或扩张受限，常见疾病有肺结核、肺尘埃沉着病（尘肺）、放射病、特发性弥漫性肺间质纤维化、弥漫性泛细支气管炎、结节病、肺泡微石病等。

（2）胸廓疾病：广泛胸膜粘连、类风湿性脊柱炎、胸廓和脊柱畸形等使胸廓活动受限，肺脏受压，支气管扭曲变形，肺泡通气不足，动脉血氧分压降低，肺血管收缩，最终导致肺循环高压和慢性肺心病。

（3）神经肌肉疾病：如重症肌无力、急性炎症性脱髓鞘性多发性神经病、脊髓灰质炎等。由于呼吸中枢兴奋性降低或神经肌肉传递功能障碍或呼吸肌麻痹，呼吸活动减弱，肺泡通气不足，由于肺泡通气不足致低氧血症。

（4）肺血管疾病：广泛或反复发生的结节性肺动脉炎及多发性肺小动脉栓塞、肺动脉炎、原发性肺动脉高压等，致肺动脉高压，右心负荷加重，发展为慢性肺心病。

（5）通气驱动力失常性疾病：包括肥胖 – 低通气综合征、原发性肺泡低通气、睡眠呼吸暂停综合征等。

2. 病理

包括肺部基础病变、肺动脉病变和心脏病变等。

（1）肺部基础病变：慢性肺心病病因不同，肺部原发病变也不同，如慢性支气管炎表现为气道黏液高分泌；慢性细支气管炎主要表现为小气道管壁单核巨噬细胞和 CO8+T 淋巴细胞浸润、杯状细胞增生；肺气肿表现为终末支气管远端膨胀伴有气腔壁破坏；特发性 PAH 肺实质影响较小。

（2）肺动脉病变：主要表现为肺动脉内膜增厚，管腔狭窄或闭塞，中膜平滑肌细胞肥大，外膜胶原纤维增生。原发疾病不同病理表现也有不同，如 COPD 等主要引起中膜增厚，远端肺动脉增生性内膜闭塞，肺气肿造成不同程度血管床破坏和纤维化；PAH 主要累及远端肺血管，内膜向心性或离心性增生和纤维化，可出现丛样病变，扩张性病变，而肺静脉未受影响；肺静脉闭塞症主要表现为中隔静脉和中隔前肺小静脉纤维化闭塞，静脉动脉化，毛细血管不规则增生等；CTEPH 可见机化血栓替代正常内膜，管腔不同程度狭窄、网状化和中性粒细胞带状化，甚至完全闭塞等。

（3）心脏病变：主要表现为心脏重量增加，右室肥大，室壁增厚，心脏扩大，肺动脉圆锥膨隆，心尖圆钝，心脏顺钟向转位。镜检心肌纤维不同程度的肥大或萎缩性变形，灶性心肌纤维坏死及纤维化，心肌间质水肿。

（4）其他脏器病变：肺性脑病者脑重量增加，脑膜血管扩张充血，蛛网膜下隙少量出血。上消化道出血和溃疡者见胃黏膜糜烂、多发性点状出血和浅表溃疡等。肝脏损害者肝组织明显出血、肝细胞变性、灶性坏死和淤血性肝硬化。肾脏损害者肾间质充血，肾皮质灶性出血、肾小管上皮细胞坏死和腔内蛋白管型。

（三）临床表现

1. 肺、心功能代偿期

（1）症状：表现为肺、胸基础疾病的症状，如 COPD 患者可有咳嗽、咳痰、气促，活动后心悸、呼吸困难、乏力和劳动耐力下降等，急性感染时可使上述症状加重。

（2）体征：除可见肺、胸疾病的体征外，尚可见 P2>A2，三尖瓣区收缩期杂音，剑突下心脏搏动增强等肺动脉高压和右心室扩大的体征。部分患者因肺气肿使胸腔内压升高，阻碍腔静脉回流，可有颈静脉充盈，吸气期充盈减轻；此期肝下界下移是膈肌下移所致，并非右心衰竭的表现。

2. 肺、心功能失代偿期

（1）呼吸衰竭。①症状：呼吸困难加重，夜间为甚，常有头痛、失眠、食欲下降、白天嗜睡，甚至出现表情淡漠、意识恍惚、谵妄等肺性脑病的表现；②体征：发绀明显，球结膜充血、水肿，严重时可有颅内压升高的表现，如视网膜血管扩张、视盘水肿等。腱反射减弱或消失，病理反射阳性。可出现皮肤潮红、多汗等周围血管扩张的表现。

（2）右心衰竭。①症状：除肺、胸疾病的症状更明显外，尚可见心悸、食欲下降、腹胀、恶心等右心衰竭的表现；②体征：发绀更明显、颈静脉怒张、心率增快、心律失常，剑突下可闻及收缩期杂音，甚或出现舒张期杂音；肝大伴压痛，肝颈静脉回流征阳性，下肢水肿，甚至出现腹腔积液。

3. 并发症

最常见为酸碱平衡失调和电解质紊乱。其他尚有下消化道出血和休克，肾功能损害及肺性脑病，少见的有自发性气胸、弥散性血管内凝血（DIC）等，后者病死率高。

（四）辅助检查

1. 胸部 X 线检查

除有肺、胸基础疾病及急性肺部感染的特征外，尚有下肺动脉干增宽，肺动脉段凸出，心尖圆隆、上翘等肺动脉高压和右心增大的征象。

2. 心电图检查

典型慢性肺心病的心电图可见电轴右偏，顺钟向转位，肺型 P 波，V1 导联 QRS 波群呈 qR，V5RS<1，Rv1+Sv5>1.05mV。

3. 超声心动图检查

较心电图和 X 线检查的敏感性高。典型表现为肺动脉高压征象、右心房增大、右心室肥厚增大等。

4. 心向量图检查

较心电图敏感，主要表现为右心增大图形。

5. 动脉血气分析

可通过该检查判断有无缺氧、二氧化碳潴留和酸碱平衡紊乱及严重程度。

6. 血液检查

如血液流变学检查可了解红细胞变形性等变化；凝血功能检查有助于了解是否有血液高凝状态；血电解质测定可了解电解质是否紊乱；血常规检查可见红细胞、血红蛋白升高，合并感染时，白细胞总数及中性粒细胞升高。

（五）诊断与鉴别诊断

1. 诊断

慢性肺心病是慢性支气管炎、肺气肿、其他肺胸疾病或肺血管病引起的心脏病，有肺动脉高压、右心室增大或右心功能不全。患者一旦出现肺心功能衰竭，诊断一般不难，但对于早期患者，诊断有时尚难肯定。因此必须结合病史、症状、体征、各项实验室检查等进行全面分析和综合判断。

①具有慢性支气管炎等肺、胸疾病史。

②存在慢性阻塞性肺气肿或慢性肺间质纤维化等基础疾病的体征。

③出现肺动脉高压的客观征象。

④具有右心损害如右心室肥大的各种表现。

⑤肺、心功能失代偿的患者则具有呼吸衰竭和右心衰竭的临床征象和血气改变。

注：临床诊断时可参考全国肺心病专业会议修订的《慢性肺源性心脏病诊断标准》（1977 年）。

2. 鉴别诊断

（1）冠状动脉粥样硬化性心脏病：肺心病有胸、肺部疾病的基础；冠心病是一种由于冠状动脉供血不足引起的缺血性心脏病，多伴高血压、血脂异常、糖尿病和肥胖等动脉粥样硬化的危险因素，主要表现为心绞痛、心肌梗死等心肌缺血症状。

（2）风湿性心脏瓣膜病：风湿性心脏病应与慢性肺心病相鉴别，尤其三尖瓣病变。前者多有风湿性关节炎和心肌炎病史，可同时多瓣膜受累，X 线、心电图和超声心动图有助于鉴别。

（3）其他：尚须与先天性心脏病、原发性心肌病及慢性缩窄性心包炎等相鉴别。

（六）治疗

1. 慢性肺源性心脏病的急性加重期治疗

肺心病急性加重期多有心力衰竭、水钠潴留，临床表现为颈静脉怒张、肝淤血肿大、尿少、下肢水肿，重者可出现全身水肿、腹腔积液、胸腔积液。

（1）积极控制呼吸道感染：参考痰菌培养和药物敏感试验选择抗生素。在还没有培养结果前，根据感染的环境及痰涂片革兰染色选用抗生素。常用的有青霉素类、氨基糖苷类、喹诺酮类和头孢类抗生素。原则上选用窄谱抗生素，选用广谱抗生素时必须注意继发真菌感染。

（2）通畅呼吸道，改善呼吸功能，纠正缺氧和二氧化碳潴留，控制呼吸衰竭。

（3）控制心力衰竭：肺心病心力衰竭的治疗方法与其他心力衰竭患者不同。

1）肺心病患者一般在积极控制感染和改善呼吸功能后，心力衰竭便能得到改善，对治疗后无效的较重患者可适当选用利尿、强心或血管扩张剂，用药前应注意纠正缺氧，防治低钾血症，以免发生药物毒性反应。

2）肺心病患者由于慢性缺氧及感染，对洋地黄类药物耐受性很低，疗效较差，且易发生心律失常，这与对一般心力衰竭的处理有所不同。

3）低氧血症、感染等均可使心率增快，故不能以心率来判断是否应用强心剂和使用后的效果。以下 3 类患者需要应用强心剂。

· 感染已被控制，呼吸功能已改善，利尿剂不能取得良好的疗效而反复水肿的心力衰竭患者。

· 以右心衰竭为主要表现而无明显急性感染的患者。

· 出现急性左心衰竭者。

4）目前没有对肺动脉具有选择性药物应用于临床，血管扩张剂在扩张肺动脉的同时也扩张体动脉，往往造成体循环血压下降、反射性使心率增快、氧分压下降、二氧化碳分压上升等不良反应，限制了一般血管扩张剂在肺心病领域的临床作用。

（4）控制心律失常：一般情况下，肺心病引起的心律失常在纠正感染和缺氧后可自行消失。

（5）加强护理工作：①由于病情复杂多变，因此病情的变化必须得到严密观察，需要加强心肺功能的监护；②翻身、拍背等护理工作是排除呼吸道分泌物、改善通气功能的一项有效措施；③肺心病常反复急性加重，病痛和多次住院会造成患者身体和思想上的沉重负担，医护工作者要注重护理工作的人文内涵，可以更好地帮助患者积极配合治疗，提高患者对抗疾病的信心和决心。

2. 慢性肺源性心脏病的缓解期治疗

原则是增强患者的免疫功能，去除诱发因素，减少和避免急性加重期的发生，逐渐恢复心、肺功能。

3. 肺心病用药的注意事项

（1）肺心病水肿如何选用利尿剂：肺心病患者使用利尿剂应持慎重态度，如选用应选择作用缓和的制剂，遵守少量、间歇、联合和交替使用的原则，缓慢利尿，以避免大量利尿造成的电解质紊乱，避免血液浓缩使痰液黏稠不易排出和血栓的形成。

一般来说，肺心病患者不要长期使用利尿剂。要随时依据尿量、体重和电解质水平加以调整。如果利尿效果不好，要明确水肿的原因（心力衰竭、低蛋白血症、肝硬化、肾脏病、呼吸道是否通畅、扩血管和强心治疗是否得当），一味盲目利尿在肺心病治疗中被视为大忌。

1）轻度水肿：可不用利尿剂，只须卧床休息，控制呼吸道感染和改善心肺功能，随着感染被控制与低氧血症、高碳酸血症得到纠正，水肿会自行消退。

2）中度水肿：必须使用利尿剂。可选用氨苯蝶啶 50mg 作为试探剂量，可避免患者因排尿增多引发低钾血症。假如患者应用氨苯蝶啶不能取得满意的疗效，考虑口服双氢氯噻嗪，其试探剂量为 12.5 ～ 25mg，若利尿效果不明显，增至每日 2 ～ 3 次。

3）针对重度水肿的患者，当一般利尿剂不能取得满意疗效时，可考虑使用呋塞米，其初始剂量为 10mg，然后视尿量多少，可增至每日 20 ～ 30mg。

4）肺心病慢性心力衰竭：引起心源性肝硬化伴腹腔积液和水肿的患者可选用抗醛固酮利尿剂，如螺内酯，每次 20mg，每日 4 次，联合呋塞米或双氢氯噻嗪口服予以治疗。

5）因肾衰竭，氮质血症伴少尿或无尿的患者则应考虑较大剂量的呋塞米静脉注射。

（2）慢性肺源性心脏病患者应给予间断吸氧或持续小剂量吸氧，避免持续大量吸氧。慢性肺源性心脏病患者容易缺氧，表现出焦躁不安、气促、发绀，适当吸氧是必要的。

（七）护理

1. 气体交换受损

与低氧血症、二氧化碳潴留、肺血管阻力增高有关。

（1）氧疗与机械通气治疗：气急发绀者，应给予氧气吸入，4 ～ 6L/min，以提高血氧饱和度，纠正组织缺氧，改善呼吸困难。对于Ⅱ型呼衰的患者，应依据血气分析结果，若 PCO_2>60mmHg，应予 1 ～ 2L/min，以免高流量吸氧而抑制呼吸，加重二氧化碳的潴留。严重呼吸困难者要做好机械通气的准备工作，必要时进行机械通气并做好相关的护理配合。

（2）选择适当体位：协助患者取半坐卧位，使膈肌下降，以增强肺通气量，减少回心血量，减轻呼吸困难。必要时予双足下垂位，也可减少回心血量从而减轻肺淤血，有利于呼吸。

（3）环境：保持环境舒适与室内空气新鲜、洁净。

（4）心理护理：呼吸困难患者心情紧张，甚至出现焦虑与恐惧，应给予精神上的安慰，根据呼吸困难程度用恰当的沟通方式，及时了解病情。

2. 清理呼吸道无效

与呼吸道感染、痰液过多而黏稠有关。

（1）观察咳嗽和咳痰的情况，准确记录痰量和痰的外观，痰液静置后是否有分层现象。

（2）积极排痰，保持呼吸道通畅。

（3）补充营养和水分：依据出入量而定，量出为入。

3. 活动无耐力

与心、肺功能减退有关。

（1）休息与活动：让患者认识充分休息有助于心、肺功能恢复的重要性。在心、肺功能失代偿期应绝对卧床休息，协助采取舒适体位，如半卧位或坐位，以减轻心、肺负担，以减少机体耗氧量，减慢心率和减轻呼吸困难。鼓励患者进行适当量活动，活动量以不引起疲劳、不加重症状为度。对于卧床的患者应协助定时翻身、更换姿势，并保持舒适安全的体位。依据患者的耐受能力指导患者在床上进行缓慢的肌肉松弛活动，如上肢交替前伸、握拳，下肢交替抬离床面，使肌肉保持紧张 5 秒后，松弛平放床上。鼓励患者进行呼吸功能锻炼，提高活动耐力。

（2）减少体力消耗：指导患者采取既有利于气体交换又能节省能量的姿势，如站立时，背倚墙，使膈肌和胸廓松弛，全身放松。坐位时凳高合适，两足正好平放地，身体稍向前倾，两手摆在双腿上或趴在小桌上，桌上放软枕，使患者胸椎与腰椎尽可能在一直线上。卧位时抬高床头，并略抬高床尾，使下肢关节轻度屈曲。注意保持大便通畅，必要时按医嘱予通便药物如杜秘克、果导等，协助患者大小便时，尽量避免患者过度用力；协助生活护理时，最好分阶段进行，避免劳累加重心脏负担。

（3）病情观察：观察患者的生命体征及意识状态；注意有无发绀和呼吸困难，及其严重程度；观察有无心悸、胸闷、腹胀、尿量减少、下肢水肿等右心衰竭的表现；定期监测动脉血气分析，密切观察患者有无头痛、烦躁不安、意识改变等肺性脑病表现。

4. 体液过多

与心排出量减少、肾血流灌注量减少有关。

（1）皮肤护理：注意观察全身水肿情况、有无皮损、压疮发生。因肺心病患者常有营养不良、身体下垂部位水肿，若长期卧床，极易形成压疮。指导患者穿宽松、柔软的衣服；定时更换体位，受压处垫气圈或海绵垫，或使用气垫床。评估皮肤情况，必要时填写患者压疮风险评估表，制定预防措施，若有压疮发生应及时请医师会诊，协助处理。

（2）饮食护理：给予高纤维素、易消化、清淡饮食，防止因便秘、腹胀而加重呼吸困难。避免含糖高的食物，以免引起痰液黏稠。如患者出现水肿、腹腔积液或尿减少时，应限制水钠摄入。少食多餐，减少用餐时的疲劳，进餐前后漱口，保持口腔清洁，促进食欲。必要时遵医嘱静脉补充营养。

5. 潜在并发症——肺性脑病

（1）吸氧护理：持续低流量、低浓度给氧，氧流量 1 ～ 2L/min，浓度在 25% ～ 29%。防止高浓度吸氧抑制呼吸，加重二氧化碳潴留，易致肺性脑病。

（2）病情观察：定期监测动脉血气分析，密切观察病情变化，出现头痛、烦躁不安、表情淡漠、意识恍惚、精神错乱、嗜睡和昏迷等症状时，及时通知医生并协助处理。

（3）用药护理：遵医嘱使用呼吸兴奋剂，观察药物的疗效和不良反应。出现心悸、呕吐、震颤、惊厥等症状，立即通知医生。

（4）休息与安全：患者绝对卧床休息，呼吸困难者取半卧位，有意识障碍者，予床栏和约束带进行安全保护，必要时专人护理。

四、肺血管炎

（一）概述

肺血管炎是指肺血管壁及其周围的炎性病变导致血管壁破坏，引起相应器官的功能异常或衰竭的一组疾病，又称为坏死性血管炎。多数属于全身血管炎的一部分。疾病可以先后累及多种组织与器官，因此其临床表现呈多样性。

（二）病因病理

本病病因未明，目前认为是感染源（病原体及代谢产物）对血管的直接损坏以及由免疫异常介导的炎性反应〔包括免疫复合物、抗体（如抗中性粒细胞质抗体）、T 细胞〕所致。

血管炎病理特点是血管壁的炎症反应，常常贯穿血管壁全层，且多以血管为病变中心，血管周围组织也可被累及，但支气管中心性肉芽肿病是个例外。大中小动静脉均可受累，亦可出现毛细血管炎症。炎症常伴纤维素样坏死、内膜增生及血管周围纤维化。因此，肺血管炎可导致血管堵塞而产生闭塞性血管病变。炎症反应细胞有中性粒细胞、正常或异常淋巴细胞、嗜酸性粒细胞、单核细胞、巨噬细胞、组织细胞、浆细胞和多核巨细胞，且多为多种成分混合出现。如以中性粒细胞为主时，即表现为白细胞碎裂性血管炎；以淋巴细胞为主时，则是肉芽肿性血管炎的主要表现，但不同血管炎的不同病期，浸润的炎症细胞种类和数目也会有变化。如在白细胞碎裂性血管炎急性期过后也会出现大量淋巴细胞浸润，而在肉芽肿性血管炎晚期，炎症细胞可以单核细胞、组织细胞及多核巨细胞为主，而非淋巴细胞。

（三）临床表现

1. 症状

全身症状包括发热、乏力、关节痛和皮损等，尤其是系统性血管炎和结缔组织病患者。肉芽肿性血管炎可出现咳嗽、呼吸困难等症状。肉芽肿性多血管炎及淋巴瘤样肉芽肿则可出现咯血，尤其是出现肺动脉瘤或弥散性毛细血管炎患者甚至可出现大咯血。Churg-Strauss 综合征常伴有反复发作呼吸困难及哮喘病史。

2. 体征

白细胞碎裂性血管炎患者的皮疹及溃疡较多、较明显，关节变形提示存在类风湿关节炎。肉芽肿性多血管炎或淋巴瘤样肉芽肿通常有鼻及上呼吸道溃疡，还可出现上睑下垂及角膜炎、葡萄膜炎等。白塞病多伴有口腔及会阴痛性溃疡、葡萄膜炎。结节性多动脉炎及 Churg-Strauss 综合征常出现外周神经受累体征，而巨细胞动脉炎则可出现中枢神经受累体征。

（四）辅助检查

应该尽可能进行活检或血管造影检查以明确血管炎的诊断。

1. 活检

一般来说，应对有症状且比较方便易取的部位进行活检，对无症状部位如肌肉、睾丸或神经进行盲检阳性率低。经支气管镜肺活检诊断肺血管炎的阳性率并不高，应行开胸活检或胸腔镜肺活检。

2. 血管造影

对于怀疑血管炎却无合适的活检部位的患者，应行血管造影检查。血管炎血管造影典型的表现为节段性动脉狭窄，有时出现囊样动脉瘤样扩张及闭塞，但特异性不高，很多血管炎及继发性血管炎均可引起类似血管造影异常，如结节性多动脉炎、肉芽肿性多血管炎、系统性红斑狼疮血管炎、类风湿关节炎以及白塞综合征等。另外，其他一些疾病，如细菌性心内膜炎、血栓性血小板减少性紫癜、动脉夹层、肿瘤等均可引起血管造影的异常表现。巨细胞动脉炎、大动脉炎、Buerger 病其血管造影中所见受累血管分布不同且没有囊样动脉瘤表现。

（五）诊断与鉴别诊断

1. 诊断

（1）有哮喘病史。

（2）嗜酸性粒细胞增多，大于白细胞分类计数的 10%。

（3）单发性或多发性单神经病变或多神经病变。

（4）非固定性肺内浸润。X线片出现由系统性血管炎所致的迁移性或一过性肺浸润。

（5）鼻窦病变。有急性或慢性鼻窦疼痛或压痛史；X 线片上鼻窦模糊。

（6）血管外嗜酸性粒细胞浸润，病理示动脉、微动脉外周有嗜酸性粒细胞浸润。

具备以上 6 项标准的 4 条或 4 条以上即可诊断。

2. 鉴别诊断

应注意与一些继发性血管炎相鉴别。

（1）感染性血管炎：许多不同病原感染可引起血管炎样表现，如细菌（如链球菌、葡萄球菌、分歧杆菌、沙门菌等）、真菌、立克次体、伯氏疏螺旋体及病毒感染等，根据其临床表现以及相应的实验室检查多容易鉴别。感染性疾病引起的高敏性血管炎多以皮肤病变为主要表现。

（2）肿瘤或结缔组织病继发的血管炎：当患者出现血管炎样表现（特别是以皮肤病变为主的），同时又伴有肝脾大及淋巴结肿大、细胞减少或外周血涂片异常时，应注意排除肿瘤继发血管炎的可能。此外，某些结缔组织病也可继发血管炎，常见的有类风湿关节炎、系统性红斑狼疮以及干燥综合征。

（六）治疗

肺血管炎根据疾病本身差异治疗有所不同，某些肺血管炎疾病过程中可以自愈或病情很轻去除外来抗原后病情可以缓解。而有些血管炎呈进行性恶化，造成组织结构破坏，甚至引起不可逆脏器衰竭。所以应该及时诊断，及时治疗。虽然治疗有差异，但是总体治疗大致分为以下三类。

（1）针对病因：治疗去除患者发病诱因，如抗细菌感染、抗真菌和抗结核治疗等。

（2）肾上腺皮质激素：是肺血管炎常用治疗药物，对多数中、重度患者来说，疗效确切。

（3）细胞毒性药物：对于肾上腺皮质激素治疗失败或重度患者常需要加用此药，尤其与肾上腺皮质激素联合应用，可使疗效明显增加。

尚有一些新的方法正在临床试用过程中，如静脉注射大剂量免疫球蛋白、应用干扰素等。

第三节 胸膜疾病

一、胸腔积液

胸膜腔是位于肺和胸壁之间的一个潜在的腔隙。在正常情况下，脏层胸膜和壁层胸膜表面上有一层很薄的液体，在呼吸运动时起润滑作用。胸膜腔和其中的液体并非处于静止状态，在每一次呼吸周期中胸膜腔的形状和压力均有很大变化，使胸膜腔液体持续滤出和吸收并处于动态平衡，任何因素使胸膜腔内液体形成过快或吸收过缓，即产生胸腔积液。

（一）病因与发病机制

胸腔积液是常见的内科问题，肺、胸膜和肺外疾病均可引起。临床上常见的病因和发病机制如下所述。

1. 胸膜毛细血管内静水压增高

如充血性心力衰竭、缩窄性心包炎、血容量增加、上腔静脉或奇静脉受阻，产生胸腔漏出液。

2. 胸膜通透性增加

如胸膜炎症（肺结核、肺炎）、结缔组织病（系统性红斑狼疮、类风湿关节炎）、胸膜肿瘤（恶性肿瘤转移、间皮瘤）、肺梗死、膈下炎症（膈下脓肿，肝脓肿、急性胰腺炎）等，产生胸腔渗出液。

3. 胸膜毛细血管内胶体渗透压降低

如低蛋白血症、肝硬化、肾病综合征、急性肾小球肾炎、黏液性水肿等，产生胸腔漏出液。

4. 壁层胸膜淋巴引流障碍

癌性淋巴管阻塞、发育性淋巴管引流异常等，产生胸腔渗出液。

5. 损伤

主动脉瘤破裂、食管破裂、胸导管破裂等，产生血胸、脓胸和乳糜胸。

（二）临床表现

1. 症状

呼吸困难是最常见的症状，可伴有胸痛和咳嗽。呼吸困难与胸廓顺应性下降、患侧膈肌受压，纵隔移位、肺容量下降刺激神经反射有关。病因不同，其症状有所差别。结核性胸膜炎多见于青年人，常有发热、干咳、胸痛，随着胸腔积液量的增加胸痛可缓解，但可出现胸闷、气促；恶性胸腔积液多见于中年以上患者，一般无发热，胸部隐痛，伴有消瘦和呼吸道或原发部位肿瘤的症状，炎症积液多为渗出性，常伴有咳嗽、咳痰、胸痛及发热；心力衰竭所致胸腔积液多为漏出液，有心功能不全的其他表现；肝脓肿所伴右侧胸腔积液可为反应性胸膜炎，亦可为脓胸，多有发热和肝区疼痛。症状也与积液量有关，积液量少于 0.3L 时，症状多不明显；大量积液时，心悸呼吸困难更加明显。

2. 体征

与积液量有关。少量积液可无明显体征，或可触及胸膜摩擦感及听到胸膜摩擦音。中至大量积液时，患侧胸廓饱满，触觉语颤减弱，局部叩诊呈浊音，呼吸音减低或消失。可伴有气管，纵隔向健侧移位。肺外疾病如胰腺炎和类风湿关节炎等，引起胸腔积液多有原发病的体征。

（三）实验室与特殊检查

1. 诊断性胸腔穿刺和胸腔积液检查

对明确积液性质及病因诊断均至关重要。疑为渗出液必须做胸腔穿刺，如有漏出液病因则避免胸腔穿刺。不能确定时应做胸腔穿刺抽液检查。

（1)外观：漏出液透明清亮，静置不凝固，相对比重 <1.018。渗出液可呈多种颜色，以草黄色多见，易有凝块，相对比重 >1.018。血性胸腔积液呈洗肉水样或静脉血样，多见于肿瘤、结核和肺栓塞。乳状胸腔积液多为乳糜胸。巧克力色胸腔积液考虑阿米巴肝脓肿破溃入胸腔的可能。黑色胸腔积液可能为曲霉感染。黄绿色胸腔积液见于类风湿关节炎。

（2）细胞：胸膜炎症时，胸腔积液中可见各种炎症细胞及增生与退化的间皮细胞。漏出液的细胞数少于 100×10^6/L，以淋巴细胞与间皮细胞为主。渗出液的白细胞数常超过 500×10^6/h。脓胸时白细胞多达 10000×10^6/L 以上。中性粒细胞增多时提示急性炎症；以淋巴细胞为主则多为结核性或肿瘤性；寄生虫感染或结缔组织病时嗜酸粒细胞常增多。胸腔积液中红细胞超过 5×10^9/L 时可呈淡红色，多由恶性肿瘤或结核所致。胸腔穿刺损伤血管亦可引起血性胸腔积液，应谨慎鉴别。红细胞超过 100×10^9/L 时，应考虑创伤、肿瘤或肺梗死。胸腔积液血细胞比容 > 外周血的 50% 以上时为血胸。

恶性胸腔积液中约有 40%～90%可查到恶性肿瘤细胞，反复多次检查可提高检出率。胸腔积液标本有凝块时，应固定及切片行组织学检查。胸腔积液中恶性肿瘤细胞常有核增大且大小不一、核畸变、核深染、核浆比例失常及异常有丝分裂等特点，胸腔积液中间皮细胞常有变形，易误认为肿瘤细胞。结核性胸腔积液中间皮细胞常低于 5%。系统性红斑狼疮并发胸腔积液时，可找到狼疮细胞。

（3）pH 值：正常胸腔积液 pH 值接近 7.6。pH 值降低见于多种原因的胸腔积液，如脓胸、食管破裂、类风湿性关节炎时积液；pH 值 <7.0 仅见于脓胸及食管破裂所致的胸腔积液。结核性和恶性积液的 pH 值也可降低。pH 值对感染的鉴别诊断价值优于葡萄糖。

（4）病原体：胸腔积液涂片查找细菌及培养，有助于病原诊断。结核性胸膜炎胸腔积液沉淀后做结核菌培养，阳性率仅 20%。巧克力色胸腔积液应镜检阿米巴滋养体。

（5）蛋白质：渗出液的蛋白含量较高（≥ 30g/L），胸腔积液 / 血清比值大于 0.5。漏出液的蛋白含量较低（<30g/L），以白蛋白为主，黏蛋白试验（Rivelta 试验）阴性。

（6）类脂：乳糜胸的胸腔积液呈乳状，离心后不沉淀，苏丹Ⅲ染成红色；三酰甘油含量 >1.24mmol/L，胆固醇不高，脂蛋白电泳可显示乳糜微粒，多见于胸导管破裂，假性乳糜胸的胸腔积液呈淡黄或暗褐色，含有胆固醇结晶及大量退变细胞（淋巴细胞，红细胞），胆固醇多大于 5.18mmol/L，三酰甘油含量正常。与陈旧性积液的胆固醇积聚有关，见于陈旧性结核性胸膜炎、恶性胸腔积液、肝硬化和类风湿关节炎胸腔积液等。

（7）葡萄糖：正常胸腔积液葡萄糖含量与血中含量相近，随血葡萄糖的升降而改变。测定胸腔积液葡萄糖含量，有助于鉴别胸腔积液的病因。漏出液与大多数渗出液的葡萄糖含量正常；而脓胸、类风湿关节炎、系统性红斑狼疮、结核和恶性胸积液中含量可 <3，3.3mmol/L。若胸膜病变范围较广，使葡萄糖及酸性代谢产物难以透过胸膜，葡萄糖和 pH 值均较低。若由肿瘤引起，提示肿瘤广泛浸润，其胸腔积液肿瘤细胞发现率高，胸膜活检阳性率高，胸膜固定术效果差，患者存活时间亦短。

（8）酶：渗出液乳酸脱氢酶（LDH）含量增高，大于 200U/L，且胸腔积液 / 血清 LDH 比值率大于 0.6。LDH 是反映胸膜炎症程度的指标，其值越高，表明炎症越明显。LDH>500U/L 常提示为恶性肿瘤或胸腔积液已并发细菌感染。

胸腔积液淀粉酶升高可见于急性胰腺炎、恶性肿瘤等。急性胰腺炎伴胸腔积液时，淀粉酶溢漏致使该酶在胸腔积液中的含量高于血清中含量。部分患者胸痛剧烈、呼吸困难，可能掩盖腹部症状，此时胸腔积液淀粉酶已升高，临床诊断应予注意。淀粉酶同工酶测定有助于肿瘤的诊断，如唾液型淀粉酶升高而非食管破裂，则恶性肿瘤的可能性极大。

腺苷脱氨酶（ADA）在淋巴细胞内含量较高。结核性胸膜炎时，因细胞免疫受刺激，T 淋巴细胞活性增强，故胸腔积液中 ADA 多高于 45U/L，其诊断结核性胸膜炎的敏感度较高。但 HIV 合并结核性胸膜炎患者，胸腔积液 ADA 不升高。

（9）免疫学检查：结核性与恶性胸腔积液中 T 淋巴细胞增高，尤以结核性胸膜炎最为显著，可高达 90%，且以 $CD4^+$ 为主。结核性胸膜炎胸腔积液 γ - 干扰素多大于 200pg/mL。恶性胸腔积液中的 T 细胞功能受抑制，其对自体肿瘤细胞的杀伤活性明显较外周血淋巴细胞低，提示恶性胸腔积液患者胸腔局部免疫功能呈抑制状态。系统性红斑狼疮及类风湿关节炎引起的胸腔积液中补体 C3、C4 成分降低，免疫复合物含量增高。系统性红斑狼疮胸腔积液中抗核抗体滴度可达 1 ： 160 以上。

（10）肿瘤标志物：癌胚抗原（CEA）在恶性胸腔积液中早期即可升高，且比血清更显著。若胸腔积液 CEA>20 μ g/L 或胸腔积液 / 血清 CEA>1，常提示为恶性胸腔积液，其敏感性为 40% ～ 60%，特异性为 70% ～ 88%。胸腔积液端粒酶测定诊断恶性胸腔积液的敏感性和特异性均大于 90%。近年还开展了许多肿瘤标志物检测，如肿瘤糖链相关抗原、细胞角蛋白 19 片段、神经元特异性烯醇酶等，可作为鉴别诊断的参考。联合检测多种肿瘤标志物，可提高阳性检出率。

2.X 线检查

其改变与积液量和是否有包裹或粘连有关。极少量的游离性胸腔积液，胸部 X 线仅见肋膈角变钝；积液量增多时显示向外、向上的弧形上缘的积液影。平卧时积液散开，使整个肺野透亮度降低。大量积液时患侧胸部有致密影，气管和纵隔推向健侧。液气胸时有气液平面，积液时常遮盖肺内原发病灶，故复查胸片应在抽液后，可发现肺部肿瘤或其他病变。包裹性积液不随体位改变而变动，边缘光滑饱满，多局限于叶间或肺与膈之间。肺底积液可仅有假性膈肌升高和(或)形状的改变。CT 检查可显示少量胸腔积液、肺内病变、胸膜间皮瘤、胸内转移性肿瘤、纵隔和气管淋巴结等病变，有助于病因诊断。

3. 超声检查

超声探测胸腔积液的灵敏度高，定位准确。临床用于估计胸腔积液的深度和积液量，协助胸腔穿刺定位。B 超引导下胸腔穿刺用于包裹性和少量胸腔积液。

4. 胸膜活检

经皮闭式胸膜活检对胸腔积液的病因诊断有重要意义，可发现肿瘤、结核和其他胸膜病变。拟诊结核病时，活检标本除做病理检查外，还应做结核分枝杆菌培养。胸膜针刺活检具有简单、易行、损伤性较小的优点，阳性诊断率为 40% ～ 75%。CT 或 B 超引导下活检可提高成功率。脓胸或有出血倾向者不宜做胸膜活检。如活检证实为恶性胸膜间皮瘤，在 1 个月内应对活检部分行放射治疗，以防止针道种植。

5. 胸腔镜或开胸活检

对上述检查不能确诊者，必要时可经胸腔镜或剖胸直视下活检。由于胸膜转移性肿瘤 87% 在脏层，47% 在壁层，故此项检查有积极的意义。胸腔镜检查对恶性胸腔积液的病因诊断率最高，可达 70% ～ 100%，为拟订治疗方案提供了依据。通过胸腔镜能全面检查胸膜腔，观察病变的形态特征、分布范围及邻近器官受累情况，且可在直视下多处活检，故诊断率较高，肿瘤的临床分期较准确。临床上有少数胸腔积液的病因虽经上述诸种检查仍难以确定，如无特殊禁忌，可考虑剖胸探查。

6. 支气管镜

对咯血或疑有气道阻塞者可行此项检查。

（四）诊断

根据病史、临床表现及体征，结合胸部 X 线表现，一般可以做出胸腔积液诊断，但须进一步明确积液原因，进行胸腔积液的多项实验室检查，进行对因治疗。

（五）治疗

胸腔积液为胸部或全身疾病的一部分，病因治疗尤为重要。

1. 结核性胸膜炎

（1）一般治疗：包括休息、营养支持和对症治疗。

（2）抽液治疗：由于结核性胸膜炎的胸腔积液蛋白含量高，容易引起胸膜粘连，原则上应尽快抽尽胸腔内积液。抽液还可以解除肺、心脏、血管受压，改善呼吸，使肺功能免受损伤。抽液后减轻毒性症状，体温下降，有助于使被压迫的肺迅速复张。大量胸腔积液者每周抽液 2 ～ 3 次，直至胸腔积液完全消失。首次抽液不超过 700mL，以后每次抽液量不应超过 1000mL，过快、过多抽液可使胸腔压力骤降，发生复张后肺水肿或循环衰竭。表现为剧咳、气促，咳大量泡沫状痰，双肺满布湿啰音，PaO_2 下降，X 线显示肺水肿征，应立即吸氧，酌情应用糖皮质激素及利尿药，控制液体入量，严密监测病情与酸碱平衡，有时须进行气管插管机械通气。若抽液时发生头晕、冷汗、心悸、面色苍白、脉细等表现应考虑“胸膜反应”，应立即停止抽液，使患者平卧，必要时皮下注射 0.1% 肾上腺素 0.5mL，密切观察病情，注意血压变化，防止休克。一般情况下，抽胸腔积液后没必要在胸腔内注射抗结核药物，但可注入链霉素等防止胸膜粘连。

（3）糖皮质激素：疗效不肯定。有全身毒性症状严重、大量胸腔积液者，在抗结核药物治疗的同时，可尝试加用泼尼松 30mg/d，分 3 次口服。待体温正常、全身毒性症状减轻，胸腔积液量明显减少时，即应逐渐减量以至停用。停药速度不宜过快，否则易出现反跳现象，一般疗程为 4 ～ 6 周。注意不良反应或结核播散，应慎重掌握适应证。

4. 类肺炎性胸腔积液和脓胸

前者一般积液量少，经有效的抗生素治疗后可吸收，积液多者应胸腔穿刺抽液，胸腔积液 pH 值 <7.2 时应肋间插管闭式引流。脓胸的治疗原则是控制感染，引流胸腔积液及促进肺复张，恢复肺功能。抗生素要足量，体温恢复正常后再持续用药 2 周以上，防止脓胸复发，急性期联合抗厌氧菌的药物，全身及胸腔内给药。引流是脓胸最基本的治疗方法，应反复抽脓或闭式引流。可用 2% 碳酸氢钠或生理盐水反复冲洗脓腔，然后注入适量抗生素及链激酶，使脓液稀释，便于引流。少数脓胸可采用肋间插管闭式引流。对有支气管胸

膜瘘者不宜冲洗胸腔，以免细菌弥散。慢性脓胸应改进原有的脓腔引流，也可考虑外科胸膜剥脱术等治疗。此外，一般支持治疗亦相当重要，应给予高能量、高蛋白及富含维生素的食物，纠正水电解质紊乱及维持酸碱平衡，必要时可予少量多次输血。

3. 恶性胸腔积液

恶性胸腔积液包括原发病和胸腔积液的治疗。例如，部分小细胞肺癌所致胸腔积液全身化疗有一定疗效，纵隔淋巴结有转移者可行局部放射治疗。胸腔积液多为晚期恶性肿瘤的常见并发症，其胸腔积液生长迅速，常因大量积液压迫引起严重呼吸困难，甚至导致死亡。常须反复胸腔穿刺抽液，但反复抽液可使蛋白丢失太多，效果不理想。可选择化学性胸膜固定术，在抽吸胸腔积液或胸腔插管引流后，胸腔内注入博来霉素、顺铂、丝裂霉素等抗肿瘤药物，也可注入胸膜粘连剂，如滑石粉等，可缓解胸腔积液的产生。也可胸腔内注入生物免疫调节剂，如短小棒状杆菌疫苗、白介素 -2、干扰素、淋巴因子激活的杀伤细胞、肿瘤浸润性淋巴细胞等，可抑制恶性肿瘤细胞，增强淋巴细胞局部浸润及活性，并使胸膜粘连。此外，可胸腔内插管持续引流，目前多选用细管引流，具有创伤小、易固定、疗效好、可随时在胸腔内注入药物等优点。对插管引流后肺仍不复张者，可行胸 - 腹腔分流术或胸膜切除术。虽经上述多种治疗，恶性胸腔积液的预后不良。

（六）护理

1. 护理问题

（1）疼痛胸痛：与胸膜摩擦或胸腔穿刺术有关。

（2）营养失调：低于机体需要量与疾病引起发热、高消耗状态有关。

（3）体温过高：与感染有关。

2. 护理措施

气体交换受损与大量胸液压迫使肺不能充分扩张、气体交换面积减少有关。

（1）给氧。按患者的缺氧情况给予低、中流量的持续吸氧，改善患者的缺氧状态。

（2）休息与体位。①休息：呼吸困难或发热者，应卧床休息，减少氧耗，以减轻呼吸困难症状。胸液消失后还须继续休养 2 ～ 3 个月，避免疲劳；②体位：一般取半卧位或患侧卧位，减少胸液对健侧肺的压迫。渗出性胸液宜卧向健侧。

（3）维持有效的呼吸：

①协助胸腔抽液或置管行闭式引流的护理。

②鼓励患者进行深呼吸和有效的咳嗽、咳痰。保持呼吸道通畅。

③呼吸锻炼：胸膜炎患者在恢复期，每天督导患者进行缓慢的腹式呼吸。经常进行呼吸锻炼可减少胸膜粘连的发生，提高通气量。

④缓解胸痛：胸腔积液的患者常伴有胸痛，并随呼吸运动而加剧，为了减轻疼痛，患

者常采取浅快的呼吸方式，可导致缺氧加重和肺不张，因此，须协助患者取患侧卧位，必要时用宽胶布或胸带固定胸壁，以减少胸廓活动幅度，减轻疼痛，或遵医嘱给予止痛剂。

⑤康复锻炼：待体温恢复正常，胸液抽吸或吸收后，鼓励患者逐渐下床活动，增加肺活量。

⑥病情观察：注意观察患者胸痛及呼吸困难的程度、体温的变化。监测血氧饱和度或动脉血气分析的改变。对胸腔穿刺抽液后患者，应密切观察其呼吸、脉搏、血压的变化，注意穿刺处有无渗血或液体渗出。

3. 健康教育

（1）疾病知识指导：胸腔积液乃继发性疾病，在缓解症状的同时应积极治疗原发病。向患者及家属解释本病的特点及目前的病情，介绍所采用的治疗方法、药物剂量、用法和不良反应。胸腔排液前向患者或家属解释排液的目的、基本过程及配合注意事项。

（2）饮食与营养：胸腔积液属消耗性疾病，饮食应给予高蛋白、高热量、富含维生素的易消化食物。并合理调配饮食，增强机体抵抗力。

（3）休息与活动：患者应得到充分休息，采取措施减轻疼痛，逐渐增加活动量、肺活量，减少胸膜粘连的发生。

（4）坚持规律：全程用药在胸腔积液的病因治疗中，如结核性胸膜炎需要较长期用药，强调坚持用药及遵从治疗方案的重要性并定期复查。

二、胸膜间皮瘤

胸膜间皮瘤是主要的胸膜原发肿瘤，发病率较低，仅占所有胸膜肿瘤的5%，包括良性和恶性胸膜间皮瘤，其中后者更常见。恶性胸膜间皮瘤预后较差，自诊断起患者的中位生存期仅12个月，5年生存率不到5%，随着综合治疗措施的进展以及新药的应用，恶性胸膜间皮瘤的预后有望改善。

（一）病因

世界范围内间皮瘤的发病率为10万分之0.9，其中男性发病率是女性的3倍，间皮瘤发病率没有种族差异，多数患者发病前有石棉接触史。石棉是胸膜间皮瘤最主要的致病因素，石棉中纤维较大的闪石是主要的致癌物，由于纤维体积大，吸入后不能被肺泡巨噬细胞吞噬，经过多年后移行到胸膜、心包膜和腹膜，导致肿瘤。石棉接触后发生间皮瘤的临床潜伏期是35～40年，这时出现发病高峰，患病年龄多在50～70岁。除了间皮瘤外，石棉还可以引起多种疾病，如良性胸膜斑块、弥散性胸膜增厚、良性渗出性胸膜炎和石棉沉着病等。并不是所有的石棉接触者均易患间皮瘤，在长期大量石棉接触者中，仅有2%～10%的个体发生恶性胸膜间皮瘤，但80%的恶性胸膜间皮瘤患者有石棉接触史。

由于一些恶性间皮瘤患者没有石棉接触史，并且不是所有的石棉接触者会发生间皮瘤，研究者试图寻找间皮瘤的其他致病因素或共患因素。曾有研究发现，超过50%的上皮型恶性胸膜间皮瘤中可以检测到SV40病毒基因序列，并且实验室及动物实验证明，

SV40病毒有导致细胞恶性转化的作用，但流行病学资料显示，SV40病毒在人类间皮瘤的发病过程中并不起主要作用。此外，偶有接触放射线后引起胸膜间皮瘤的报道，潜伏期7～36年，平均16年。

（二）病理

组织学上，胸膜间皮瘤可分为良性间皮瘤与恶性间皮瘤，良性间皮瘤表现为胸膜孤立乳头状，多囊性间皮细胞增生和孤立纤维瘤。恶性间皮瘤更常见，组织学上分为3种类型：上皮型、肉瘤型和混合型，三者分别占55%～65%、10%～15%、20%～35%。上皮型间皮瘤的预后好于其他两种类型的间皮瘤，其中位生存期为12.5个月，肉瘤型为9.4个月，混合型11个月。

弥散性恶性间皮瘤肉眼可见在脏层或壁层胸膜上有大量白色或灰色颗粒和结节或薄板块，随着肿瘤的发展，胸膜表面结节增大，连接成片，胸膜增厚，受累胸廓塌陷，肺脏扩张受限，体积缩小。间皮瘤晚期，肿瘤可累及膈肌肋间肌、纵隔结构、心包及对侧胸膜。

起源于肺、乳腺、卵巢、胃、肾脏或前列腺的腺癌常转移到胸腔，通过细胞学或组织学的方法很难与上皮型胸膜间皮瘤鉴别，肉瘤型间皮瘤也须和纤维肉瘤鉴别，免疫组织化学是间皮瘤鉴别诊断的重要方法。

（三）临床表现

胸膜间皮瘤起病隐匿，症状没有特异性，容易漏诊，多数患者有石棉暴露史，仔细询问患者的职业对本病的诊断有提示意义。持续性胸痛是最常见的症状，甚至可是本病早期的唯一症状。与结核性胸膜炎等胸膜性疼痛不同，胸痛呈持续性，与呼吸无关，并且不随胸腔积液增加而缓解，相反，随着病程进展，胸痛逐渐加重。晚期胸痛剧烈，影响睡眠和饮食，一般镇痛剂难以缓解。若病变侵犯纵隔胸膜，则有胸骨后闷痛；若病变位于膈胸膜，则有同侧肩胛区或上腹部疼痛。呼吸困难是胸膜间皮瘤的另一种常见症状，随疾病进展逐渐加重，有时伴有干咳，偶有咯血。上皮型和混合型胸膜间皮瘤常有大量胸腔积液，其中血性胸腔积液占3/4。全身症状包括消瘦、乏力、低热、盗汗。有些患者出现周期性低血糖和肥大性肺性骨关节病，但这些症状多见于良性间皮瘤。局限性间皮瘤症状出现较晚，多在体检时被发现。

弥散性间皮瘤侵犯胸壁，可形成所谓的“冰冻胸”，胸廓活动受限，胸膜明显增厚，却不伴有肋间或胸壁凹陷，反有局部胸壁膨隆。体检时患侧胸部表现为胸膜增厚或胸腔积液的体征，侵犯心包时有心脏压塞的表现。

（四）实验室检查

间皮瘤合并的胸腔积液属渗出液，超过半数的胸腔积液为血性，由于含有大量透明质酸（>0.8mg/mL），胸腔积液较黏稠，甚至可拉成细丝或堵塞针头。胸腔积液比重高，可达1.020～1.028，如果肿瘤体积巨大，胸腔积液中的血糖含量和pH值可能降低。胸腔积液中含有多种细胞成分，包括正常的间皮细胞，分化好或未分化的恶性间皮细胞以及不同量的淋巴细胞和多形核白细胞。胸腔积液细胞学检查对诊断恶性病有肯定价值，但对间皮瘤确诊率低，结合盲式胸膜活检和免疫组化检查可以提高诊断率。

间皮素是一种细胞表面糖蛋白，它在胸膜间皮瘤、卵巢癌和胰腺癌中高表达，而在正常间皮组织中表达十分有限。血清间皮素相关蛋白（serum mesothelin-related protein，SMRP）是可溶性的间皮素，84% 的恶性间皮瘤患者有 SMRP 升高，而只有不到 2% 其他肺部或胸膜疾病患者 SMRP 升高，SMRP 的水平随着间皮瘤的发展而升高，随着间皮瘤的衰退或切除而减少，是恶性间皮瘤的筛查以及治疗效果监测的较好指标，联合检测血清 CA125、CA15-3 和透明质酸骨桥蛋白可以提高恶性间皮瘤检测的特异性。

其他的实验室检查可能发现一些非特异性表现，如血小板增多症，个别报道血小板高达 1000×10^9/L，肝功能异常在恶性胸膜间皮瘤比较常见，晚期清蛋白降低导致全身水肿。此外可以出现 ESR 增快，贫血，血清 γ 球蛋白升高，具体原因不明。

（五）影像学检查

常规胸部 X 线检查胸膜病变常被胸腔积液掩盖，抽去胸腔积液后可以更好地发现胸膜病变。典型的表现是胸膜广泛增厚，表面高低不平，局限性间皮瘤表现为孤立结节影；此外，还可以见到接触石棉的其他表现，如胸膜斑、胸膜钙化等。病变多局限在一侧胸腔，虽有大量胸腔积液，纵隔移位不明显。晚期肿瘤侵犯心包导致心包积液，心影增大，侵犯肋骨导致肋骨破坏。

胸部 CT 检查可发现胸膜不规则增厚或突入胸腔的块状增厚，典型的弥散性间皮瘤在肺的周围形成软组织壳，并延伸到叶间胸膜，增强 CT 能够更好地显示肿瘤侵犯胸壁的情况。此外 CT 检查可以发现肿瘤对邻近脏器的侵犯情况以及有无肺门、纵隔淋巴结转移。

胸部磁共振检查对于确定恶性间皮瘤的范围较 CT 检查更敏感，尤其容易发现肿瘤对局部结构如肋骨、膈肌的侵犯情况，对于确定手术范围很有帮助。PET 除了可以鉴别胸部结节的良恶性以外，还可以发现 CT 或 MRI 正常的淋巴结转移或其他转移灶，对肿瘤分期很有帮助。

（六）病理学检查

胸腔积液细胞学检查具有创伤小，可以反复进行检查的优点，但对间皮瘤诊断的敏感性不高，只有 20% ～ 33% 患者可以通过胸腔积液细胞学检查确诊。CT 引导下的胸部结节穿刺活检的阳性率可以达到 87%，电视胸腔镜直视下的胸壁结节活检的阳性率在 95% 以上。胸腔镜活检可以获得足够的肿瘤组织用于肿瘤的免疫组化检查，有助于与其他胸壁肿瘤的鉴别以及肿瘤的分型，其主要缺陷是容易导致肿瘤沿手术切口和胸腔引流管播散，发生率约为 20%。

（七）诊断与鉴别诊断

对于长时间胸痛、胸腔积液伴胸膜不规则增厚的中老年患者均应怀疑胸膜间皮瘤，石棉接触史更有利于本病的诊断。排除结核性胸腔积液后，对于反复胸腔积液检查未见肿瘤细胞的患者，有条件的医院应尽早进行胸腔镜检查，胸壁结节明显的患者也可以在 B 超或 CT 引导下进行穿刺活检以明确诊断。

胸膜间皮瘤与感染性胸腔积液如结核性胸膜炎、脓胸的鉴别不难，难以区分的是胸膜腔转移性恶性肿瘤。上皮型间皮瘤需要与转移性腺癌鉴别。最常用的鉴别方法是免疫组化检查，目前没有对间皮瘤或腺癌完全特异性的抗体，因此常联合应用几种抗体提高诊断的特异性。腺癌阳性标志物为 CEA、B72.3、Leu-M1、BER-EP4，间皮相关抗原为 hBME-1，TM 和 Calretinin，敏感性和特异性均较腺癌相关抗体低，但联合应用两种肿瘤的抗体几乎可将所有的间皮瘤与腺癌正确区分开来。肉瘤型间皮瘤表达低分子量角蛋白，肉瘤、局限性纤维瘤和反应性浆膜纤维化则不表达任何形式角蛋白。用广谱角蛋白标志物 aE1/aE3 和低分子量角蛋白 cAM5.2 可以将肉瘤样间皮瘤与局限性纤维瘤、硬纤维瘤样间皮瘤及反应性浆膜纤维化区分开来。肉瘤型间皮瘤不表达 hBME-1、TM、Calretinin 等间皮相关抗原，在肉瘤样间皮瘤的鉴别诊断中没有价值。

电镜检查也是间皮瘤鉴别诊断的方法。间皮瘤细胞表面有细长的蓬发样微绒毛，绒毛细长，胞质内张力丝及糖原颗粒较丰富，有双层或断续的基膜，瘤细胞间有较多的桥粒。转移性腺癌具有内在的组织变形，腺癌细胞微绒毛粗而短，胞质内有分泌颗粒，细胞外有腺腔形成。

（八）治疗

由于发病率低，针对胸膜间皮瘤的治疗方案缺乏大规模的随机对照研究，至今尚没有公认的治疗方案，但可以确定的是，任何单一的治疗均不能显著延长患者的生存期，故目前主张采用多种治疗方法联合治疗。

早期病例应以手术为治疗首选，即使是进展期的恶性胸膜间皮瘤也可以通过手术使生活质量改善，结合术后化疗和局部放疗延长患者的生存期，改善生活质量。手术方式有 3 种：胸膜切除术、胸膜外肺切除术（extrapleural pneumonectomy，EPP）和胸膜固定术。EPP 是损伤最大的术式，手术切除范围包括脏层和壁层胸膜、肺、心包，同侧的膈肌以及纵隔淋巴结。近年来随着医学的发展以及严格的病例选择，EPP 的手术死亡率已经由 31% 下降至 5% 以下。EPP 由于是全肺切除，所以术后患者可以耐受较为大剂量的放射治疗，从而提高了局部的治疗效果。胸膜切除术也可以有效缓解肿瘤症状，抑制胸腔积液的复发。但由于弥散性胸膜间皮瘤广泛浸润，胸膜切除术实际上很难完全切除肿瘤组织，并且由于保留肺脏，限制了术后放疗的剂量，和 EPP 相比，其术后肿瘤局部复发率高达 80% ～ 90%。胸膜固定术通过药物注入引起胸膜表面的炎性、粘连反应来闭塞胸膜腔，可以有效地缓解患者的症状，提高患者的生活质量，是一种有效的姑息性治疗方法。恶性间皮瘤弥散性生长，要达到足够的放射剂量（>60Gy），并且避免对周围脏器造成放射性损伤（肺 20Gy，肝脏 30Gy，脊髓 45Gy，心脏 45Gy，食管 45 ～ 50Gy）非常困难。因此，目前放疗仅用于进行活检、吸引术，引流术后，种植转移的肿瘤、浸润生长引起的疼痛以及 EPP 后的辅助治疗。

化疗包括全身化疗和局部化疗，单药治疗有效的药物有阿霉素、顺铂、丝裂霉素、吉西他宾、长春瑞宾、培美曲塞等，有效率不超过 20%。为提高疗效，临床上多采用 2 ～ 3 种药物联合化疗，有效率不超过 50%，中位生存期 8 ～ 15 个月。胸腔内化疗可以提高局部药物浓度，同时能减轻全身毒副作用。但 MPN 患者胸膜腔可能有不同程度闭塞，并且药物在肿瘤组织中的渗透性有限，因而腔内化疗的长期疗效有限。临床上常用药物有顺铂、阿霉素、丝裂霉素和甲氨蝶呤。腔内注入剂量与静脉一次用量相似或略高，经过治疗，60% ～ 90% 患者胸腔积液减少，症状可有不同程度改善。

（九）护理

1. 护理措施

（1）做好心理护理：在充分了解患者的心理特征、社会背景基础上，以适合的时间、恰当的方式向患者讲解病情及治愈的希望，使患者及早摆脱恐惧，积极配合治疗。

（2）严密观察患者呼吸频率、节律、深度、呼吸音的变化及痰液的性质、量，缺氧者遵医嘱持续吸氧。指导患者进行有效的咳嗽，及时清除呼吸道分泌物，保持呼吸道通畅。如为胸腔积液引起的呼吸困难，可行胸腔穿刺置管（见胸腔穿刺术）。

（3）有咯血危险的患者，要告知患者或家属咯血的早期征象，备齐急救及止血用物。一旦出现咯血，立即通知医护人员，大咯血时，应使患者头偏向一侧，及时吸出口腔内积血，防止窒息（见肺癌的护理）。

（4）监测体温变化：体温高于 39% 可头部置冰袋，避免酒精擦浴，鼓励患者多饮水（每天 3000mL/d），及时更换汗湿的衣单，保持皮肤清洁干燥，注意保暖，预防感冒。鼓励患者咳痰，保持呼吸道通畅，必要时遵医嘱给予雾化吸入及抗生素治疗。

（5）营养支持：给予高蛋白、高维生素饮食，少量多餐或遵医嘱静脉补充营养，增强患者体质。

2. 健康教育

（1）改善工作和生活环境，防止空气污染。

（2）指导患者和家属制订合理的康复计划，应鼓励患者主动参与自己的康复活动，尽量生活上自理，培养适应疾病的能力。

（3）居室经常通风，保持空气清新，用品定期晾晒，时间 4 ～ 6 小时；适当控制探视人数，不到人多的公共场所，必要时戴口罩；注意用品消毒，食具可煮沸消毒或用消毒柜。

（4）注意口腔卫生，刷牙时尽量用软毛刷，避免碰破口腔黏膜，发生口腔溃疡，应根据医生开的处方用药。

（5）提供社会支持，可参加由癌症患者组织的康复团体活动，使患者更快地将机体调整至最佳状态。

（6）定期复查，即使在家感觉正常，也应定期到医院复查，以便及时发现自己感觉不到的病情变化，时间根据医生的意见而定，出现异常情况如出血、消瘦、各种压迫梗阻症状、疼痛、肿块等要随时就医。

三、自发性气胸

气体进入胸膜腔，造成腔内积气，称为气胸（pneumothorax）。它可以自发地发生，也可以由于疾病、外伤、手术或诊断及治疗性操作不当等引起。自发性气胸是指在无外伤或人为因素作用下，肺组织和脏层胸膜的自发破裂致使胸膜腔积气。

（一）病因病理

（1）原发性自发性气胸：这是指用常规方法未能发现肺内有原发病的气胸，是较常见的一种。特点是绝大多数都发生在无明显肺部或其他病史的健康人。事实证明，这种自发性气胸的肺表面破口，实质上有很多都是起因于局部结构上的薄弱点处，即由突出于肺表面的肺大疱（如肺尖部胸膜下肺大疱）或间质性肺气肿形成的囊泡等破裂所致。

（2）继发性自发性气胸：是指在肺部原有明显病变的基础上所发生的自发性气胸。继发性自发性气胸最常见于肺结核空洞或胸膜结合干酪样坏死病灶溃破，其次有慢性支气管炎合并肺气肿、支气管哮喘、严重的硅肺合并肺气肿、肺纤维化、肺梗死、肺癌或肺脓肿侵蚀脏层胸膜等。这些病变都容易产生使胸膜与支气管相通的破口，导致气胸形成。

（二）临床表现

1. 症状

（1）胸痛：患者常有剧烈咳嗽、屏气、抬举重物、用力过猛、大笑等能引起胸膜腔内压增高的诱发因素。患者突感一侧胸痛，呈针刺样或刀割样，持续时间较短，继之出现胸闷、呼吸困难，为胸膜破裂时损伤感觉神经所引起。

（2）呼吸困难：为最常见、最突出的表现。严重程度与肺有无基础疾病及肺功能状态、气胸发生速度、胸膜腔内积气量及压力 3 个因素有关。肺原有基础疾病且肺功能差、胸腔气体积聚迅速、量多，则呼吸困难严重，患者不能平卧或取被迫健侧卧位，以减轻呼吸困难。张力性气胸时，由于胸膜腔内压骤升、患侧肺完全压缩、纵隔移位，回心血量减少，可迅速出现呼吸循环障碍，表现为表情紧张、烦躁不安、挣扎坐位、胸闷、发绀、出冷汗、脉速、虚脱、心律失常，甚至出现休克、意识丧失和呼吸衰竭。

（3）咳嗽：由于气体刺激胸膜，可有轻到中度刺激性干咳。

2. 体征

取决于积气量的多少。少量气胸时体征不明显。大量气胸时，气管向健侧移位，患侧胸廓饱满，呼吸运动与语颤减弱，叩诊呈鼓音，心浊音界缩小或消失。听诊呼吸音减弱或消失，左侧气胸或并发纵隔气肿时可在左心缘处听到与心脏搏动一致的气泡破裂的嘎吱音或噼啪音。液气胸时，可闻及胸内振水声。

3. 常见并发症

（1）血气胸：由自发性气胸引起胸膜粘连带内的血管断裂所致。发病急骤，除胸闷、气短外，胸痛呈持续加重，同时伴头昏，面色苍白，脉细数，低血压等。短时间内出现大量上述体征，X 线显示液气平面。胸腔穿刺为全血。

（2）慢性气胸：指气胸延续 3 个月以上不吸收者。慢性气胸肺不完全扩张的因素为：胸膜粘连带牵引，使胸膜裂孔持续开放；裂孔穿过囊肿或肺组织，形成支气管胸膜瘘；脏层纤维素沉着、机化，限制肺脏扩张，支气管管腔内病变引起完全阻塞，使萎陷的肺脏不能重新充气。

气胸常见的合并症有胸腔积液、脓气胸、纵隔气肿、皮下气肿、呼吸衰竭等。

（三）辅助检查

1.X 线胸片

这是诊断气胸的最重要方法。典型表现为：被压缩肺边缘呈外凸弧形线状阴影，称为气胸线，线外透亮度增强，无肺纹理。

2. 胸部 CT

表现为胸膜腔内极低密度气体影，伴有肺组织不同程度的压缩萎陷改变。

3. 心理、社会状况

气胸常突然起病，患者易出现焦虑、恐惧心理；多次复发易伴抑郁情绪；特发性气胸的青年人，自觉身体健康，常对患病不太重视，易致复发。

（四）诊断与鉴别诊断

1. 诊断

根据突发性胸痛，继之出现呼吸困难及相应的气胸体征，可初步诊断。X 线胸片或 CT 检查可确诊。

2. 鉴别诊断

要注意与心肌梗死、肺栓塞、巨型肺大疱的鉴别。

（1）心肌梗死：可有胸痛、呼吸困难等症状但患者有冠心病、高血压等病史。心电图、心肌酶学检查可鉴别。

（2）肺栓塞：也可突然起病，有呼吸困难、胸痛、烦躁不安等症状，但肺栓塞患者可出现咯血、晕厥等症状，常有房颤、骨折、脑卒中病史。胸部影像学可鉴别。

（3）肺大疱：患者常起病缓慢，呼吸困难并不严重。另外，两者影像学特点亦有所不同。

（五）治疗

自发性气胸治疗的目的在于排出气体、缓解症状，促使肺复张，防止复发。持续性或复发性气胸（前者系指自发性气胸经肋间切开水封瓶引流或加用持续负压吸引，仍然漏气超过 14 天者；而后者则指单侧气胸发作超过 2 次或双侧性气胸发作 3 次以上者。这两种气胸通称为顽固性气胸）均提示肺内有不可逆的病理改变，因此积极治疗、预防复发十分重要。

1. 一般治疗

气胸患者应绝对卧床休息，尽量少讲话，使肺活动减少，有利于气体吸收。适用于首次发作，肺萎陷在 20% 以下，不伴有呼吸困难者。单纯卧床休息，每日可吸收胸膜腔内气体容积的 1.25%。如经 1 周肺仍然不膨胀者，则需要采用其他治疗措施。

2. 氧疗

持续吸入高浓度氧疗法（面罩呼吸，氧流量 3L/min）可使气胸患者气体吸收率提高达 4.2%，肺完全复张时间平均缩短至 5 天（范围 3 ～ 7 天），较一般卧床休息肺复张所须时间明显缩短。其机制是提高血中 PaO_2，使氮分压（PN）下降，从而增加胸膜腔与血液间的 PN 差，促使胸膜腔内的氮气向血液转递（氮 – 氧交换），加快肺复张。

3. 排气疗法

适用于呼吸困难明显、肺压缩程度较重的患者，尤其是张力性气胸需要紧急排气者。肺萎缩程度小于 20%，如不伴有呼吸困难者可以不排气，气体可在 2 ～ 4 周自行吸收。

（1）胸膜腔穿刺抽气法：用气胸针在患侧锁骨中线第 2 前肋间或腋下区第 4、第 5 或第 6 肋间于皮肤消毒后直接穿刺入胸膜腔，随后连接于 50mL 或 100mL 注射器，或人工气胸机抽气并测压，直至患者呼吸困难缓解为止。一般一次抽气不宜超过 1000mL 为宜，每日或隔日抽气 1 次。如属张力性气胸，病情紧急，又无其他抽气设备时，为了抢救患者生命，可用粗针头迅速刺入胸膜腔以达到暂时减压的目的。

（2）胸腔闭式引流术：单纯气胸者通常选择第 2 前肋间插入引流管；局限性气胸或

有胸膜粘连者，应X线透视定位插管；液气胸须排气排液者，多选择上胸部插管引流，有时须置上、下两根引流管。将引流管连接于床旁的单瓶水封正压连续排气装置。本法适用于各种类型的气胸，尤其是张力性气胸。如单次引流肺不能复张，可考虑持续负压引流，或将引流管连接于集水封调压为一体的单瓶便携式气胸引流装置。

4. 化学性胸膜固定术

部分患者气胸复发率高，为了预防复发，可于胸腔内注入硬化剂，产生无菌性胸膜炎症，使脏层和壁层胸膜粘连，从而消灭胸膜腔间隙。主要适应于不宜手术或拒绝手术的下列患者：①持续性或复发性气胸；②双侧气胸；③合并肺大疱；④肺功能不全，不能耐受手术者。常用硬化剂有多西环素、滑石粉等，用生理盐水60～100mL稀释后经胸腔导管注入，夹管1～2小时后引流；或经胸腔镜直视下喷洒粉剂。胸腔注入硬化剂前，尽可能使肺完全复张。为避免药物引起的局部剧痛，先注入适量利多卡因，让患者转动体位，充分麻醉胸膜，15～20分钟后注入硬化剂。若一次无效，可重复注药。观察1～3天，经X线透视或摄片证实气胸已吸收，可拔除引流管。此法成功率高，主要不良反应为胸痛、发热。滑石粉可引起急性呼吸窘迫综合征，应用时应予注意。

5. 抗感染

对有肺部感染基础疾病者或有合并感染证据的患者，以及行胸膜闭式引流时间较长者，须酌情使用抗菌药物以防治感染。

6. 外科手术治疗

适应证：①张力性气胸引流失败者；②长期漏气所致肺不张者；③血气胸患者；④双侧性气胸，尤其双侧同时发生者；⑤胸膜增厚致肺膨胀不全者；⑥伴巨型肺大疱者；⑦复发性气胸者；⑧月经性气胸等特殊类型气胸；⑨青少年特发性气胸（易复发或引起双侧性气胸）。可考虑通过电视胸腔镜手术消除肺的破口，从根本上处理肺大疱、支气管胸膜瘘、结核穿孔等，或通过手术确保胸膜固定。

7. 并发症及其处理

（1）脓气胸：由金黄色葡萄球菌、肺炎克雷伯菌、铜绿假单胞菌、结核杆菌以及多种厌氧菌引起的坏死性肺炎、肺脓肿以及干酪样肺炎可并发脓气胸，也可因胸穿或肋间插管引流所致。病情多危重，常有支气管胸膜瘘形成。脓液中可查到病原菌。除积极使用抗生素外，应插管引流，胸腔内生理盐水冲洗，必要时应根据其身体情况考虑手术。

（2）血气胸：自发性气胸伴有胸膜腔内出血常与胸膜粘连带内血管断裂有关，肺完全复张后，出血多能自行停止，若继续出血不止，除抽气排液及适当输血外，应考虑开胸结扎出血的血管。

（3）纵隔气肿与皮下气肿：由于肺泡破裂逸出的气体入肺间质，形成间质性肺气肿。肺间质内的气体沿血管鞘可进入纵隔，甚至进入胸部或腹部皮下组织，导致皮下气肿。张力性气胸抽气或闭式引流后，亦可沿针孔或切口出现胸壁皮下气肿，或全身皮下气肿及纵隔气肿。大多数患者并无症状，但颈部可因皮下积气而变粗。气体积聚在纵隔间隙可压迫纵隔大血管，出现干咳、呼吸困难、呕吐及胸骨后疼痛，并向双肩或双臂放射。疼痛常因呼吸运动及吞咽动作而加剧。患者发绀、颈静脉怒张、脉速、低血压、心浊音界缩小或消失、心音遥远、心尖部可听到清晰的与心跳同步的咔嗒声（Hamman 征）。X 线检查于纵隔旁或心缘旁（主要为左心缘）可见透明带。皮下气肿及纵隔气肿随胸腔内气体排出减压而自行吸收。吸入浓度较高的氧可增加纵隔内氧浓度，有利于气肿消散。若纵隔气肿张力过高影响呼吸及循环，可做胸骨上窝切开排气。

（六）护理

1. 护理问题

（1）低效性呼吸型：与胸膜腔内积气压迫肺脏导致的限制性通气功能障碍有关。

（2）疼痛：胸痛与脏层胸膜破裂、引流管置入有关。

（3）活动无耐力：与日常活动时氧供不足有关。

2. 护理措施

（1）休息与活动：急性自发性气胸患者应绝对卧床休息。避免一切增加胸腔内压的活动，如屏气、咳嗽等。血压平稳者取半坐位，有利于呼吸、咳嗽排痰及胸腔引流。卧床期间，协助患者每日翻身 1 次。如有胸腔引流管，翻身时应注意防止引流管脱落。

（2）饮食护理：给予高热量、高蛋白、高维生素、纤维素丰富的饮食，保证大便通畅，防止便秘用力大便时胸腔内压力增高，诱发或加重气胸。

（3）心理护理：患者由于疼痛和呼吸困难，常会出现紧张、焦虑和恐惧等情绪反应，导致耗氧量增加，从而加重呼吸困难和缺氧。因此，当患者呼吸困难严重时应尽量在床旁陪伴。增强患者安全感，解释病情、介绍治疗方法及治疗效果，满足患者的须求。胸痛较重者，遵医嘱给予止痛药物，缓解疼痛，减轻紧张、恐惧情绪。

（4）吸氧：根据患者缺氧的严重程度选择适当的吸氧方式和吸入氧流量，保证患者 SaO_2 >90%。对于选择保守治疗的患者，须给予高浓度吸氧，有利于促进胸膜腔内气体的吸收。

3. 健康教育

（1）肺部基础疾病的治疗：向患者介绍积极治疗肺部基础疾病对于预防气胸复发的重要性，以避免气胸的复发。

（2）避免诱发因素：避免抬举重物、剧烈咳嗽、屏气、用力排便等，预防便秘；吸烟者应指导戒烟；注意劳逸结合，在气胸痊愈 1 个月内，不要进行剧烈运动，如打球、跑步等；保持心情愉快，避免情绪波动。

（3）就诊指导：告诉患者一旦出现突发性胸痛，随即感到呼吸困难、胸闷，可能为气胸复发，应及时就诊。气胸预后取决于原发病、肺的功能情况、气胸类型、有无并发症等，大部分气胸可治愈，但复发率较高（5% ～ 30%），其中特发性气胸复发率更高。

第四节　通气调节功能障碍疾病

一、低通气综合征

临床上，多种疾病如肥胖、中枢性呼吸睡眠暂停综合征、慢性阻塞性肺疾病等可导致肺泡通气不足，使 $PaCO_2$ 高于 45mmHg，并常常伴有低氧血症，统称为低通气综合征（Hypoventilation syndrome）。

（一）临床表现

除引起低通气综合征的原发疾病的症状和体征外，早期可完全无症状，随着疾病进行性发展，逐渐出现劳力性呼吸困难、静息时呼吸困难、夜间睡眠障碍和白天嗜睡、困倦、精神恍惚，严重者出现智力受损，部分患者可伴有反复的下呼吸道感染，可咳嗽、咳痰等。疾病后期的严重低通气，可使患者出现严重的高碳酸血症和（或）低氧血症并表现相应的症状和体征。临床上体格检查时应注意有无胸廓畸形、显著的肥胖、重症 COPD 等导致低通气的原因，以及其所产生并发症的严重程度，如肺心病的症状和体征。

（二）辅助检查

1. 动脉血气分析

患者在白天自主呼吸时血 $PaCO_2$ 的增加常作为患者低通气的诊断线索，但大部分患者只是在睡眠时才出现严重的高碳酸血症。SaO_2 的监测方法对低通气的诊断不敏感。

2. 呼吸调节的测定

①低氧的通气反应实验：正常人对低氧的通气反应呈双相曲线，当 $PaO_2<60$mmHg 时才出现显著的通气反应，在此时，VE 明显增加，并伴有高碳酸血症时，在任何水平的 PaO_2 都可出现 VE 的显著变化；②高碳酸血症的通气反应实验：$PaCO_2$ 增加所致的通气反应呈一直线，直线的斜率反映呼吸中枢对 $PaCO_2$ 的敏感性，正常反应是 $PaCO_2$ 每增加 1mmHg，VE 增加 2 ～ 5L/min，当低氧血症时，呼吸中枢对 CO_2 的敏感性增加，通气反应的强度大于仅有低氧或高碳酸血症时；③口腔闭合压（mouth occlusion pressure ）P0.1

测定：该测定可较准确地反映中枢的呼吸驱动力。正常人的 $P0.1/PaCO_2$ 与 $VE/PaCO_2$ 相关性好。

3. 呼吸肌功能的测定

对低通气综合征患者进行呼吸肌功能测定，是判断低通气的原因严重程度的重要手段。

4. 呼吸肌肌力测定

测定最大静态吸气和呼气的口腔压力，是衡量呼吸肌肌力的简单常用的方法。患者取坐位，夹上鼻夹，在残气位和肺总量位时，通过口器与其相连管道做最大用力吸气和呼气时，测得最大口腔压并能维持至少 1 秒，重复 3 次以上，取最高值。

5. 跨膈压（transdiaphragmatic pressure）测定

为吸气相腹内压与胸膜腔内压的差值，是反映膈肌功能和力量的可靠指标。

（三）诊断与鉴别诊断

1. 诊断

根据病史或入睡后观察 15 分钟可推测诊断。觉醒时测流量 – 容积曲线，一部分阻塞性睡眠呼吸暂停患者在吸气时可出现锯齿状改变，对提示该征的诊断有价值。一些患者的 CT 扫描可显示从鼻到会厌普遍性狭窄，但也有一些患者呈正常。要确诊和了解病情的严重性，须用多导睡眠图对患者睡眠进行整夜的监测，包括记录脑电图（C2-A2 或 C4-A1）、眼动图、肌电图、鼻热敏电阻测定鼻腔气流及电阻式胸腹带或阻抗法记录胸腹呼吸活动。目前，多导睡眠图（polysomnography，PSG）是诊断 SAHS 的“金标准”。20 世纪 70 年代美国学者提出，睡眠呼吸暂停指数（apnea index，AI）≥ 5 可诊断为 SAHS，后来研究发现，睡眠低通气，也可引起严重的低氧血症及睡眠紊乱，其临床意义与呼吸暂停相同，因而以睡眠呼吸暂停低通气指数（apneahypopnea index，AHI）或呼吸紊乱指数（respiratory disturbance index，RDI）代替 AI 作为诊断标准。有学者指出，SAHS 不同于睡眠呼吸暂停，只有引起临床症状的睡眠呼吸暂停，才能称其为“综合征”，AHI 的高低，有时与 SAHS 症状，如白天嗜睡的严重程度，相关性较差。上气道阻力综合征患者，虽然 $AHI<5$，血氧饱和度（SaO_2）无明显下降，但临床嗜睡症状可较明显；而一些老年人，虽 $AHI>5$，临床上无症状，因而有人提出老年人 SAHS 诊断标准为 $AHI \geq 10$，但是绝大多数学者认为，$AHI \geq 5$ 仍是诊断 SAHS 的国际标准。

美国睡眠协会已于 1999 年对成人睡眠相关紊乱的诊断推荐了下列诊断标准：诊断标准 A 或 B，加标准 C。

A. 没有其他原因可解释的嗜睡。

B. 下列2项或2项以上更多不能被其他原因解释：在睡眠中窒息或憋气；睡眠中反复唤醒；不能恢复精力的睡眠；日间疲劳。

C. 整夜监测证实在睡眠期间每小时有5次或更多的阻塞性呼吸暂停事件。这些事件可能包括阻塞性呼吸暂停、低通气或（和）呼吸努力相关的微觉醒。阻塞性呼吸暂停低通气的特点是呼吸短暂地减少或完全停止。近年来有关PSG临床应用的报道有很多，检查项目、SAHS分型及OSAS诊断标准等基本上均参照北京协和医院呼吸睡眠疾患诊治中心制定的标准，在诊断OSAS时应注意与其他疾病鉴别，如甲状腺功能低下、白血病、喉痉挛、癫痫、肢端肥大症等。

2. 鉴别诊断

慢性肺源性心脏病是指慢性肺胸疾病或肺血管慢性病变，逐渐引起肺动脉高压，进而造成右心室肥大，最后发生心力衰竭的一类心脏病。因此心功能不全方面表现较低通气综合征突出。可通过完善胸部X线、CT及超声心动图等检查结合病史、症状、体征以资鉴别诊断。

（四）治疗

治疗引起慢性低通气综合征的基础疾病及常合并的代谢性酸中毒。

1. 氧疗

虽不能纠正导致低氧血症的基础疾病，但能预防低氧的并发症。一些原发性肺泡低通气患者对长期夜间供氧反应良好，但供氧量必须谨慎和监测动脉血气分析，采用低流量吸氧，以免加重 CO_2 潴留。

2. 呼吸兴奋药

在本病治疗中呼吸兴奋药的应用价值相当有限。

（1）甲羟孕酮：可增加呼吸中枢的驱动力，对肥胖低通气综合征和COPD患者有一定治疗作用。

（2）阿米三嗪萝巴新片：可增加颈动脉体的周围感受器对低氧血症的通气反应。可使COPD患者改善气体交换，但都可能增加低氧血症时的肺血管收缩反应，而引起肺动脉高压。

（3）乙酰唑胺：通过促进利尿排出 $HCO3^-$，可产生代谢性酸中毒，从而增加通气反应。乙酰唑胺能降低中枢性呼吸睡眠暂停综合征患者的中枢呼吸暂停指数。该药药效在开始应用时较明显，但1个月后药效降低。

（4）茶碱类药物：可改善心功能，增加中枢对缺氧的反应，可降低中枢呼吸暂停指数。

3. 辅助通气

对严重的低通气患者，应用机械通气可增强患者的自主呼吸。机械通气的应用指征：①夜间低通气症状，如晨起头痛、噩梦、夜尿、活动能力下降等；②静息状态下呼吸困难或睡眠时呼吸功增加；③低通气诱发的肺心病（$PaCO_2$> 55mmHg，pH 值 <7.32）；④夜间低通气，虽经氧疗，SaO_2 仍小于 88%。常用的辅助通气方法为有创机械通气和无创正压机械通气两种，气道分泌物增多，上呼吸道管理困难，意识不清，无创机械通气失败的患者宜选择有创机械通气；气道分泌物较少，上呼吸道易于管理、清醒的患者可选择无创正压机械通气。

5. 其他治疗方法

（1）膈肌起搏：对重症患者而言，膈肌起搏为一种有效的治疗手段。应用时通过射频传感器和接收器，将电脉冲传到膈神经，使膈神经产生收缩，但膈肌起搏价格昂贵，应用中有突然失效的可能，有潜在膈肌疲劳的可能性，可发生上气道阻塞，需要手术植入电极接收器等弊端，故其利用价值有限，但若成功应用则可使患者避免机械通气。

（2）呼吸肌训练：通过训练增加呼吸肌肌力，加强咳嗽，促使分泌物排出，增强通气能力。

（五）护理

1. 护理问题

（1）气体交换障碍：与肥胖、扁桃体肥大有关。

1）卧位：建议患者侧卧或半坐卧位。因平卧位时由于重力作用，软腭及舌根下塌，易阻塞气道，加重打鼾。

2）病情观察：观察呼吸情况，必要时进行低流量输氧。

3）减肥：建议患者减肥，制订减肥计划，请营养师编订减肥食谱，适当增加体力活动和减少摄入量。

4）抢救准备：准备好抢救用物，如压舌板、舌钳、气管切开包等。

5）术前准备：有手术指征患者积极完善术前准备，尽快手术治疗。

（2）睡眠方式紊乱：与咽峡狭窄、高血压、环境的改变有关。

1）环境：安排安静优雅的病房，以利于睡眠。

2）休息：合理安排治疗护理操作，尽量勿打扰患者的睡眠。

3）心理护理：安慰患者并让患者看到其准备的各种抢救用物，以消除患者突破性入睡的紧张情绪，鼓励患者保持最佳心理状态入睡。

4）病情观察：睡前、晨起前测血压，发现血压变化，及时与医师取得联系，尽量控制血压保持在正常水平。

（3）潜在并发症：缺血性脑卒中、猝死、心肌梗死、呼吸衰竭与阻塞性睡眠呼吸暂停综合征严重且持久有关。

1）避免刺激：限制探视人数，减少刺激因素，防止情绪激动和紧张。

2）病情观察：密切观察患者入睡后呼吸、神态变化，特别是凌晨 4 ～ 8 时血压和病情的变化，因这段时间内易发生频繁呼吸暂停或猝死。

3）氧疗：向患者讲述夜间持续低流量输氧的作用以便配合，纠正严重的低氧血症和高碳酸血症，减轻缺氧的症状。

4）生命体征监测：密切观察呼吸困难症状和体征，必要时进行心电监护。

5）用药护理：切忌随意用镇静安眠药物等中枢神经系统抑制药，以免直接导致睡眠窒息的发作。

6）术前准备：积极完善术前准备，尽快除去致病因素。

2. 健康教育

（1）改变不良的生活习惯。

1）采取侧卧位睡眠：改变习惯于仰卧位的睡眠，采取侧卧位睡眠，可以防止咽部软组织和舌体后坠堵塞气道；减轻颈部和胸部脂肪对气道造成的压力，从而有助于减轻鼾声甚至防止睡眠呼吸暂停。

2）避免喝酒和服用某些药物：酒精、镇静剂、安眠药以及抗过敏药物会使呼吸变得浅而慢，并使肌肉比平时更加松弛，导致咽部软组织更容易堵塞气道，这些会加重鼾症和睡眠呼吸暂停。睡前尽量不要喝酒、不要喝浓茶和咖啡，镇静安眠药的服用要遵医嘱。

（2）减轻体重：肥胖使打鼾加剧。减轻体重有助于呼吸。如果体重过重，要根据医生的建议制订减肥计划。

（3）定期锻炼：有利于减轻体重，改善肺功能，有助于减轻症状。根据医生的建议制订一个锻炼计划，如散步、步行上下楼梯，也可采取其他自己所喜爱的运动方式。

（4）保持鼻部通畅：预防感冒，及时治疗鼻腔阻塞性疾病，有助于鼾症和睡眠呼吸暂停的改善。积极治疗过敏性鼻炎和鼻窦疾病，手术纠正偏曲的鼻中隔、摘除鼻息肉等。

（5）戒烟：吸烟对鼻腔黏膜的刺激会加重鼻腔和呼吸道的堵塞。

（6）正确使用持续正压呼吸机。

二、高通气综合征

高通气综合征是通气过度超过生理代谢所须而引起的一组综合征，其特征是临床症状可以由过度通气激发试验诱发出来。传统的观念认为，焦虑和应激反应等因素诱发了超生理代谢需要的过度通气，而临床症状都可以用过度通气和呼吸性碱中毒来解释。高通气综合征的临床症状累及多器官系统（呼吸、心血管、神经和精神方面），表现为呼吸困难、气促、憋气、胸部不适或胸痛、呼吸深或快、心悸、头晕、视物模糊、手指针刺麻木感、手指上肢强直、口唇周围麻木发紧、晕倒、精神紧张、焦虑、恐惧、害怕死亡等。这些所谓的心身症状不伴有相应的器质性病因，症状的发生与呼吸控制系统异常（很可能是脑干以上的高位神经调节异常）、自主呼吸调节丧失稳定性有关。当患者的呼吸受到刺激时，呼吸调节功能发生一过性紊乱，出现过度通气，症状的出现可以用过度通气和接踵而来的呼吸性碱中毒来解释。

正是由于症状与过度通气之间的这种联系，过度通气激发试验广泛用于临床诊断。临床上，可以根据症状学特征和过度通气激发试验阳性做出高通气综合征的诊断。

高通气综合征的概念包含 3 个含义：①有很多躯体和神经精神症状；②有可以导致过度通气的呼吸调节异常；③症状与呼吸调节异常之间存在因果联系，也就是说，症状是由呼吸调节异常引起的。过度通气状态（hyperventilation）即血气 $PaCO_2$ 的降低与高通气综合征不同义。很多器质性疾病，如低氧血症、肺炎、肺间质纤维化、肺栓塞、充血性心力衰竭、代谢性酸中毒、发热等，都可伴随过度通气状态。血气 $PaCO_2$ 的降低，不属于高通气综合征的范畴。通过治疗原发疾病，过度通气状态可以随之而缓解。将器质性疾病伴随的过度通气状态也归类于高通气综合征，无论从病因学、发病机制，还是从临床诊断和治疗的角度考虑，都不够确切。因此，在高通气综合征的诊断过程中，应特别注意与上述器质性疾病引起的过度通气状态加以鉴别。

（一）病因病理

高通气综合征的临床症状累及多器官系统（呼吸、心血管、神经和精神方面），表现为呼吸困难、气促、憋气、胸部不适或胸痛、呼吸深或快、心悸、头昏、视物模糊、手指针刺麻木感、手指上肢强直、口唇周围麻木发紧、晕倒、精神紧张、焦虑、恐惧、害怕死亡等。这些所谓的心身症状不伴有相应的器质性病因，症状的发生与呼吸控制系统异常（很可能是脑干以上的高位神经调节异常）、自主呼吸调节丧失稳定性有关。当患者的呼吸受到刺激时，呼吸调节功能发生一过性紊乱，出现过度通气，症状的出现可以用过度通气和接踵而来的呼吸性碱中毒来解释。

（二）临床表现

高通气综合征的症状累及多器官系统，轻重不一，缺乏诊断的特异性，给临床诊断带来困难。起病前，患者多有精神创伤史或过度劳累、精神紧张或心理压力过大等心理性诱因，临床多为慢性过程，伴急性发作。急性发作时间多为 10 ～ 30 分钟，严重时可长达 1 个多小时，多能自然缓解，症状时轻时重，可以表现为短期内频繁的症状发作，而在另一时期又有较长的相对缓解期，迁延为慢性。严重发作时患者甚至有濒临死亡感，尽管临床症状很重，尚未见到由于高通气综合征而死亡的报道，患者的生活质量明显降低，经过正确的诊断和处理，预后常常较好。

1. 呼吸系统

呼吸困难或憋气是常见症状，典型患者表现为Ⅲ级以上的呼吸困难，没有相应的呼吸、心血管和其他引起呼吸困难的器质性病因，呼吸困难呈发作性，呼吸困难的严重程度与体力活动无明显关系，伴随症状有头晕、肢体麻木等，发作时濒死状有头晕、肢体麻木等，发作时有濒死感。体检可见患者呈现出异常的呼吸形式：呼吸频率忽快忽慢、节律不均匀，呼吸呈频繁的叹息样。患者习惯于胸式呼吸，胸部上 1/3 和颈部辅助呼吸肌参加呼吸运动，腹式呼吸基本消失。由于肋间肌负荷过重，收缩过度或疲劳，可出现胸部不适甚至胸痛，性质为钝痛，呈持续性，以此可与冠心病心绞痛鉴别。

2. 心血管系统

由于症状发作时常有胸痛、心悸和濒临死亡感，患者常首诊于心血管专科。鉴别诊断应注意：①高通气综合征患者年龄多为 20 ～ 40 岁，女性多于男性；②虽反复多次发作，但 ECG 以及各种心脏结构和功能方面的检查均正常；③焦虑心情、疑病心态或疑有“心脏病发作”是这类患者的特征。医师的警觉性常常是正确诊断的关键。

3. 神经系统

多数患者有头晕的症状，患者常常描述为“眼前发黑”，尤其是从蹲位或坐位突然站起时明显，患者并不感到周围环境在转动，可与眩晕鉴别。其他神经系统症状还有视物模糊、黑蒙、眼前发黑、手足和上下肢的麻木、四肢强直，甚至晕厥。

4. 其他表现

不少患者可有消化系统症状、乏力、失眠、头痛、肢端湿冷、注意力下降等。

（三）辅助检查

1. 过度通气试验

过度通气试验是诊断高通气综合征的重要手段。该试验常在肺功能室进行，患者取坐位，嘱患者用力呼吸，频率为 60 次 /min，患者的通气量用潮气末 CO_2 监测仪监测，维持 $PaCO_2$ 在 20mmHg 以下，连续过度通气 3 分钟后正常呼吸，并立即询问患者在深快呼吸过程中的感觉和症状，如患者的主要症状，尤其是呼吸系统、循环系统和焦虑症状在过度通气试验中部分或完全诱发出来，则激发试验阳性，否则为阴性。该试验有一定风险，个别患者可出现严重发作，故激发前应对可能出现的突发情况做充分的应急处理准备。

2. 血气分析

$PaCO_2$ 降低是诊断的直接依据，它表明患者此时正处于症状的急性发作期、存在过度通气及急性呼吸性碱中毒等。血气分析正常亦不能排除诊断。

（四）诊断与鉴别诊断

1. 诊断

高通气综合征的诊断仍限于临床，主要根据可疑症状、经过度通气激发试验可部分或完全诱发出主要症状、已排除其他器质性疾病的前提下，做出临床诊断。

高通气综合征临床诊断标准：①有典型的症状，Nijmegen 症状问卷总分达到或超过 23；②过度通气激发试验阳性；③发病前有精神创伤史、过度劳累、精神紧张或应激等心因性诱因。

符合上述 3 个条件，即可诊断为典型高通气综合征；符合第 3 条，仅部分满足前两条，诊断为可疑高通气综合征；3 个条件均不符合，可排除高通气综合征。

2. 鉴别诊断

本病应注意与呼吸、心血管、神经、内分泌等系统疾病鉴别。

（1）支气管哮喘、肺栓塞、上气道阻塞：呼吸系统疾病须与支气管哮喘、肺栓塞、上气道阻塞鉴别，进行 V/Q 显像和三维上气道成像检查，可减少肺栓塞、上气道阻塞误诊；轻症支气管哮喘患者容易被误诊为高通气综合征，这类患者肺功能检查气道阻塞甚轻，而呼吸困难症状重，两者不平行，对支气管哮喘的阶梯治疗反应差，原因可能与茶碱类、受体激动剂、肾上腺糖皮质激素的致焦虑作用有关，注意区分。

（2）冠心病、心绞痛：心血管疾病须与冠心病、心绞痛鉴别，高通气综合征患者年龄多为 20 ～ 40 岁，女性多于男性；虽反复多次发作，但 ECC 以及各种心脏结构和功能方面的检查均正常；焦虑心情、疑病心态或疑有“心脏病发作”是这类患者的特征。医师的警觉性常常是正确诊断的关键。

（3）脑血管病、癫痫：神经系统疾病须与脑血管病、癫痫鉴别，必要的相关检查头颅 CT 扫描、脑电图可区分。

（4）甲状腺功能亢进或减低、嗜铬细胞瘤、低血糖：内分泌系统疾病须与甲状腺功能亢进或减低、嗜铬细胞瘤、低血糖等鉴别，相应的病史、体征及必要的相关检查可明确诊断。

（五）治疗

1. 腹式呼吸训练治疗

治疗分为以下 3 个步骤：

（1）向患者解释症状与过度通气之间的联系，与患者说明高通气综合征的诊断和该疾病的性质，解除患者的精神负担和消除其恐惧心理。

（2）患者需要学习正确的呼吸方法，即缓慢呼吸、腹式呼吸，并通过减慢呼吸频率来减少或消除过度通气的倾向性。

（3）患者需要在 2 ～ 3 个月接受 20 次呼吸训练。高通气综合征急性发作期的治疗是面罩或袋囊重呼吸疗法，通过增加呼吸无效腔，使 $PaCO_2$ 增加，通气减低，症状得以迅速缓解。

2. 药物治疗

高通气综合征一旦诊断，腹式呼吸训练治疗为首选，应避免使用精神药物。精神药物治疗具有疗程长，容易形成心理依赖、撤药反跳和复发率高等缺点，但对于呼吸治疗反应较差或失败的患者可在精神科医生指导下使用药物治疗。常用的药物如下：

（1）苯二氮䓬类：该类药物能有效减轻惊恐发作，其中阿普唑仑被一贯认为是有效的抗惊恐药物。其他常用药物还有地西泮、艾司唑仑和罗拉，但苯二氮卓类治疗惊恐症存在镇静性强、依赖潜力高等许多难以克服的缺点。

（2）选择性 5- 羟色胺再摄取抑制剂（SSRI）：帕罗西汀宜从低剂量开始使用，在 6 周内增至充分治疗量，即 20 ～ 60mg/d。氟西汀对治疗抑郁和抑郁伴随焦虑的疗效较明显，但对焦虑和惊恐的治疗效果较差。氟西汀服药 2 周后起效，其治疗抑郁的复发率较高，因此对首次抑郁发作的患者，建议疗程为 6 ～ 9 个月，对反复发作的患者则应建议其转精神科接受专科治疗。帕罗西汀与其他精神药物一样，不宜突然停药，应制订逐渐减量停药方案，如以周为间隔逐渐减量，每周的日用剂量比上周的日用剂量减少 10mg，每周减量 1 次。

3. 其他疗法

（1）认知行为疗法：认知行为疗法是一种用于治疗高通气综合征有效且独立的治疗方法。该疗法是在患者接受疾病知识的系统教育后，让患者逐渐暴露于导致焦虑的实际场景并学会自控。目前认知行为疗法在我国综合性医院尚未推广应用。

（2）心理疏导：因此类患者多存在精神刺激等方面的诱因，要有耐心，多与患者沟通，多交谈，努力寻找发病原因，耐心进行心理疏导及劝慰。

（3）暗示疗法：不要在患者面前谈论病情，勿流露出紧张、焦虑等情绪，导致发作加重。叮嘱患者放松，均匀呼吸，减慢呼吸频率或屏气，以减少二氧化碳的呼出。

（4）症状严重者，可采用纸袋或塑料袋罩口吸回呼出的二氧化碳，改善碱中毒的情况，缓解症状。肌内注射维生素 B 类药物，并告知患者这是治疗该病的特效药，多数患者接受暗示后均可终止发作。

（5）为稳定患者情绪，必要时可肌内注射地西泮 10mg，15 分钟后仍不缓解者，再次肌内注射安定 10mg，所有患者于 10 ～ 30 分钟均进入镇静睡眠状态，呼吸困难等症状完全消失，过速的心率变缓恢复正常，6 ～ 8 小时后患者治愈离院。

（六）护理

1. 急诊处理与护理措施

（1）面罩重呼吸或极低流量面罩吸氧（1L/min）：如果患者进入急诊科后能很快确诊，可直接应用面罩重呼吸方法，来迅速提高吸入 CO_2 含量，改善呼吸以及由此而带来的一系列症状；但如果患者不能立刻确诊，且自觉症状非常严重，恐惧、胸闷、呼吸困难，可采取低流量面罩吸氧（1L/min），同时监护血氧饱和度。此方法有两个优点：一是能够安慰患者；二是能够协助诊断。因为在 1L/min 的氧浓度给氧时，高通气综合征患者的血氧饱和度不会低，甚至会达到 100%，而其他疾病缺氧患者的血氧饱和度多数会低。

（2）多功能心电监护：监护生命体征，尤其注意监护呼吸频率与血氧饱和度。此类患者呼吸频率快，但血氧饱和度不低，多达 100%。

（3）快速建立静脉通道、动脉采血进行血气分析、遵医嘱用药，大多为镇静、抗焦虑药物。

2. 心理护理

高通气综合征患者多有心理不良体验或暗示诱发，心理因素所占比重较大，因此对患者采取心理疏导，加强心理护理显得尤为重要。首先应耐心倾听患者对病史、症状及诱发因素、思想等方面的叙述，弄清认知、情感和行为三者之间的关系，然后耐心向患者解释临床症状与过度通气的关系。可让患者行过度通气激发试验，方法是叮嘱患者以每分钟 60 次的频率用力呼吸，3 分钟后嘱正常呼吸，立即询问患者在深快呼吸过程中的感觉和症状。如果患者的主要症状在过度通气激发试验中部分或全部得以诱发出来，则激发试验阳性，否则阴性。以此让患者确信其症状是由过度通气所引起，并非器质性病变，通过呼吸调节是可以治愈的，取得患者对医护人员的信任，从而解除其心理压力，消除紧张、恐惧心理，增强战胜疾病的信心，主动配合医护人员的治疗计划。

3. 自我指导训练

主要是进行呼吸调节训练，让患者学会缓慢腹式呼吸，以消除过度通气，减少二氧化碳的排出，阻断高通气综合征发生的恶性循环，使患者内环境趋于平衡，从而减轻最终消除呼吸性碱中毒。其方法是：让患者一手放胸前、一手放腹部，做腹式呼吸。吸气时尽力挺腹、胸部不动，呼气时腹肌缓慢主动收缩，以增强腹内压力，使膈肌上提，按节律进行呼吸每天训练 2 ～ 3 次，每次 20 分钟。

4. 健康教育

在治疗与护理患者时，要特别注意消除其精神因素，加强心理护理嘱患者平时注意劳逸结合，学会放松与调节情绪，缓解学习与工作中的各种压力，以及病情好转回家后应继续坚持呼吸调节训练，预防复发。

第五章　呼吸系统重危疾病诊疗

第一节　呼吸衰竭

呼吸衰竭是临床上经常遇到的一种危重病症，实际上许多重症疾病均可发生呼吸衰竭，故呼吸衰竭实际上是一个综合征，而不是一个疾病。呼吸衰竭通常是由于肺通气不足、弥散功能障碍和肺通气 / 血流比例失调等原因，使静息状态下吸入空气时出现低氧血症和（或）二氧化碳潴留，从而引起一系列生理和代谢混乱的临床综合征。急性或慢性呼吸衰竭也是临床上危重患者死亡的一个重要原因。慢性阻塞性肺部疾病患者晚期常死于呼吸衰竭。肺炎患者的死亡原因，7% 以上为呼吸衰竭。美国重症监护病房（ICU）的患者中，每年约有 34% 因呼吸衰竭而接受机械通气治疗，总数达 50 万人。急性呼吸衰竭（acute respiratory failure，ARF）患者，如果原先无心肺疾患或系统疾病，存活率可超过 85%，健康老人（>80 岁）患急性呼吸衰竭后，生存率也接近 85%。然而，多器官功能障碍综合征（MODS）或原先有肝、肾或慢性肠胃道疾病伴营养不良者，其预后较差。其中约 17% 的患者需要机械通气治疗，这些患者中，年龄较大的只有 9% 的存活率，年轻者也不过 36%。

呼吸衰竭是一种功能性疾病，由影响肺功能的多种病理情况所致，这些病理改变使肺功能不能维持正常的 PaO_2 或排出 CO_2。呼吸衰竭可为急性或慢性表现，取决于疾病过程的病理、病理生理和治疗反应。通常急性和慢性呼吸衰竭取决于动脉血气分析，但是临床上不一定与这些血气分析的数据相符合。

迄今尚无公认的呼吸衰竭定义。当前国外大多数呼吸内科权威教科书，将呼吸衰竭定义为：当呼吸功能损伤到气体交换不能维持正常的动脉血气水平，动脉血氧分压（PaO_2）降低和（或）动脉血二氧化碳分压（$PaCO_2$）增高并超越正常范围时，即有呼吸衰竭存在。通常血气诊断标准是在海平面、静息状态及呼吸空气的情况下，PaO_2<60mmHg（6.7kPa，1kPa =7.5mmHg），和（或）$PaCO_2$>45mmHg（6kPa）。但是美国 2008 年出版的《肺脏病学》（***Fishman's Pulmonary Diseases and Disorders***）则将高碳酸性呼吸衰竭定义为 $PaCO_2$>45mmHg，而低氧性呼吸衰竭定义为当吸氧浓度≥ 60% 时，PaO_2<55mmHg。2006 年 11 月，美国国立心、肺、血液学会（NHLBI）和 WHO 发表的《慢性阻塞性肺疾病

全球创议》（***Global Initiative for Chronic Obstructive Lung Disease，GOLD***）修订版中把呼吸衰竭定义如下：在海平面呼吸空气的情况下，PaO_2 小于 8kPa（60mmHg）伴有或不伴有 $PaCO_2$>6.7kPa（50mmHg）。

然而，必须指出，这些血气分析指标并不是硬性规定，指标是为临床服务的，应该结合患者的病史、体征和其他实验室检查结果进行综合评估。一般而言，如果患者失去对体内器官提供充分的氧合能力或通气能力的情况下，则可以认为患者可能发生了呼吸衰竭。对于发生急性呼吸衰竭的患者，临床上需要进行紧急处理，包括：紧急气道管理、机械通气治疗和稳定循环功能。其后的临床任务有：呼吸衰竭病因的鉴别诊断、根据临床和实验室结果制订治疗计划、对患者进行呼吸监护，必要时进行右心导管检查。

一、病因

呼吸衰竭的病因繁多，脑、脊髓、神经肌肉系统，胸廓或胸膜，心血管，上气道、下气道和肺泡，其中任何一个环节的异常均可导致呼吸衰竭。临床上通常引起急、慢性呼吸衰竭的主要病因有：

1. 气道阻塞性疾病

（1）急性病：如会厌炎、喉水肿、气道内异物、细支气管炎、支气管哮喘。

（2）慢性病：如慢性阻塞性肺部疾病，其中包括慢性支气管炎、肺气肿以及睡眠呼吸暂停综合征、支气管扩张等。

2. 肺实质浸润性疾病

（1）急性病：各种原因引起的肺炎、结缔组织疾病合并肺间质病等。

（2）慢性病：结节病、肺尘埃沉着病、弥散性肺间质纤维化，包括特发性肺间质纤维化和其他各种原因引起的肺间质纤维化。

3. 肺水肿性疾病

（1）心源性：心肌梗死、二尖瓣或主动脉瓣疾患、左心衰竭。

（2）肺泡－毛细血管膜通透性增加：各种原因引起的休克、海洛因中毒、吸入化学物质、败血症、急性呼吸窘迫综合征（ARDS）等。

4. 肺血管疾病

（1）急性病：肺血栓栓塞、空气、脂肪栓塞等。

（2）慢性病：肺血管炎、多发性微血栓形成等。

5. 胸壁与胸膜疾病

（1）急性病：气胸。

（2）慢性病：脊柱后侧凸、胸膜纤维化、胸腔积液等。

6. 神经肌肉系统疾病

（1）脑部：镇静药和麻醉药的应用、脑血管疾病、感染、肿瘤。
（2）外周神经；多发性神经炎、多发性脊髓炎。
（3）肌肉：肌萎缩症、重症肌无力、肥胖和吉兰 - 巴雷综合征（急性炎症性脱髓鞘性多发性神经病）等。

二、分类

虽然临床上有许多疾病可以引起呼吸衰竭，按照其原发异常改变对呼吸系统的效应，通常能将上述各种疾病分类如下。

（一）中枢神经系统的异常

药物的作用、结构病变和代谢疾病对中枢神经系统的影响，均可导致中枢呼吸驱动的抑制，可产生低通气综合征和高碳酸血症，临床上可为慢性或急性呼吸衰竭的表现。麻醉药物或其他镇静药物的过量是呼吸衰竭的常见原因。最常见的是急性中毒，长期应用某些制剂（如美沙酮），可产生慢性高碳酸血症呼吸衰竭。“结构型”的中枢神经系统异常所产生的高碳酸血症，其常见疾病有脑膜脑炎、局部的肿瘤或髓质的血管异常或影响髓质控制系统的卒中。通常呼吸衰竭伴有其他神经系统的异常临床表现。各种代谢异常通过抑制呼吸中枢而产生高碳酸血症。常见原因有：黏液性水肿、肝功能衰竭和晚期尿毒症。除此之外，中枢神经系统的 $PaCO_2$ 升高可使中枢神经系统进一步抑制，并促使 CO_2 潴留。如慢性代谢性碱中毒时，常有 $PaCO_2$ 的升高，其原因常与利尿剂的应用有关。

（二）周围神经系统或胸壁的异常

各种周围神经系统疾病，神经肌肉疾患和胸壁的异常，常伴有高碳酸血症和低氧性呼吸衰竭。这类疾病主要特征是患者不能维持适当的每分钟通气量水平以排出机体所产生的 CO_2，且常伴随有呼气肌群的损害肺不张和吸入性肺炎。神经肌肉疾病所致高碳酸血症呼吸衰竭的常见原因是吉兰 – 巴雷综合征、重症肌无力、多发性肌炎、肌萎缩和代谢性肌肉疾病。除此之外，急性脊髓灰质炎和创伤性脊髓损伤也常伴有高碳酸血症。药物所致的高碳酸血症，其原因包括应用去极化和非去极化的麻醉制剂，尤其在应用皮质激素（如处理哮喘持续状态）、重症肌无力治疗时出现胆碱能危象，肌无力的患者应用氨基糖苷类抗生素等。胸壁异常是呼吸衰竭另一类常见的呼吸衰竭原因。常见的有：严重的脊柱侧弯、连枷胸、广泛的胸廓成形术和重度肥胖等。

上述各种原因所致的呼吸衰竭，其共同特点为吸气肌群的衰弱或胸廓活动程度受限制，从而造成潮气量的降低。患者最初可通过增加呼吸频率来代偿潮气量的降低，以维持一定的每分通气量，但随着病情进展，最终仍导致每分通气量降低。此外，患者的叹气功能也受损，加上潮气量的减少，导致肺不张的发生和肺顺应性的降低。肺顺应性的下降则使潮气量进一步减少和呼吸功的增加。因此造成通气量下降，而另一方面由于 VD/VT 的增加（原因为肺不张等），使患者的通气需要增加。通气供应和通气需要之间产生了明显的失衡，从而造成高碳酸血症。更进一步，由于延髓反射机制受损及呼吸肌群的受累，造成咳嗽功能障碍，造成吸入性肺炎和继发性的低氧血症。

除上述原因外，由于胸廓形态异常（如脊柱侧凸等）可造成呼吸功增加，造成呼吸肌群氧耗量增加，呼吸肌群的总氧耗量比例也增加。

（三）气道的异常

上气道或下气道的阻塞性疾病，均为慢性高碳酸血症的常见原因。上气道阻塞的病因有：急性会厌炎、异物吸入、气管内肿物和气管狭窄等。引起下气道阻塞的疾病有：慢性阻塞性肺疾病（COPD）、哮喘和晚期囊性肺纤维化。气道的狭窄可导致跨胸壁压力梯度的增加，从而需要吸气气流的增加。呼吸功的阻力成分增加，并伴有氧耗量的增加。此外，潮气量下降和无效腔通气增加可发生呼气肌群衰竭，其结果产生浅而速的呼吸类型。最后某些疾病中（如哮喘或 COPD 加重期），可发生气体陷闭和肺过度充气，导致膈肌扁平和膈肌功能受损。

（四）肺泡异常

这类疾病中，常见临床病因有心源性和非心源性肺水肿，弥散性肺炎、广泛的肺出血、胃内容物吸入和溺水。弥散性肺泡内充填，造成了一个大量的右向左分流，如同肺血流通过一个无通气或通气不佳的肺区。此外，伴随存在的肺间质水肿可损害肺－毛细血管膜的弥散功能，进一步损伤混合静脉血的氧合。

以肺泡内充填为特征的急性、广泛的肺疾病，通气需要明显增加，其原因有：低氧血症、VD/VT 的增加、呼吸功的弹性成分增加（因肺顺应性降低）、呼吸功的阻力成分也增加（因气道狭窄和气道反应性的增加），呼吸中枢的神经驱动增加（由于肺实质迷走神经纤维的调节）。一方面是通气需要的增加，另一方面却由于肺泡内充填、肺弹性降低、呼吸肌疲劳、膈肌功能受损而造成了通气供应的下降，这种失衡造成了高碳酸血症。

三、分型

“呼吸衰竭”是一病理生理学诊断术语，随病因、病变性质及病程的发展阶段不同，其主要病理生理改变和血气特点有所不同。临床上根据病理生理的不同类型、有无二氧化碳潴留等，将需要机械通气治疗的呼吸衰竭患者，划分为四大类型：①低氧性呼吸衰竭，主要或全部表现为低氧血症，通常为肺内分流（Qs/Qt）增加和肺泡通气 / 血流（V/Q）比例失调所致；②通气衰竭，主要表现为高碳酸血症，主要是呼出 CO_2 障碍，是由肺泡通气（VA）降低所致；③肺不张型呼吸衰竭，是一种围术期呼吸衰竭；④低灌注型呼吸衰竭，即休克型呼吸衰竭。实际上，将呼吸衰竭划分为这 4 种类型的呼吸衰竭，完全是人为的，但是有利于临床医师了解其相应的病理生理和常见的临床表现，也利于掌握相应的临床措施。

（一）低氧性呼吸衰竭（hypoxic respiratory failure，HRF）

通常也称Ⅰ型呼吸衰竭或换气性呼吸衰竭，血气特点是 $PaCO_2<60mmHg$，$PaCO_2$ 正常或降低。主要病理生理机制是肺内分流（Qs/Qt）增加和肺泡通气 / 血流（V/Q）比例失调。重症急性呼吸衰竭患者则往往存在明显的右向左的肺内分流增加，称为急性低氧性呼吸衰竭（acute-hypoxic respiratory failure，AHRF）。其原因主要是肺泡腔内充满水肿液或者肺泡塌陷所致，因而对氧气治疗效果不佳。弥散功能障碍只是在 $PaCO_2<50mmHg$ 时才参与作用。其总肺泡通气量正常或增加。常见于支气管炎、肺气肿、肺泡纤维化、支气管哮喘、肺炎、心源性肺水肿、ARDS、肺泡出血综合征及肺不张等疾病。这种难治性低氧血症常常伴有肺泡通气和每分通气量（VE）的增加以及 $PaCO_2$ 降低。但是，随着病情的进展或者持续，可以发生呼吸肌群的衰竭，从而导致肺泡通气量的下降和 $PaCO_2$ 增加。

（二）高碳酸 - 低氧性呼吸衰竭（hypercapnic -hypoxic respiratory failure，HHRF）

也称Ⅱ型呼吸衰竭，主要是有效肺泡通气量不足，血气特点除低氧血症外，$PaCO_2>45mmHg$。进一步可分为两个亚型：①总肺泡通气量下降，多发生于神经肌肉系统所致呼吸动力障碍而肺实质正常的患者；②净肺泡通气下降，两上肺区灌注进一步减少，形成类似无效腔效应，不能进行正常的气体交换。尽管总肺通气量无改变，但有效肺泡通气量却明显减少。常见病因是慢性阻塞性肺部疾病。

（三）肺不张型呼吸衰竭

即围手术期呼吸衰竭（ perioperative respiratory failure），现称为Ⅲ型呼吸衰竭。围手术期呼吸衰竭通常是肺不张所致。一般而言，这些患者中，由于异常的腹部情况使呼出气的肺容积（功能残气量，FRC）低于增加的关闭容积，因而导致肺下垂部位的肺泡出现进行性塌陷，其结果常常导致Ⅰ型急性低氧性呼吸衰竭（AHRF）。

把这一肺不张类型的呼吸衰竭作为临床上一种特殊的呼吸衰竭类型来处理，其主要目的是引起临床的注意，预防在手术后发生肺泡塌陷、FRC 降低以及在肺容积增加的情况下发生气道的异常关闭，从而产生呼吸衰竭。由于许多Ⅰ型和Ⅱ型呼吸衰竭患者也可能存在这一类似情况，所以设法减少肺不张所致的呼吸衰竭发生是临床上处理所有呼吸衰竭患者时所必须考虑的问题之一。临床上常常需要采取的处理措施如下：①每 1 ～ 2 小时改变体位，从仰卧位转换为侧卧位，积极采取胸部理疗，勤从气道内吸痰；②保持 35 ～ 45° 的端坐体位，以减少腹部的压迫；③机械通气时加用叹气（sighs）、CPAP、PEEP 等模式，使呼气末肺容量高于关闭容量（CV）；④特别关注切口疼痛以及腹痛的处理，镇痛和降低腹压。

（一）低灌注状态所致的Ⅳ型呼吸衰竭

临床上某些机械通气治疗的患者并不属于上述 3 种类型的呼吸衰竭分类，尤其是低灌注状态的患者。Ⅳ型呼吸衰竭常见于心源性休克、低容量休克或脓毒性休克患者，而并未发生肺部病变。对这些呼吸困难的患者进行通气治疗的原因往往是为了稳定气体交换和通过减少呼吸肌群做功来降低心排出量的消耗，直到低灌注状态得以纠正为止。Ⅳ型呼吸衰竭患者的撤机相对较为简便，当休克纠正，患者恢复自主呼吸并且拔除气管插管后，即可撤机。

根据临床经过，呼吸衰竭又可分为 3 种情况：

（1）急性呼吸衰竭：既往无慢性呼吸道疾病患者，从中枢神经系统到肺泡之间任何急性损伤和功能障碍均可致急性呼吸衰竭，通常在数分钟到数小时内发生。同样可分为Ⅰ型和Ⅱ型。

（2）慢性呼吸功能不全发展的慢性呼吸衰竭：早期可呈Ⅰ型特点，为低氧血症和呼吸性碱中毒；晚期发展到Ⅱ型，但进展缓慢，发生在几日或更长的时间内，体内已充分代偿。除 PaO_2 进一步下降外，$PaCO_2$ 升高，HCO_3^- 增加。

（3）慢性呼吸衰竭的急性发作：多见于慢性阻塞性肺部疾病患者，在低氧血症或低氧血症合并高碳酸血症的基础上，$PaCO_2$ 进一步下降，$PaCO_2$ 明显升高，酸碱代偿机制不充分，pH 值改变明显，常伴有复合性酸碱紊乱。

四、诊断

（一）诊断

1. 呼吸衰竭的临床表现

早期轻症呼吸衰竭不易发现，中、重度呼吸衰竭诊断比较容易发现。根据呼吸衰竭的定义，临床表现并结合动脉血气分析，在综合判断的基础上，可以做出确切的诊断。最好包括其病因、类型和程度以及相关的肺功能、酸碱改变和氧运输等情况，以便指导治疗和估计预后，以下几方面可作为临床诊断的参考：

（1）致病因素：导致呼吸衰竭的基础疾病和临床表现。

（2）低氧血症的表现：主要为呼吸困难和发绀。呼吸困难是最早出现的临床症状，随呼吸功能的降低而加重，可以有呼吸频率及节律的改变，辅助呼吸肌参与时可有“三凹征”，也可表现为呼吸浅速、点头样呼吸等。进入二氧化碳麻醉后，呼吸困难表现可能不明显。发绀是缺氧的典型症状。

（3）神经精神症状：缺氧和二氧化碳潴留均可引起神经精神症状，急性缺氧可出现精神错乱、狂躁、昏迷、抽搐等。慢性缺氧只表现为智力、定向力障碍。二氧化碳潴留主要表现为中枢神经系统抑制。$PaCO_2$>80mmHg（10.7kPa）时，患者有表情呆滞、精神错乱。$PaCO_2$>120mmHg（16kPa）时，患者进入昏迷，对各种反射均无反应。“肺性脑病”为二氧化碳潴留的典型临床表现。

（4）循环系统症状：有心率增快、心排出量增加，血压上升，心律失常。如缺氧加重，心肌可受累，此时心排出量减少、血压下降，可导致循环衰竭。另外，二氧化碳潴留使血管扩张，皮肤温暖、红润、多汗。

（5）消化系统和肾功能的改变：缺氧可使肝细胞变性坏死，导致血清谷－丙转氨酶升高；严重缺氧和二氧化碳潴留可导致胃肠道黏膜充血、水肿或应激性溃疡，可发生呕血、便血。严重的缺氧可损害肾功能，出现少尿、无尿，甚至急性肾衰竭。

（6）值得警惕的呼吸衰竭的早期表现：①睡眠规律倒转；②头痛，晚上加重；③多汗；④肌肉不自主地抽动或震颤；⑤自主运动失调；⑥眼部征象：球结膜充血、水肿，是反映 $PaCO_2$ 升高的敏感征象。

动脉血气测定：动脉血气和酸碱指标的测定是确定诊断、判断病情轻重呼吸衰竭和酸碱紊乱类型及指导治疗的重要依据。

2. 呼吸衰竭诊断的临床途径

临床上处理呼吸衰竭患者时首先应该明确以下几个方面的问题：临床上患者有无呼吸衰竭、呼吸衰竭分型、呼吸衰竭的病情程度、呼吸衰竭的基础疾病分别是什么？本次发生呼吸衰竭诱发因素是什么？患者有无伴发症和并发症及其已经进行的治疗和对治疗的反应如何？等等。故临床医师必须对患者的病史、症状和实验室检查结果做一详尽分析。

（1）病史和症状。

1）现病史：从现病史中可发现呼吸衰竭的临床表现：如呼吸困难、发绀、烦躁不安、嗜睡或昏迷等。同时也能了解患者原发病的情况：如发热伴咳嗽、咳痰、气急，要考虑肺部炎症引起的呼吸衰竭；如果出现突发昏迷，一侧肢体偏瘫伴呼吸障碍，应考虑脑血管意外引起的急性中枢性呼吸衰竭；进食时突然呛咳、颜面发紫、呼吸困难、意识障碍，应考虑食物窒息导致急性呼吸衰竭等。病史有助区分急、慢性呼吸衰竭。如为慢性呼吸衰竭，还须了解患者缓解期的临床表现，如气急程度、活动范围、肺功能以及动脉血氧分压和二氧化碳分压值，以判断是慢性呼吸衰竭稳定期或者急性加重期。还可以根据患者并发症的表现：如有无呕血、黑便等消化道出血症状，尿少、水肿等肾脏功能不全表现，以判断病情轻重。通过病史可显示诱发因素，如肺部感染诱发 COPD 加重，接触过敏原导致支气管哮喘发作，手术诱发 COPD 急性发作等。现病史还应注意经过何种治疗、治疗反应如何。

2）既往史：既往史可显示基础疾病，详细询问患者的既往病史往往可以给呼吸衰竭的诊断带来意想不到的结果。作者既往曾经处理过一例急性呼吸衰竭的患者，患者在其他医院一直按“支气管哮喘”治疗，但疗效不佳。来急诊室时患者由于二氧化碳严重潴留，已经处于昏迷状态。仔细向家属询问病史，得知患者每次“哮喘”发作均与体位有关，故对“哮喘”的诊断产生疑问。此外查体也发现患者有典型的吸气性呼吸困难，提示上气道阻塞。后来影像学检查证实患者在气管正上方有一肿物，肿物带蒂，并可随体位活动。患者经急诊手术完全康复。仔细询问过去史也可发现患者伴发病的一些情况，如糖尿病、冠心病、高血压及贫血等。

3）个人史：个人史资料可提供诊断和鉴别诊断的临床资料，如长期吸烟史要考虑 COPD 的可能，有过敏史者要想到支气管哮喘诊断的可能，接触粉尘史要考虑职业性肺病，有酗酒史要注意与肝性脑病鉴别。

（2）体征：临床上处理呼吸衰竭患者时，除了观察呼吸衰竭的体征外还要注意患者基础疾病的体征及并发症和伴发症的体征。①呼吸衰竭体征：要注意观察患者的意识改变、呼吸频率和节律，有无发绀，有无端坐呼吸、三凹征、张口抬肩等呼吸困难的表现，胸腹矛盾呼吸提示呼吸肌疲劳，呼吸不规则提示中枢性呼吸衰竭；②基础疾病体征：桶状胸常常提示患者可能患有 COPD，两肺哮鸣音则表明患者可能是支气管哮喘或喘息性支气管炎患者，一侧肢体偏瘫提示脑血管意外，下肢软瘫考虑吉兰 – 巴雷综合征；③诱发因素体征：发热伴肺部湿性啰音往往提示肺部感染，一侧胸廓饱满、叩诊为鼓音伴呼吸音低下或消失则提示气胸；④并发症体征：有无休克、心律失常、心力衰竭和肺性脑病，有无黄疸、水肿、皮肤瘀斑和脏器出血等；⑤伴发症体征：如贫血、高血压、脑梗死后遗症表现等。

（3）实验室和辅助检查：血、尿、粪常规、动脉血气、血电解质、心肝肾功能、痰培养、心电图胸片等应视为临床上必须检查的项目。肺功能、血培养、细胞免疫、肿瘤标志物测定等可作为酌情选择项目。临床应针对不同的目的，围绕患者的诊断、基础疾病、诱发因素、病情轻重、并发症和伴发症等开展相关必要的检查项目。①为明确临床诊断：首先要明确呼吸衰竭诊断，动脉血气检查是必须的；②为发现患者的基础疾病：如胸片、肺功能检查有助于发现 COPD，而 D- 二聚体、胸部螺旋 CT 或磁共振、肺通气 / 灌注显像和 CT 肺动脉造影等检查有助于发现或排除肺栓塞，头颅 CT、磁共振或脑脊液穿刺检查有助于脑血管疾病等神经系统疾病的发现；③为明确诱发因素：胸部 X 线可发现肺部炎症或气胸，痰细菌培养和药敏试验可了解细菌感染及其耐药情况；④为判断病情轻重：动脉血气、胸片、血液生化等指标有助于病情轻重的判别；⑤为了解伴发症和并发症情况：酌情选择糖代谢指标、电解质、肝肾功能、出凝血功能、多导睡眠监测和心脏超声检查等；⑥为疗效评估和不良反应监测：复查血气指标、胸片、血常规，进行血药浓度监测和肝肾功能电解质的密切随访等。

（二）诊断鉴别

1. 心源性呼吸困难

心源性呼吸困难是由左心衰竭引起肺循环淤血的结果。表现为劳力性呼吸困难、端坐呼吸、阵发性夜间呼吸困难、心源性哮喘和急性肺水肿。可伴有咳嗽咳痰等症状，因心排血量降低，故伴有疲乏无力、头昏、苍白、心动过速等症状。查体心脏增大，心率快，心尖区可闻及舒张期奔马律。急性肺水肿时，咳粉红色泡沫痰，双肺可闻及水泡音。呼吸衰竭引起的呼吸困难，特别是COPD引起的呼吸困难，患者由平卧位坐起后，呼吸困难并无明显改善，心率可以不快，双肺多可闻及干湿啰音，心电图可有肺心病的相应变化，血气分析提示有缺氧和（或）CO_2潴留。

2. 重症自发性气胸

继发于基础肺部病变，尤其COPD患者，亦可见到呼吸困难、胸闷甚至心率快、心律失常、发绀、大汗、意识不清等表现，但气胸患者多为突然发作，伴一侧胸痛，查体可见胸部隆起，呼吸运动和语颤减弱，叩诊呈鼓音，听诊患侧呼吸音减弱或消失。X线显示气胸征是确诊依据。

3. 重症代谢性酸中毒

重症代谢性酸中毒，出现深大呼吸，应和呼吸衰竭引起的呼吸困难鉴别。患者可有恶心呕吐、食欲缺乏、烦躁不安甚至精神恍惚、嗜睡、昏迷等表现，且常常伴有原发病的表现，如糖尿病酮症酸中毒呼气有烂苹果味、尿毒症者有尿味、失水者皮肤黏膜干燥等。根据血气分析、尿常规结果可确诊。

4. 急性呼吸衰竭和慢性呼吸衰竭

急性呼吸衰竭是指原来肺呼吸功能正常，因多种突发因素，如脑炎、脑外伤、脑血管意外、电击、中毒等抑制呼吸中枢；或神经－肌肉疾患，如脊髓灰质炎、急性多发性神经根炎、重症肌无力等，均可致通气不足。还可因急性物理或刺激性气体吸入、严重创伤、休克、严重感染等引起肺组织损伤，发生渗透性肺水肿所致的急性呼吸窘迫综合征（ARDS），以急性换气功能障碍所致的严重低氧血症的呼吸衰竭。

慢性呼吸衰竭多见于慢性呼吸系疾病，如COPD、重度肺结核等，其呼吸功能损害逐渐加重，虽有缺氧或伴二氧化碳潴留，但通过代偿适应，仍能从事个人生活活动，称为代偿性呼吸衰竭。一旦并发呼吸道感染，或因其他原因增加呼吸生理负担所致的代偿失调，出现严重缺氧、二氧化碳潴留和酸中毒的临床表现，称为失代偿性呼吸衰竭。

五、治疗

急性呼吸衰竭：患者原来呼吸功能正常，因多种突发因素引起通气或换气功能障碍，多属于现场复苏抢救。其原则是保持呼吸道通畅、吸氧并维持适宜的肺泡通气量，以达到防止和缓解严重缺氧、二氧化碳潴留和酸中毒，为病因治疗赢得时间和条件。

慢性呼吸衰竭：治疗原则是治疗病因、去除诱因、保持呼吸道通畅、纠正缺氧、解除二氧化碳潴留、治疗与防止缺氧和二氧化碳潴留所引起的各种症状。

1. 通畅气道

保持呼吸道通畅是治疗低氧血症和高碳酸血症的前提，在氧疗和改善通气之前，必须想尽一切措施，使呼吸道保持通畅。常采用支气管扩张剂治疗和雾化吸入治疗，必要时，常采用气管插管或切开以建立人工气道。常采用以下药物治疗气道痰阻及痉挛症状。

(1)盐酸氨溴索注射液：每次 30mg 用 0.9% 氯化钠溶液 10mL 稀释后缓慢静脉推注，亦可雾化吸入，每日 2 ～ 3 次，稀释痰液。

（2）氨茶碱注射液：每次 0.125 ～ 0.25g 用 50% 葡萄糖溶液 20 ～ 40mL 稀释后缓慢静脉推注，或每次 0.25 ～ 0.5g 用 5% 葡萄糖溶液 250mL 稀释后缓慢静脉滴注，每日 1 ～ 2 次，为支气管解痉药。

（3）沙丁胺醇：选择性 β_2 受体激动剂，扩张支气管平滑肌，其剂型有片剂、胶囊剂、气雾剂及注射剂等。根据剂型确定用法。

（4）吸入用异丙托溴铵溶液：每次 1 ～ 2mL，每日 2 ～ 3 次雾化吸入，扩张支气管平滑肌。

（5）吸入用布地奈德混悬液：每次 0.5 ～ 1mg，每日 2 ～ 3 次雾化吸入，缓解支气管痉挛。

2. 合理氧疗

氧气治疗是应用氧气纠正缺氧的一种治疗方法，简称氧疗。

（1）氧疗适应证：理论上只要 PaO_2 低于正常就可给予氧疗，但实际应用中更严格，应根据患者情况灵活掌握，但是慢性呼吸衰竭患者 PaO_2<60mmHg（8.0kPa）是氧疗的绝对适应证。

（2）氧疗方式：临床上最常用、简便的方法是应用鼻导管吸氧，其吸氧浓度（FiO_2）=21%+40%× 吸入氧流量（L/min）。有条件者亦可用口罩吸氧。

吸氧浓度：对于慢性呼吸衰竭应采用控制性氧疗，其氧流量为每分钟 1 ～ 3L，吸氧浓度通常为 25% ～ 33%。呼吸衰竭者吸氧浓度可适当提高，尽快使 PaO_2>60mmHg，但一般也不超过 40%。Ⅱ型呼吸衰竭者宜从低吸氧浓度开始，逐渐加大吸氧浓度，一般不超过 33%。

3. 呼吸兴奋剂的应用

缺氧伴有二氧化碳潴留患者若出现神经精神症状时，可以使用呼吸中枢兴奋剂。Ⅱ型呼吸衰竭患者当 $PaCO_2 \geq 75mmHg$ 时，即使无意识障碍也可酌情使用呼吸兴奋剂，增加通气量，促进二氧化碳排出。对于慢性呼衰者剂量不宜偏大，须注意保持呼吸道通畅，保证氧气供给，否则增加呼吸做功，反而加重呼吸衰竭。

目前常用的呼吸兴奋剂有尼可刹米、洛贝林等，尼克刹米常规用量为 0.375 ～ 0.75g 静脉缓慢推注，或 1.125 ～ 1.25g 加入 250mL 液体中缓慢静脉滴注。

4. 机械通气

这是纠正严重低氧血症或二氧化碳潴留的最有效措施，合理应用机械通气可使呼吸衰竭患者起死回生。

（1）机械通气的目的与应用指征。

1）目的：改善肺脏气体交换功能，纠正严重的低氧血症，缓解急性呼吸性酸中毒，以避免即时的生命危险，获得治疗肺、气道疾病及原发病的机会；缓解呼吸窘迫症状，减少呼吸做功和氧耗量，改善呼吸肌疲劳；预防和逆转肺不张，并根据压力 - 容量的关系改善肺顺性，预防更进一步的肺损害；避免因呼吸衰竭而致的严重并发症。

2）应用指征：在出现较为严重的呼吸功能障碍时，应使用机械通气。符合下述条件应实施机械通气：经积极治疗后病情仍继续恶化；意识障碍；呼吸形式严重异常，如呼吸频率每分钟 >35 次或 <8 次，节律异常，自主呼吸微弱或消失；血气分析提示严重通气和氧合障碍：PaO_2<50mmHg，尤其是充分氧疗后仍 <50mmHg；$PaCO_2$ 进行性升高，pH 值动态下降。下述情况行机械通气时可能使病情加重：如气胸及纵隔气肿未行引流，肺大疱和肺囊肿，低血容量性休克未补充血容量，严重肺出血、气管食管瘘等，但在出现致命性通气和氧合障碍时，应积极处理原发病（如尽快行胸腔闭式引流、积极补充血容量等），同时不失时机地应用机械通气。

（2）无创机械通气（NPPV）：低氧血症在经过氧疗后仍难以纠正，或呼吸困难等症状改善不明显时，NPPV 是一个较好的选择。尤其是 COPD 急性加重期、急性心源性肺水肿所致的呼吸衰竭疗效是较为肯定的。

1）适应证：患者出现较为严重的呼吸困难，动用辅助呼吸机，常规氧疗方法（鼻导管和面罩）不能维持氧合或氧合障碍，有恶化趋势时，应及时使用无创机械通气，但患者必须具备使用无创的基本条件：较好的意识状态，咳痰能力，自主呼吸能力，血流动力学稳定，有良好的配合无创通气的能力。

2）禁忌证：意识障碍，呼吸微弱或停止，无力排痰，严重的器官功能不全（上消化道大出血、血流动力学不稳定等），未经引流的气胸或纵隔气肿，严重腹胀，上气道或颌面部损伤、术后、畸形，不能配合无创或面罩不适等。

3）呼吸机的选择：要求能提供双水平正压通气（BiPAP）模式，提供的吸气相气道压力（IPAP）可达 20 ～ 30cmH_2O，能满足患者吸气须求的高流量气体（> 每分钟 100L）；若用于Ⅰ型呼衰，要求能够提供较高的 FiO_2 和更高的流速须求。

4）通气模式与参数调节：持续气道正压通气（CPAP）和 BiPAP 是最常用的两种通气模式，后者最为常用。BiPAP 有两种工作方式：自主呼吸通气模式（S 模式，相当于压力支持通气 PSV+PEEP）和后备控制通气模式（T 模式，相当于 PCV+PEEP）。急性心源性肺水肿者应首选 CPAP，如果存在高碳酸血症或呼吸困难不缓解时可考虑换用 BiPAP。IPAP/EPAP 均从较低水平开始，患者耐受后再逐渐上调，直到达到满意的通气和氧合水平，或调至患者可能耐受的水平。IPAP 10 ～ 25cmH_2O，EPAP 3 ～ 5cmH_2O，吸气时间 0.8 ～ 1.2 秒，后备控制通气频率（T 模式）每分钟 10 ～ 20 次。

5）转换时机：应用 NPPV 1 ～ 2 小时（短期），动脉血气和病情不能改善，应转为有创通气。

（3）有创机械通气（IPPV）：在积极药物和 NPPV 治疗后，患者呼吸衰竭仍进行性恶化，出现危及生命的酸碱失衡和（或）意识改变时宜用有创机械通气治疗。拔出气管插管后，根据情况可采用无创机械通气进行序贯治疗。

1）通气模式的选择：使用最广泛的 3 种通气模式为辅助控制模式（A/C）、同步间歇指令通气（SIMV）与 PSV 联合模式、压力支持通气（PSV）

2）通气参数的调节：应采用保护性肺通气策略，包括小潮气量（每千克体重 6 ～ 8mL）、维持气道平台压 <30cmH_2O 和（或）气道峰压（PIP）不超过 40cmH_2O、允许高碳酸血症并配合最佳 PEEP（压力 – 容量曲线低拐点上 2cmH_2O）治疗。通气频率一般以每分钟 10 ～ 15 次即可，流速设置为每分钟 40 ～ 60L，吸 / 呼比为 1 ：2 ～ 1.5 ：2，压力触发常为 -1.5 ～ -0.5cmH_2O。流速触发常为每分钟 2 ～ 5L。机械通气初始阶段可给予高 FiO_2（100%）以迅速纠正严重缺氧，以后依据目标 PaO_2、PEEP、Pmean 水平和血流动力学状态，酌情降低 FiO_2 至 50% 以下，并设法维持 SaO_2>90%。

3）IPPV 的撤离：当患者满足以下条件时，可考虑进行撤机：①引起呼衰的诱发因素得到有效控制，这是撤机的先决条件，应仔细分析可能的诱发因素并加以处理；②意识清楚，可主动配合；③自主呼吸能力有所恢复；④通气及氧合功能良好：PaO_2/FiO_2>250mmHg，PEEP<5 ～ 8cmH_2O，pH 值 >7.35，$PaCO_2$ 达缓解期水平；⑤血流动力学稳定：无活动性心肌缺血，未使用升压药治疗或升压药剂量较小。通常采用 SIMV + PSV，或者单纯PSV模式撤机。正确把握IPPV转为NPPV的切换点——“肺部感染控制窗”（PIC窗），临床表现为痰液量减少、黏度变稀、痰色转白、体温下降、白细胞计数降低、X 线胸片上支气管 – 肺部感染影消退。

5. 抗感染治疗

肺部感染是引起急性呼吸衰竭或慢性呼吸衰竭急性加重最常见的原因，应结合患者肺部感染的类型（社区获得性或院内获得性）而选择适当抗生素，以求有效、快速控制感染。要做痰培养及药敏试验，尽量采集深部痰液，避免污染。注意针对药敏试验结果用药和经验用药相结合，注意个体化用药，尽量选用疗效好、毒性低的抗生素。对于严重感染必须联合使用抗生素，兼顾革兰氏阳性、革兰氏阴性和厌氧菌感染。常见的抗生素联合应用为一类杀菌药（β – 内酰胺类）加二类杀菌药（氨基苷类）或喹诺酮药物。

6. 纠正酸碱平衡失调和电解质紊乱

（1）酸碱平衡的治疗：首先要积极治疗支气管 – 肺部感染，解痉祛痰、通畅气道，解除二氧化碳潴留。强调尽快地通畅气道，解除二氧化碳潴留，呼酸及低氧血症随之纠正，因此原则上不需要补碱性药物。当 pH 值 <7.20 时，可以适当补 5% 碳酸氢钠，一次量为 40 ～ 60mL，以后再根据动脉血气分析结果酌情补充。当呼酸并代谢性酸中毒时，补碱量可适当加大。而对于伴有严重低氧血症的呼吸性碱中毒，只要治疗肺部感染、通畅气道、吸氧纠正低氧血症等即可。慢性呼吸衰竭患者易出现碱中毒，其中并发的代谢性碱中

毒大部分是医源性引起的，临床上注意预防，只要患者尿量每天在 500mL 以上，常规补氯化钾每天 3.0 ～ 4.5g，牢记“见尿补钾，多尿多补，少尿少补，无尿不补”的原则。应注意二氧化碳不要排出过快，特别是机械通气治疗时，避免二氧化碳排出后碱中毒的发生。

（2）水电解质紊乱的纠正：慢性呼吸衰竭患者酸碱失衡常同时存在严重水和电解质紊乱。其中水、钠异常较为常见；血 HCO_3^- 和 Cl^- 变化常与血 CO_2 变化有关；电解质紊乱特别是血 K^+、Cl^- 和酸碱失衡互为因果。注意针对不同情况，进行相应的预防与治疗。

7. 防治消化道出血

严重缺氧和二氧化碳潴留患者，应常规给予西咪替丁、雷尼替丁或奥美拉唑口服，预防消化道出血，出血时采用静脉注入。若出现大量呕血或柏油样大便，视程度予以输血治疗。防治消化道出血的关键在于纠正缺氧和二氧化碳潴留。

8. 营养支持

急性呼吸衰竭患者应尽早给予营养支持，首先肠内营养，并采取充分的措施避免反流和误吸的发生，必要时添加促胃肠动力药物。此外，呼衰患者应避免过度喂养，特别是过多的碳水化合物补充，将增加二氧化碳的产生，增加呼吸量，加重呼吸负荷。同时添加含鱼油与抗氧化剂的营养配方，可能成为呼吸衰竭患者更理想的营养支持方式。慢性呼吸衰竭患者蛋白质须求为 1.5 ～ 2g/（kg・d）。供能组分中碳水化合物占 50%，蛋白质占 20%，脂肪占 20% ～ 30% 即可，每天适量补充各种维生素及微量元素，依据临床情况调查电解质用量，特别注意会影响呼吸功能的钾、镁、磷等元素。

第二节　肺动脉高压

肺动脉高压（pulmonaryhypertention，PH）是由不同病因导致的，以肺动脉压力和肺血管阻力升高为特点的一组临床病理生理综合征，肺动脉高压可导致右心室负荷增加，最终右心衰竭。临床常见，多发且致残、致死率均很高。目前肺动脉高压的诊断标准采用美国国立卫生研究院规定的血流动力学标准，即右心导管测得的肺动脉平均压力在静息脉高压状态下≥ 3.3kPa（25mmHg），运动状态下≥ 4.0kPa（30mmHg）（高原地区除外）。

一、特发性肺动脉高压

特发性肺动脉高压（idiopathic pulmonary arterialhypertension，IPAH）是指原因不明的肺血管阻力增加引起持续性肺动脉压力升高，肺动脉平均压力在静息状态下 >3.3kPa（25mmHg），在运动状态下 >4.0kPa（30mmHg），肺毛细血管楔压 <2.0kPa（15mmHg），心排血量正常或降低，排除所有引起肺动脉高压的已知病因和相关因素所致。“特发

性肺动脉高压”这个名词在2003年威尼斯第三届肺动脉高压会议上第一次提出。在此之前，特发性肺动脉高压曾与家族性肺动脉高压统称为原发性肺动脉高压（primary pulmonaryhypertension，PPH）。

目前国外的统计数据表明PPH的发病率为15/100万～35/100万。90%以上的患者为IPAH。IPAH患者一般在出现症状后2～3年内死亡。老人及幼儿皆可发病，但是多见于中青年人，平均患病年龄为36岁，女性多发，女男发病比例为2∶1～3∶1。易感因素包括药物因素、病毒感染和其他因素及遗传因素。

（一）病理与病理生理学

1. 病理

主要累及肺动脉和右心，表现为右心室肥大、右心房扩张。肺动脉主干扩张，周围肺小动脉稀疏。特征性的改变为肺小动脉内皮细胞、平滑肌细胞增生肥大，血管内膜纤维化增大，中膜肥厚，管腔狭窄，闭塞，扭曲变形，呈丛样改变。

2. 病理生理

其机制尚未完全清楚，目前认为与肺动脉内皮细胞功能失调（肺血管收缩和舒张功能异常，内皮细胞依赖性凝血和纤溶系统功能异常）、血管壁平滑肌细胞钾离子通道缺陷、肺动脉重构等多种因素引起血管收缩、血管重构和原位血栓形成有关。

（二）临床表现

1. 症状

患者早期无明显症状。最常见的症状为劳力性呼吸困难，其他常见症状包括胸痛、咯血，晕厥、下肢水肿。约10%患者（几乎均为女性）呈现雷诺现象，提示预后较差。也可有声嘶。

2. 体征

主要是肺动脉高压和右心功能不全的表现，具体表现取决于病情的严重程度。

（1）肺动脉高压的表现：最常见的是肺动脉瓣区第二心音亢进及时限不等的分裂，可闻及Graham-Steell杂音。

（2）右心室肥大和右心功能不全的表现：右心室肥大严重者在胸骨左缘可触及搏动。右心衰竭时可见颈静脉怒张、三尖瓣反流杂音、右心第四心音，肝大搏动、心包积液（32%的患者可发生）腹水、双下肢水肿等体征。

（3）其他体征：①20%的患者可出现发绀；②低血压，脉压差变小及肢体末端皮温降低。

（三）辅助检查

确诊特发性肺动脉高压必须排除各种原因引起的已知病因和相关因素所致肺动脉高压。

实验室检查须进行自身抗体的检查、肝功能与肝炎病毒标志物、HIV 抗体、甲状腺功能检查、血气分析、凝血酶原时间与活动度及心电图、胸部 X 线、超声心动图、肺功能测定、肺通气灌注扫描、肺部 CT、肺动脉造影术、多导睡眠监测以除除由继发性因素引起的。右心导管术是唯一准确测定肺血管血流动力学状态的方法，同时进行急性血管扩张试验能够估测肺血管反应性及药物的长期疗效。另外还有胸腔镜肺活检及基因诊断等方法。

（四）诊断及鉴别诊断

不仅要确定 IPAH 诊断、明确严重程度和预后，还应对 IPAH 进行功能分级和运动耐力判断，对血管扩张药的急性反应情况等进行评价，以指导治疗。

1. 诊断

由于 IPAH 患者早期无特异的临床症状，诊断有时颇为困难。早期肺动脉压轻度升高时多无自觉症状，随病情进展出现运动后呼吸困难，疲乏、胸痛、昏厥、咯血、水肿等症状。本病体征主要是由于肺动脉高压，右心房、右心室肥大进而右心衰竭引起。常见体征是颈静脉搏动，肺动脉瓣听诊区第二心音亢进、分裂，三尖瓣区反流性杂音，右心第四心音，肝大，腹水等。依靠右心导管及心血管造影检查确诊 IPAH。IPAH 诊断标准为肺动脉平均压在静息状态下 ≥ 3.3kPa（25mmHg），在活动状态下 ≥ 4.0kPa（30mmHg），而肺毛细血管压或左心房压力 <2.0kPa（15mmHg），心排血量正常或降低，并排除已知所有引起肺动脉压力升高的疾病。IPAH 确诊依靠右心导管及心血管造影检查。心导管检查不仅可以明确诊断，而且对估计预后有很大帮助。特发性肺动脉高压是一个排除性的诊断，要想确诊，必须将可能引起肺动脉高压的病因一一排除。具体可参考肺动脉高压的鉴别诊断。

2. 鉴别诊断

IPAH 是一个排除性的诊断，鉴别诊断很重要。主要是应与其他已知病因和相关因素所致肺动脉高压相鉴别。正确诊断 IPAH 必须首先熟悉可引起肺动脉高压的各种疾病的临床特点，掌握构成已知病因和相关因素所致肺动脉高压的疾病谱，熟悉肺动脉高压的病理生理，然后从病史采集、体格检查方面细致捕捉诊断线索，再合理安排实验室检查，一一除。通过 X 线、心电图、超声心动图、肺功能测定及放射性核素肺通气、灌注扫描，排除肺实质性疾病、肺静脉高压性疾病、先天性心脏病及肺栓塞。血清学检查可明确有无胶原血管性疾病及 HIV 感染。

（五）治疗

治疗原则：由于 IPAH 是一种进展性疾病，目前还没有根治方法。治疗主要应针对血管收缩、血管重构、血栓形成及心功能不全等方面进行，旨在降低肺血管阻力和压力，改善心功能，增加心排血量，提高生活质量，改善症状及预后。

1. 一般治疗

（1）健康教育：包括加强 IPAH 的宣传教育及生活指导以增强患者战胜疾病的信心，平衡膳食，合理运动等。

（2）吸氧：氧疗可用于预防和治疗低氧血症，IPAH 患者的动脉血氧饱和度宜长期维持在 90% 以上。但氧疗的长期效应尚须进一步研究评估。

（3）抗凝：口服抗凝药可提高 IPAH 患者的生存率。IPAH 患者应用华法林治疗时，INR 目标值为 2.0 ～ 3.0。但是咯血或其他有出血倾向的患者应避免使用抗凝药。

2. 针对肺动脉高压发病机制的药物治疗

确诊为 IPAH 后应对其进行功能分级和急性血管反应试验，根据功能分级和急性血管反应性试验制订肺动脉高压的阶梯治疗方案。急性血管反应试验阳性且心功能Ⅰ～Ⅱ级的患者可给予口服钙通道阻滞药治疗。急性血管反应试验阴性且心功能Ⅱ级的患者可给予磷酸二酯酶 -5 抑制药治疗；急性血管反应试验阴性且心功能Ⅲ级的患者给予磷酸二酯酶 -5 抑制药、内皮素受体拮抗药或前列环素及其类似物；心功能Ⅳ级的患者应用前列环素及其类似物、磷酸二酯酶 -5 抑制药或内皮素受体拮抗药，必要时予以联合治疗。如病情没有改善或恶化，考虑行外科手术治疗。

（1）钙通道阻滞药。钙通道阻滞药（CCBs）可用于治疗急性血管反应试验阳性且心功能Ⅰ～Ⅱ级的 IPAH 患者。CCBs 使肺动脉压下降，心排血量增加，肺血管阻力降低。心排血指数大于 2.1L/（min·m^2）和（或）混合静脉血氧饱和度大于 63%，右心房压力低于 1.3kPa（10mmHg），而且对急性扩血管药物试验呈明显的阳性反应的患者，在密切监控下可开始用 CCBs 治疗，并应逐渐增加剂量至最大可耐受量且无不良反应表现。对于不满足上述标准的患者，不推荐使用 CCBs。最常用的 CCBs 包括地尔硫卓，氨氯地平和长效硝苯地平。应避免选择有明显负性肌力作用的药物（如维拉帕米）。国内以应用地尔硫䓬和氨氯地平经验较多。应用 CCBs 须十分谨慎，从小剂量开始，逐渐摸索患者的耐受剂量，且要注意药物不良反应，主要不良反应包括低血压、急性肺水肿以及负性肌力作用。

（2）前列环素及其类似物。前列环素是很强的肺血管舒张药和血小板凝集抑制药，还具有细胞保护和抗增生的特性。在改善肺血管重塑方面，具有减轻内皮细胞损伤和减少血栓形成等作用。目前临床应用的前列环素制剂包括吸入制剂依洛前列环素、静脉用的依前列醇、皮下注射制剂曲前列环素、口服制剂贝前列环素。

依洛前列环素：依洛前列环素是一种更加稳定的前列环素类似物，可通过吸入方式给药。通过吸入方式给药不仅可充分扩张通气良好的肺血管，更好地改善通气 / 血流比值，而且可减少或避免全身不良反应，并发症也更少。治疗方法是每次雾化吸入 10 ～ 20 pug，每日吸入 6 ～ 9 次。主要不良反应是少数患者有呼吸道局部刺激症状等。已有大样本、随机双盲、安慰剂对照、对中心临床研究证实了依洛前列环素治疗心功能Ⅲ～Ⅳ级肺动脉高压患者的安全性和有效性。该药于 2006 年 4 月在我国上市。

其他前列环素类似物。①依前列醇：1995 年美国 FDA 已同意将该药物用于治疗 IPAH 的患者（NYHA 心功能分级为Ⅲ和Ⅳ级），是 FDA 批准第一种用于治疗 IPAH 的前列环素药物。依前列醇半衰期短，只有 1 ～ 2min，故须连续静脉输入。主要不良反应有头痛、潮热，恶心，腹泻。其他的慢性不良反应包括血栓栓塞，体重减轻，肢体疼痛，胃痛和水肿，但大多数症状较轻，可以耐受。依前列醇必须通过输液泵持续静脉输注，需要长期置入静脉导管，临床应用有很大不便，并增加了感染机会，在治疗过程中短暂的中断也会导致肺动脉压的反弹，且往往是致命的；②曲前列环素：皮下注射制剂，其半衰期比前列环素长，为 2 ～ 4h。常见的不良反应是用药局部疼痛。美国 FDA 已批准将曲前列环素用于治疗按 NYHA 心功能分级为Ⅱ～Ⅳ级的肺动脉高压患者；③贝前列环素：口服制剂，贝前列环素在日本已用于治疗 IPAH。口服贝前列环素将可能成为临床表现更轻的肺动脉高压患者的一种治疗选择。

以上其他前列环素类似物尚未在我国上市。

（3）内皮素受体拮抗药。内皮素 -1 是强烈的血管收缩药和血管平滑肌细胞增生的刺激药，参与了肺动脉高压的形成。在肺动脉高压患者的血浆和肺组织中 ET-1 表达水平和浓度都升高。波生坦是非选择性的 ET-A 和 ET-B 受体拮抗药，已有临床试验证实该药能改善 NYHA 心功能分级为Ⅲ和Ⅳ级的 IPAH 患者的运动能力和血流动力学指标。治疗方法是起始剂量每次 62.5mg，每日 2 次，治疗 4 周，第 5 周加量至 125mg，每日 2 次。用药过程应严密监测患者的肝肾功能及其他不良反应。2006 年 10 月在我国上市。选择性内皮素受体拮抗药包括西他生坦和安贝生坦，目前在国内尚未上市。

（4）磷酸二酯酶 -5 抑制药。磷酸二酯酶 -5 抑制药（phospho diest erase inhibitors，PDEI）可抑制肺血管磷酸二酯酶 -5 对环磷酸鸟苷（cyclic guanosine monophos phate，cGMP）的降解，提高 cGMP 浓度，通过一氧化氮通路舒张肺动脉血管，降低肺动脉压力，改善重构。在国外包括美国 FDA 批准上市治疗肺动脉高压的磷酸二酯酶 -5 抑制药有西地那非。西地那非的推荐用量为每次 20 ～ 25mg，每日 3 次，饭前 30 ～ 60 min 空腹服用。主要不良反应为头痛、面部潮红、消化不良、鼻塞、视觉异常等。

（5）一氧化氮。一氧化氮（nitric oxide，NO）由血管内皮细胞Ⅲ型 - 氧化氮合酶（nitric oxide synthase，NOS）分解精氨酸而生成，有舒张血管、抑制血管平滑肌增生和血小板黏附的重要生理作用。吸入一氧化氮已用于诊断性的急性肺血管扩张试验，也已用于治疗围术期的肺动脉高压，该方法治疗肺动脉高压选择性高，起效快，但应用于临床时最大缺点是不仅需要一个持续吸入的监测装置，而且吸入的一氧化氮氧化成二氧化氮还有潜在毒性。已发现通过外源给予 L- 精氨酸可促进内源性一氧化氮的生成，目前国外已出现 L- 精氨酸的片剂和针剂，临床试验研究尚在进行中。

3. 心功能不全的治疗

IPAH 可引起右心室功能不全。然而，标准的治疗充血性心力衰竭的方法对严重肺动脉高压或右心室功能不全的患者却作用有限。

利尿药是治疗合并右心衰竭〔如有外周水肿和（或）腹水〕IPAH 的适应证。一般认为应用利尿药使血容量维持在接近正常水平，谨慎限制水钠摄入对 IPAH 患者的长期治疗十分重要。但利尿药应慎重使用，以避免出现电解质平衡紊乱、心律失常、血容量不足等现象。

洋地黄治疗能使 IPAH 患者循环中的去甲肾上腺素迅速减少，心排血量增加，但长期治疗的效果尚不肯定，可用于治疗难治性右心衰竭，右心功能障碍伴发房性心律失常或者右心功能障碍并发左心室功能衰竭的患者。应用过程中须密切监测患者的血药浓度，尤其对肾功能受损的患者更应警惕。

血管紧张素转化酶抑制药和血管紧张素受体拮抗药只推荐用于右心衰竭引起左心衰竭的患者，在多数肺动脉高压右心力衰竭者不适用。

有研究表明，重症肺动脉高压患者改善心功能和微循环的血管活性药物首选多巴胺。

4. 介入治疗

经皮球囊房间隔造口术（balloon atrial septostomy，BAS）是一种侵袭性的手术，是通过建立心房内缺损使产生心内从右到左的分流，达到减轻症状的目的。目前认为只适用于那些在接受最佳血管扩张药物治疗方案前提下仍出现发作性晕厥和（或）有严重心力衰竭的患者。可作为肺移植治疗前的一种过渡治疗。

5. 外科手术治疗

治疗肺动脉高压的新药开发及其令人乐观的初步临床结果，使得肺移植和心肺联合移植术仅在严重 IPAH 且内科治疗无效的患者中继续应用。

（六）预后

IPAH 进展迅速，若未及时诊断，积极干预，预后险恶。IPAH 是一种进行性血管病，晚期 IPAH 患者出现进行性右心功能障碍，血流动力学指标出现心排血量下降、右心房压力上升以及右心室舒张末压力升高表现，最终导致心力衰竭和死亡。随着科学技术的发展，IPAH 患者的预后有望得到改善。

二、其他类型肺动脉高压

（一）家族性肺动脉高压

家族中有两个以上成员患肺动脉高压，并除外其他引起肺动脉高压的原因时可诊断为家族性肺动脉高压（familial pulmonary arterialhypertension，FPAH）。据统计，PPH 中有 6% ～ 10% 是家族性的。目前认为多数患者与由骨形成蛋白Ⅱ型受体（BMPR- Ⅱ）基因突变有关，以常染色体显性遗传，具有外显率不完全、女性发病率高和发病年龄变异的特点，大多数基因携带者并不发病。对怀疑有 FPAH 的患者，应进行基因突变的遗传学筛查。治疗方法同 IPAH。

（二）结缔组织病相关性肺动脉高压

结缔组织病是引起肺动脉高压的常见原因之一。肺动脉高压可以继发于任何一种结缔组织病，总体发生率约为 2%，但是不同结缔组织病合并肺动脉高压的发生率不同，以硬皮病、混合性结缔组织病、系统性红斑狼疮多见。结缔组织病相关性肺动脉高压的发病机制尚不十分清楚，可能与肺的雷诺现象（肺血管痉挛）、自身免疫因素、肺间质病变和血栓栓塞或原位血栓有关。患者有一些特殊表现，如雷诺现象和自身抗体阳性。结缔组织病合并肺动脉高压对患者基础疾病的预后有较大影响，常常提示预后差。应定期对结缔组织病患者进行心脏超声检查。肺 CT 检查有助于明确有无肺栓塞或肺间质病变的存在。要积极治疗原发病，根据病情使用皮质激素和免疫抑制药治疗结缔组织病。前列环素类、西地那非、波生坦等药物对肺动脉高压的治疗均有一定效果。长期预后不如 IPAH 患者。由于此类患者常合并多系统病变，并使用过免疫抑制药治疗，肺移植治疗要慎重。

（三）先天性体 - 肺循环分流疾病相关性肺动脉高压

当心脏和血管在胚胎发育时出现先天畸形和缺损，会发生体 - 肺循环分流。由于肺循环血容量增加、低氧血症、肺静脉回流受阻、肺血管收缩等因素导致肺动脉高压。疾病早中期以动力性因素为主，肺动脉高压可逆，晚期发展到肺血管结构重塑，肺动脉高压难以逆转。

各种不同体 - 肺循环分流先心病的临床表现不同，相应肺动脉高压出现的时间、轻重程度和进展速度也不同。根据病史、临床表现、心电图、胸部 X 线和心脏超声检查，大部分患者可明确诊断，少数复杂的先心病患者需要做 CT、磁共振。心导管检查和心血管造影是评价体肺分流性肺动脉高压和血流动力学改变最准确的方法，并且也是原发疾病手术适应证选择的重要依据。早期治疗原发疾病先心病，避免肺动脉高压的发生是预防的关键。各种体 - 肺循环分流合并肺动脉高压的先心病患者，需要尽早做外科手术和（或）介入治疗以防止出现肺血管结构重塑。正确地评估患者的临床情况是决定治疗选择和预后的关键，一旦出现艾森曼格综合征就不能做原发先心病的矫正手术。此外，新型肺血管扩张药物前列环素类似物、磷酸二酯酶 -5 抑制药、波生坦、一氧化氮对治疗先天性体 - 肺循环分流疾病相关性肺动脉高压有一定效果。此类患者的预后较 IPAH 好。

（四）门脉高压相关性肺动脉高压

慢性肝病和肝硬化门脉高压患者中肺动脉高压的发生率为 3% ～ 5%。其发生机制可能是由于门脉分流使肺循环血流增加和未经肝脏代谢的血管活性物质直接进入肺循环引起血管增生、血管收缩、原位血栓形成，从而引起肺动脉高压。超声心动图是筛查的首选无创检查，但仅肺动脉平均压力增加而肺血管阻力正常，不能诊断门脉高压相关性肺动脉高压（portopulmonaryhypertension，POPH），右心导管检查是确诊的“金标准”。对于POPH患者行急性血管扩张试验推荐使用依洛前列环素或依前列醇。钙通道阻滞药可以使门脉高压恶化。由于POPH患者有出血倾向，抗凝药使用应权衡利弊。降低POPH肺动脉压力药物主要为前列环素类、西地那非，在肝损患者中应注意波生坦的肝毒性。POPH预后较差。肝移植对POPH预后尚有争议。

（五）HIV感染相关性肺动脉高压

HIV感染是肺动脉高压的明确致病因素，肺动脉高压在HIV感染患者中的年发病率约为0.1%，至少较普通人群高500倍。其发生机制可能是HIV通过逆转录病毒导致炎症因子和生长因子释放，诱导细胞增生和内皮细胞损伤，引起肺动脉高压。HIV感染相关性肺动脉高压（pulmonary arterialhypertensionrelated to HIV infection，PAHRH）的病理改变和临床表现与IPAH相似。PAHRH的治疗包括抗逆转录病毒治疗和对肺动脉高压的治疗。PAHRH的预后比IPAH还差，HIV感染者一旦出现肺动脉高压，肺动脉高压就成为其主要死亡原因。

（六）食欲抑制药物相关性肺动脉高压

食欲抑制药物中阿米雷司、芬氟拉明、右芬氟拉明可以明确导致肺动脉高压，苯丙胺类药物可能会导致肺动脉高压，且停药后假少逆转。食欲抑制药物引起肺动脉高压的机制可能与5-羟色胺通道的影响有关，血游离增高的5-羟色胺使肺血管收缩和肺血管平滑肌细胞增生。食欲抑制药物相关性肺动脉高压在病理和临床与IPAH相似。

（七）甲状腺疾病相关性肺动脉高压

国外文献报道，IPAH患者中各类甲状腺疾病的发病率高达49%，其中合并甲状腺功能减退的发病率为10%～24%，因此应对所有IPAH患者进行甲状腺功能指标的筛查。发病机制可能与自身免疫反应和高循环血流动力学状态导致肺血管内皮损伤及功能紊乱等因素有关。对此类患者不仅应针对甲状腺功能紊乱进行治疗，同时也应针对肺动脉高压进行治疗。

（八）肺静脉闭塞病和肺毛细血管瘤样增生症

这两种疾病是罕见的以肺动脉高压为表现的疾病，临床表现与IPAH相似。肺静脉闭塞病（pulmo-nary veno-occlusive disease，PVOD）主要影响肺毛细血管后静脉，病理表现为肺静脉内膜增厚、纤维化，严重的肺淤血和间质性纤维化形成的小病灶是其特征性改变。PVOD 的胸部 CT 显示肺部出现磨玻璃样变，伴或不伴边界不清的结节影，叶间胸膜增厚，纵隔肺门淋巴结肿大，这些征象对于 IPAH 鉴别有特别意义。肺毛细血管瘤样增生症（pulmonary capillaryhemangioma，PCH）病理表现为大量灶状增生的薄壁毛细血管浸润肺泡组织，累及胸膜、支气管和血管壁，有特征的 X 线表现是弥漫分布的网状结节影。这两种疾病的确诊很困难，需要开胸肺活检。它们的治疗与 IPAH 不同，使用扩张肺动脉的药物会加重肺动脉高压，甚至导致严重的肺水肿和死亡。这两种疾病的预后差，肺移植是唯一有效的治疗方法。

（九）左心疾病相关性肺动脉高压

各种左心疾病，如冠心病、心肌病、瓣膜病、缩窄性心包炎等会引起肺静脉压力增加，进而使肺动脉压力增高，又称肺静脉高压。肺静脉高压对呼吸功能的影响较明显，使肺的通气、换气、弥散功能下降。临床表现不仅有劳力性呼吸困难，而且有端坐呼吸和夜间阵发性呼吸困难。胸部 X 线显示左心力衰竭征象。超声心动图对原发疾病有确诊价值。治疗主要针对原发疾病、瓣膜病、心包疾病患者适时手术治疗。内科药物治疗可降低心脏负荷、改善心功能。

（十）呼吸疾病和（或）缺氧相关的肺动脉高压

各种慢性肺疾病的患者由于长期缺氧肺血管收缩、肺血管内皮功能失衡，肺血管结构破坏（管壁增厚），血管内微小血栓形成以及患者的遗传因素使之易发，这些最终造成各种慢性肺疾病的患者发生肺动脉高压。慢性肺部疾病引起的肺动脉高压有一些与其他类型肺动脉高压不同的特点：肺动脉高压的程度较轻，多为轻至中度增高，间质性肺病可为中度至重度增高；肺动脉高压的发展通常缓慢；在一些特殊情况下，如活动、肺部感染加重，肺动脉压力会突然增加；基础肺疾病好转后，肺动脉高压也会明显缓解。临床表现既有基础肺疾病又有肺动脉高压的症状和体征，肺部听诊有助于判断肺疾病的严重程度。肺功能检查和血气分析提示呼吸功能障碍和呼吸衰竭的类型和程度。肺动脉高压影响慢性肺疾病患者的预后。积极治疗基础肺疾病能够使肺动脉高压明显缓解，长程氧疗对降低肺动脉压力有益并能提高患者的生存率。新型肺血管扩张药对此类患者肺动脉高压的治疗价值有限。晚期患者可考虑肺移植。

（十一）慢性血栓栓塞性肺动脉高压

肺动脉及其分支的血栓不能溶解或反复发生血栓栓塞，血栓机化，肺动脉内膜慢性增厚，肺动脉血流受阻；未栓塞的肺血管在长期高血流量的切应力等流体力学因素的作用下，血管内皮损伤，肺血管重构；上述两方面的因素使肺血管阻力增加，导致肺动脉高压。由于非特异的症状和缺乏静脉血栓栓塞症的病史，其发生率和患病率尚无准确的数据。以往的尸检报道表明慢性血栓栓塞性肺动脉高压（chronic thrombo-embolism pulmonaryhypertension，CTEPH）的总发生率为 1% ～ 3%，其中急性肺栓塞幸存者的发生率为 0.1% ～ 0.5%。临床表现缺乏特异性，易漏诊和误诊。渐进性劳力性呼吸困难是最常见症状。心电图、胸部 X 线、血气分析、超声心动图是初筛检查，核素肺通气灌注显像，CT 肺动脉造影、右心导管和肺动脉造影可进一步明确诊断。核素肺通气灌注显像诊断亚段及以下的 CTEPH 有独到价值，但也可能低估血栓栓塞程度。多排螺旋 CT 与常规肺动脉造影相比，有较高的敏感性和特异性，但可能低估亚段及以下的 CTEPH。需要同时做下肢血管超声、下肢核素静脉显像确定有无下肢深静脉血栓形成。CTEPH 患者病死率很高，自然预后差，肺动脉平均压力 >5.3kPa（40mmHg），病死率为 70%；肺动脉平均压力 >6.7kPa（50mmHg），病死率为 90%。传统的内科治疗手段，如利尿、强心和抗凝治疗以及新型扩张肺动脉的药物对 CTEPH 有一定效果。肺动脉血管内球囊扩张及支架置入术对部分 CTEPH 患者也有一定效果。肺动脉血栓内膜剥脱术是治疗 CTEPH 重要而有效方法，术后大多数患者肺动脉压力和肺血管阻力持续下降，心排血量和右心功能提高。手术死亡率为 5% ～ 24%。对于不能做肺动脉血栓内膜剥脱术的患者，可考虑肺移植。

第三节　纵隔疾病

纵隔是两侧纵隔胸膜之间的间隙及位于其中的器官的总称。其范围前为胸骨，后为脊柱，上界为由第 1 胸椎、第一对胸肋和胸骨上缘共同围成的胸廓上口，下界为膈肌，左右界为两侧纵隔胸膜。为临床工作方便，纵隔被人为地划分为不同的区域，近年来以四分法应用较广。该划分法自第 4 胸椎下缘至胸骨柄下缘画一条直线，将纵隔划分为上纵隔和下纵隔；下纵隔又分为 3 个区：自胸骨到心包前缘为前纵隔，心包所在区域为中纵隔，心包至脊柱之间为后纵隔。纵隔内有许多重要结构。如上纵隔内有胸腺、上腔静脉，左右无名静脉，奇静脉、主动脉弓，无名动脉，左颈总动脉，左锁骨下动脉，气管，食管，胸导管，淋巴结，交感神经，膈神经，喉返神经等；前纵隔为脂肪组织，其内有胸骨淋巴结和纵隔前淋巴结；中纵隔主要由心脏和心包占据，此外尚有升主动脉，上腔静脉下段，肺动脉，气管，主支气管，膈神经和淋巴结等；后纵隔内有食管，胸主动脉，奇静脉、半奇静脉，胸导管，迷走神经，交感神经等。

纵隔疾病的临床诊断方法近年取得了明显的进步。除了传统的病史询问，体格检查、实验室检查外，各种影像学检查技术发展很快：CT 扫描和磁共振成像（MRI）可以清晰地显示纵隔内结构变化，正电子发射扫描成像（PET）已应用于纵隔疾病（特别是纵隔占位性病变）的辅助诊断。采用各种活检技术以获取组织学或细胞学材料进行病理学或细胞学检查，对于明确纵隔内病变的性质具有重要意义。

本节将分别叙述纵隔炎、纵隔气肿、纵隔疝和纵隔占位性病变等临床主要的纵隔疾病。

一、纵隔炎

纵隔炎（mediastinitis）可分为急性和慢性两种。前者为急性感染性病变，易迅速发展为纵隔脓肿，临床表现急重凶险，病死率较高；后者起病多潜隐，病理改变可表现为以肉芽肿病变为主者（亦称为肉芽肿样纵隔炎）或以纤维化病变为主者（亦称为成纤维化纵隔炎、纵隔纤维化或硬化性纵隔炎），临床主要表现食管、腔静脉及纵隔内其他脏器狭窄或梗阻所致的症状和体征。

（一）急性纵隔炎

1. 病因

（1）继发于纵隔及其邻近脏器损伤或感染者：食管疾患是导致本病的常见原因，如食管癌手术后发生吻合口瘘，食管异物致食管穿孔食管镜检查误伤食管致穿孔，食管扩张治疗等过程中损伤食管致穿孔，严重呕吐致食管损伤（Mallory-Weiss 综合征）、剧烈咳嗽致食管破裂、食管癌坏死形成溃疡、放射治疗后食管壁坏死、气管切开后放置的气管内管压迫致气管食管瘘等，均可使含大量细菌的消化道或呼吸道液体进入纵隔，导致纵隔急性化脓性感染。气管插管或支气管镜检查损伤气管壁形成瘘管或气管术后吻合口瘘亦可引起本病。近年随着心脏外科手术的普遍开展，胸骨正中切口术后感染导致急性纵隔炎的病例日渐增多。其他如纵隔淋巴结、心包等部位的化脓性感染亦可蔓延至纵隔的疏松结缔中。纵隔邻近脏器如肺和胸膜化脓性感染可扩散到纵隔，腹膜后的化脓性感染及膈下脓肿等亦有累及纵隔者。战争期间钝性或贯通性胸部外伤是急性纵隔炎的常见原因。

（2）下行性感染：颈深部筋膜间隙与纵隔是相通的，因此，口腔和颈部的化脓性感染可向下蔓延至纵隔导致本病，牙龈脓肿等口腔疾患所致的急性纵隔炎常为须氧菌与厌氧菌的混合性感染。

（3）血行感染：可见于脓毒败血症患者，细菌（多为金黄色葡萄球菌）由身体其他部位经血行达到纵隔而致病。由于纵隔内除各种脏器外为疏松的结缔组织，感染一旦发生常迅速蔓延，易于累及邻近脏器，如因食管穿孔所致的急性纵隔炎常并发脓胸。纵隔脓肿形成后亦可破入胸膜腔、食管、支气管等邻近组织。

2. 临床表现

本病起病急骤。全身毒血症状十分明显，高热，寒战，烦躁不安，严重者发生感染脓毒症休克。继发于食管疾患者常有下咽不适或疼痛，其部位往往提示食管穿孔处；下行性急性纵隔炎常伴有原发感染灶的症状，如咽痛不适等。纵隔脓肿形成可压迫大气道，患者出现咳嗽、呼吸困难、发绀、心动过速等症状。胸骨后疼痛明显，并向颈部放射。感染向下蔓延时，可有上腹痛。体检患者多呈急性面容，胸骨触痛或叩痛，纵隔浊音界扩大，纵隔有积气者于颈部可扪及皮下气肿，发生脓胸或脓气胸者可查出胸腔积液或积气体征。周围血中见白细胞总数和中性粒细胞比例均明显增高。

X线胸片见两侧纵隔阴影增宽，一般以两上纵隔较明显，侧位胸片见胸骨后密度增高，气管和主动脉弓轮廓模糊。形成纵隔脓肿者见软组织影向纵隔的一侧凸出，可压迫气管或食管而使其移位，其内可见液平。纵隔气肿，颈部皮下气肿亦较常见。尚可见胸腔积液和积气的征象，左侧较多。对怀疑原发病为食管疾患者行食管碘油或有机碘液造影可证实食管穿孔，食管气管瘘、食管胸膜瘘等病变。CT扫描和磁共振成像对于明确纵隔脓肿的部位及确定引流治疗方案很有帮助。

3. 诊断

结合食管病变，内镜检查、口腔或咽部脓肿等相关病史，临床症状和体征以及相应的X线胸片改变一般即可做出临床诊断。

4. 治疗

（1）内科治疗：早期依经验性用药原则选用大剂量广谱抗生素，对于继发于口腔和颈部脓肿的下行性感染者应注意抗生素既能覆盖须氧菌，又能覆盖厌氧菌，对于血行感染者应重点选用抗金黄色葡萄球菌的药物，病原菌明确后可参考体外药敏试验结果选药。加强支持疗法，对于因食管穿孔或食管瘘而须禁食者可经完全胃肠外营养疗法补足所须的各种营养成分。积极纠正休克，纠正缺氧。

（2）外科治疗：针对原发病进行相应处理，如对食管穿孔进行修补。尽可能彻底引流。可用含稀释的抗生素的生理盐水行局部灌注冲洗。对于经胸骨正中切口行心脏手术后发生急性纵隔炎者，可再次开胸彻底清创、引流、灌洗，用肌瓣填充修复。

（二）慢性纵隔炎

1. 病因

本病病因尚不十分清楚，已知多种感染与其有关，包括结核杆菌、非结核分枝杆菌、真菌（如组织胞浆菌）、土壤丝菌和放线菌等微生物感染。此外，结节病、外伤性纵隔出血、药物中毒等可能与部分病例有关。有认为自身免疫可能参与了本病的发生。胸外放射治疗亦有引起本病的报道。尚有部分患者病因完全不明，称为特发性纵隔纤维化。

本病病理变化主要为肉芽肿样改变和纤维化样改变，有认为纤维化是由长期慢性肉芽肿演变而来。病变在纵隔内形成片状或团块状结构，压迫纵隔内重要结构而产生症状和体征。

2. 临床表现

早期患者可无明显症状。随病变缓慢加重，逐渐出现纵隔内器官粘连或压迫的相应表现。由于静脉壁薄易受压迫，故常出现上腔静脉阻塞综合征：患者头面部、颈部及上肢水肿；颈静脉充盈；胸壁静脉扩张，血液由上向下流动形成侧支循环；尚有食管静脉因侧支循环而曲张并破裂出血的报道。患者可有头痛、头昏、呼吸困难、发绀等症状。有时突然发生脑水肿症状。随着侧支循环的逐步建立，症状可代偿性缓解，有随诊数十年而仍生存者。病变压迫食管可产生吞咽不适甚至吞咽困难。气管和支气管受压可产生咳嗽，严重时可出现呼吸困难。压迫肺血管可致肺血管淤血、咯血、肺动脉高压、肺小动脉血栓形成等。喉返神经受压可出现声音嘶哑，膈神经受压可引起膈肌麻痹。

X线胸片可无异常发现，也可见纵隔阴影增宽，纵隔内肿块状阴影凸出于肺野内，或仅见纵隔胸膜增厚，或见纵隔轮廓因纤维化性病变而显得僵硬平直，病变区内可见钙化阴影。静脉血管造影可显示上腔静脉阻塞等改变，尚可显示侧支循环血管。食管吞钡检查可见食管受压移位或狭窄。胸部CT有较大诊断价值，可见前上纵隔增宽，纵隔胸膜平直或向一侧凸出，边界不清，纵隔胸膜肥厚，尚可见纵隔内肿块影。气管、支气管、肺血管、腔静脉等的受压表现亦可在CT上显示。

3. 诊断

本病的诊断除依赖临床表现及影像学改变外，纵隔组织活检（开胸活检或经纵隔镜活检）有重要价值。鉴别诊断须考虑其他可以引起上腔静脉阻塞的疾病。

4. 治疗

慢性纵隔炎（包括肉芽肿样改变和纤维化样改变者）的治疗比较困难，现有疗法效果不肯定。对于慢性纵隔炎发病与真菌（如组织胞浆菌）或结核杆菌感染有关者，抗真菌治疗或抗结核治疗是否有效尚无明确结论。治疗的目的在于减轻和控制症状。大多数慢性纵隔炎进展缓慢，且在病程中随着受压迫血管侧支循环的建立症状有自然缓解的倾向。对于纵隔内病变较局限者，可手术切除肉芽肿组织以缓解血管、食管的压迫症状。上腔静脉阻塞严重者，可手术建立人工侧支循环，也有试行血管内导管扩张或放置支架者。

二、纵隔气肿

纵隔气肿（pneumomediastinum）指气体在纵隔的结缔组织间隙内聚积，该症多见于新生儿和婴幼儿，文献报道发病率有0.04%～1%不等；成人亦不少见。成人男性发病多于女性。

（一）病因和发病机制

根据纵隔内气体的来源部位可将纵隔气肿的病因和发病机制归纳为以下几类：

（1）肺泡壁破裂所致的纵隔气肿。肺泡壁因肺泡内压急剧上升或因其他疾病而发生损伤破裂即可导致气体由肺泡内进入肺间质，形成间质性肺气肿；气体再沿肺血管周围鞘膜进入纵隔。常因同时有脏层胸膜损伤而合并自发性气胸，但亦可见仅有纵隔气肿者。常见原因如用力剧咳或吸气后用力屏气致肺泡内压剧增，哮喘急性发作时气流严重受限致肺泡内压剧增（尤其常见于儿童），机械通气使用不当致气道压过高，张力性气胸时过高的胸腔内压亦可使邻近肺组织肺泡内压剧增致肺泡破裂，金黄色葡萄球菌肺炎等疾病致肺泡壁破坏，闭合性胸部外伤因外部剪切力致肺泡壁损伤等。

（2）纵隔内气道破裂所致的纵隔气肿。最常见于胸外伤患者，亦有少数气管肿瘤并发纵隔气肿的报道；纤维支气管镜检查可因操作过程中患者剧咳或用于憋气导致肺泡壁破裂而发生纵隔气肿，亦可因活检时损伤气道壁而使气体由气道破口进入纵隔。

（3）食管破裂所致的纵隔气肿。包括剧烈呕吐致食管破裂，食管外伤，内镜检查损伤食管，食管痉挛阻塞而致近端破裂，异物损伤食管，食管癌肿瘤组织坏死，食管手术后瘘等。

（4）颈部气体进入纵隔。如气管切开术后、甲状腺手术后、扁桃体切除术后等，空气自颈部创口进入皮下组织聚积，沿颈深筋膜间隙即可进入纵隔内。

（5）腹腔气体进入纵隔。胃肠穿孔、人工气腹术等，腹腔内气体可沿膈肌主动脉裂孔和食管裂孔周围的疏松结缔组织进入纵隔。

尚有部分纵隔气肿患者临床不能确定其气体来源部位及病因。

（二）临床表现

纵隔气肿的症状轻重不一，主要与纵隔气肿发生的速度、纵隔积气量的多少，是否合并张力性气胸等因素有关。少量积气患者可完全无症状，仅于胸部 X 线片上见纵隔气肿的征象。积气较多，压力较高时，患者可感胸闷不适，咽部梗阻感，胸骨后疼痛并向两侧肩部和上肢放射。纵隔内大量积气或合并有张力性气胸者，临床表现危重，严重呼吸困难，烦躁不安，意识模糊甚至昏迷，发绀明显，若不及时抢救可很快危及生命。

体格检查可发现颈部皮下气肿，严重者皮下气肿可蔓延至面部、胸部、上肢，甚至蔓延至腹部和下肢。皮肤黏膜发绀，呼吸困难。病情严重者血压下降，脉搏频数降低。颈静脉怒张，心尖搏动不能触及，心浊音界缩小或消失，心音遥远，约半数患者可于心前区闻及与心搏一致的咔嗒声（Hamman 征），以左侧卧位时较为清晰。并有张力性气胸者尚可见相应体征。

胸部 X 线检查对明确纵隔气肿的诊断具有决定性的意义。于后前位胸片上可见纵隔胸膜向两侧移位，形成与纵隔轮廓平行的高密度线状阴影，其内侧与纵隔轮廓间为含气体的透亮影，通常在上纵隔和纵隔左缘较明显，上述征象应与正常存在的纵隔旁狭窄的透亮带（即由视觉误差所产生的 Mach 带）相区别，其鉴别要点在于 Mach 带的外侧并无高密度的纵隔胸膜影。此外，部分患者尚可在胸主动脉旁或肺动脉旁发现含气透亮带。婴儿当纵隔内气体量较多时可显示胸腺轮廓。纵隔气肿在侧位胸片上表现为胸骨后有一增宽的透亮度增高区域，将纵隔胸膜推移向后呈线条状阴影，心脏及升主动脉前缘与胸骨间距离增大。胸部 CT 因不受器官重叠的影响，对纵隔气肿显示较清楚，尤其是当纵隔内积气量较小时较后前位胸片易于识别。X 线检查尚可清晰地显示同时存在的气胸以及下颈部和胸部皮下气肿。

（三）诊断

根据有诱发纵隔气肿的有关疾病史，有呼吸困难和胸骨后疼痛等症状，应考虑纵隔气肿的可能性；若尚有颈部和胸部皮下气肿、颈静脉充盈等体征，则应高度怀疑本症，并行胸部 X 线检查以明确诊断。应注意与其他可以引起胸痛、呼吸困难、发绀等症状的疾病相鉴别。

（四）治疗

纵隔气肿治疗的关键在于采取积极措施控制原发疾病，如控制哮喘发作以缓解气流受限，对外伤所致气道损伤应及早进行手术治疗。对气管切开术后并发的纵隔气肿应立即拆除皮肤和皮下组织缝线，使气体可外逸。对合并气胸的纵隔气肿患者应尽早施行胸腔闭式引流术，许多患者随着胸腔内压力下降，纵隔气肿的程度亦可明显减轻。

对纵隔气肿本身应根据积气量多少和临床症状轻重决定治疗方案，对积气量少、症状不明显者不须做特殊治疗，气体在 1 ～ 2 周内常可自行吸收。对积气量大、压力高，致使纵隔内器官受压出现呼吸循环障碍者，可经胸骨上切口行排气减压术。伴有大量皮下气肿者可行多部位针刺排气或小切口排气。酌情使用抗生素以预防或控制感染。

三、纵隔疝

纵隔疝（mediastinalhernia）是指一侧肺脏的部分组织通过纵隔突入到另一侧胸腔，它与纵隔移位不同，后者系整个纵隔连同其内容物向对侧移位，但二者在临床上较难鉴别，且常可并存。纵隔在解剖学上有 3 个较薄弱的区域：①前上纵隔，位于第 1 ～ 4 肋软骨水平，前方为胸骨，后方为大血管，下方以心脏为界；②后上纵隔，位于主动脉和奇静脉之上第 3 ～ 5 胸椎水平，前方为食管、气管和大血管，后方为脊椎；③后下纵隔，位于主动脉弓、奇静脉和第 5 胸椎之下，前方为大血管和心脏，后方为降主动脉和脊椎。纵隔疝常发生于前上纵隔结构薄弱区，而发生于后上纵隔或后下纵隔者较少见。

纵隔疝产生的原因为两侧胸腔的内压不均等，导致压力较高一侧胸腔内部分肺脏经纵隔结构薄弱区突入压力较低的一侧胸腔内，以恢复两胸腔内压的平衡。常见者如一侧肺大疱、张力性气胸、局限性阻塞性肺气肿、胸腔积液、肺囊肿和肿瘤等；或一侧肺不张、一侧全肺切除术后。也有因一侧胸腔病变产生瘢痕收缩而将健侧胸腔部分肺脏经纵隔结构薄弱区域牵拉进入患侧胸腔的，如见于肺结核纤维化、慢性胸膜炎瘢痕收缩等。

纵隔疝的临床表现主要为原发疾病的症状和体征，如发生于张力性气胸者表现为严重的呼吸困难和循环紊乱，因纵隔疝常与纵隔移位并存，故体检时可见气管移位，心界移位，心尖搏动点移位等体征。

纵隔疝的诊断主要依赖胸部X线检查。后前位胸片可见局部透亮区域超过气管轴线，是肺组织疝入对侧胸腔的征象，疝入对侧的肺组织内很少见肺纹理。胸部CT可以清晰地显示纵隔疝的部位和范围，对于确诊价值很大。此外，胸部X线检查多有助于明确导致纵隔疝的原发疾病的诊断。

纵隔疝的治疗原则为处理原发疾病，对于纵隔疝本身并无特殊的有针对性的治疗方法。

四、纵隔占位性病变

导致纵隔占位性病变的疾病有很多，包括纵隔原发性良性和恶性肿瘤、纵隔转移性肿瘤、各种纵隔囊肿以及炎症性病变（如各种肉芽肿性病变）等。转移性肿瘤中最重要者为肺癌纵隔淋巴结转移，明确其诊断对于合理选择肺癌患者的治疗方案至关重要。

纵隔肿物患者的临床表现差异较大。约半数患者完全没有临床症状，因其他原因行胸部X线检查时偶然发现纵隔肿物。出现临床症状的患者主要有两方面表现：①由纵隔肿物直接压迫和侵犯邻近的胸内脏器而产生的症状，如咳嗽胸痛、气促、吞咽困难、上腔静脉梗阻、声嘶等，尚可见Horner综合征、膈神经麻痹以及脊髓受压有关的症状，如肿物导致气道阻塞而并发阻塞性肺炎可出现寒战发热，个别前纵隔肿瘤可压迫心脏，中纵隔肿瘤可造成右室流出道梗阻；②全身症状，主要是由肿瘤分泌某些激素而导致的症状，如甲状腺功能亢进、库欣综合征、男性乳腺发育、高钙血症等。

X线胸片常可为纵隔肿物的发现提供重要线索。胸部CT和MRI检查对于纵隔肿物的定位诊断价值非常高；同时，由于常见的纵隔肿物各有其好发部位，故依据影像学资料确定肿块在纵隔内的位置对于纵隔肿物的定性诊断也具有一定的辅助价值。上纵隔常见的肿物包括胸骨后异位甲状腺、甲状腺肿瘤、胸腺肿瘤和胸腺囊肿，前纵隔常见的肿物包括畸胎瘤等生殖细胞肿瘤以及心包囊肿等；中纵隔常见的肿物为淋巴瘤和支气管囊肿；后纵隔常见的肿物为各种神经源性肿瘤，肠源性囊肿也多位于后纵隔内。此外，由于纵隔内肿物的病理学种类非常多，仅凭影像学资料进行定性诊断常常碰到困难，因此，在可能时应采用各种技术尽量获取组织学标本或细胞学标本以明确诊断。

纵隔肿物的治疗依疾病的不同而不同。一般认为，对于原发性纵隔肿瘤，无论良性或恶性，可能时均应行手术切除治疗。对良性原发性纵隔肿瘤之所以也应积极手术治疗，一方面是因为肿瘤可以压迫纵隔内的重要脏器，产生不良后果，另一方面是因为一部分良性肿瘤具有恶变的趋势。一纵隔原发性肿瘤正常纵隔内的组织结构较为复杂，各种组织细胞发生异型增生均可发展为良性或恶性肿瘤，因此，纵隔原发性肿瘤的种类繁多。从病理学角度可将纵隔原发性肿瘤分为4大类。

（1）发育异常性肿瘤，包括纵隔生殖细胞肿瘤（如畸胎类肿瘤、精原细胞瘤等），胸内异位组织肿瘤（如胸内甲状腺肿瘤、胸内甲状旁腺肿瘤等）和纵隔异位骨髓或骨髓脂肪瘤。

（2）淋巴网状组织肿瘤，包括胸腺瘤、胸腺脂肪瘤、胸内浆细胞瘤和纵隔巨大淋巴结增殖症。

（3）神经组织肿瘤，包括神经鞘源性肿瘤（如神经纤维瘤、神经鞘瘤、神经源性肉瘤、颗粒细胞肌母细胞瘤等）、交感神经源性肿瘤（如神经母细胞瘤、成熟型神经节细胞瘤、神经节母细胞瘤等）和副神经节瘤。

（4）间叶组织肿瘤，包括血管源性肿瘤（如血管瘤、血管内皮瘤、血管外皮瘤等），淋巴管源性肿瘤（如淋巴管瘤、淋巴外皮瘤等）结缔组织性肿瘤（如纤维瘤，纤维肉瘤，黏液瘤、黄色肉芽肿，弹力纤维脂肪瘤等），脂肪组织肿瘤（如脂肪瘤、脂肪肉瘤）软骨和骨肿瘤（如软骨瘤和骨软骨瘤，脊索瘤和骨纤维结构不良等），肌组织肿瘤（如平滑肌瘤、平滑肌肉瘤，横纹肌肉瘤等）及混合性间皮瘤。尽管纵隔原发性肿瘤种类很多，但临床常见者仅为数种，其余均较少见，且仅凭临床症状，体征，化验室资料以及各种影像学资料不易确诊，有赖于手术切除后行病理学检查方能明确诊断。其治疗方法多以手术切除为主。以下仅叙述临床较常见的几种原发性纵隔肿瘤，包括常见于上纵隔的胸腺瘤和胸内甲状腺肿块，常见于前纵隔的畸胎瘤和常见于后纵隔的神经源性肿瘤。

（一）胸腺瘤

胸腺瘤在纵隔原发性肿瘤中较为常见，多于 40 ～ 50 岁时发现，女性略多于男性。胸腺瘤的病因和发病机制均尚未阐明。胸腺于胚胎 6 周时由第 3 咽囊上的一个皮芽逐渐发育而成，下降进入上纵隔，故胸腺瘤最多见于上纵隔。但也有少数生长于其他部位的异位胸腺瘤，如颈部、肺脏、后纵隔等。

胸腺瘤的病理分类法有数种，各自的侧重点不同。LevIne 和 Rosai 分类法侧重于临床预后，将胸腺瘤分为非浸润性（良性）胸腺瘤和浸润性胸腺瘤，后者又分为 I 类恶性胸腺瘤和 Ⅱ 类恶性胸腺瘤（又称胸腺癌）。Muller-Hermelink 分类法侧重于胸腺瘤与对应正常细胞形态和功能的关系，将胸腺瘤分为髓性胸腺瘤、混合性胸腺瘤、皮质为主的胸腺瘤、皮质性胸腺瘤和分化良好的胸腺癌等。也有按肿瘤主要组成成分进行分类的，分为上皮细胞型胸腺瘤、梭形细胞型胸腺瘤、淋巴细胞型胸腺瘤和混合细胞型胸腺瘤。

约 1/3 至半数患者可无任何临床表现，仅于因其他原因行胸部 X 线检查时发现。其余患者可见局部症状或出现与胸腺有关的全身疾病的表现。胸腺瘤的局部症状由肿瘤压迫或侵犯邻近的纵隔结构所致，可见咳嗽、气急、胸痛，吞咽困难、声嘶等。可继发呼吸系统感染。出现上腔静脉综合征常常提示为恶性胸腺瘤。重症肌无力是胸腺瘤最常合并的全身性疾病，重症肌无力患者中约 15% 伴有胸腺瘤，而胸腺瘤患者中约 35% 伴有重症肌无力。合并低丙种球蛋白血症可反复发生严重的感染，患者除 IgG 和 IgA 水平降低外，尚可出现细胞免疫功能下降。其他与胸腺瘤有关的全身性疾病包括系统性红斑狼疮、类风湿病、多发性肌炎、甲状腺功能亢进症、克罗恩病、溃疡性结肠炎、干燥综合征、再生障碍性贫血等，推测可能与胸腺瘤患者机体免疫系统功能发生紊乱有关。

X 线胸片示肿瘤多位于上纵隔，较多见于心底部与升主动脉交界处。肿块呈圆形或卵圆形，边界光滑，或有分叶，可向纵隔的一侧或两侧凸出，肿块较大者尚可推挤心脏大血管向后移位。异位胸腺瘤则可位于胸腔的其他部位。胸腺瘤一般密度均匀，少数可见于点状钙化或囊壁钙化。恶性胸腺瘤向心包侵袭可引起心包积液，胸膜转移者可见胸膜多发性结节状阴影。观察胸腺瘤的包膜是否完整对于判断肿瘤的良，恶性具有一定价值，良性胸腺瘤有完整的包膜，轮廓清楚光滑；恶性胸腺瘤包膜不完整，轮廓毛糙不规则，分叶现象明显。胸廓CT检查可以更清晰地显示上述各种病变，见肿块位于上纵隔大血管前间隙内，圆形或卵圆形，呈均匀软组织影，其内可有囊性变，少数有斑片状钙化。良性者包膜完整；侵袭性者向包膜外侵犯，表现为肿瘤后方与大血管之间的脂肪层消失，侵犯心包及上腔静脉可造成邻近胸膜不规则增厚以及胸腔和心包积液。

一旦发现胸腺瘤，只要患者能够耐受手术，均应积极进行手术治疗。手术除可切除肿瘤外，尚能提供病理学检查标本以获得准确的病理学诊断，以指导制订进一步的治疗方案。良性胸腺瘤手术切除后一般无须做放射治疗。恶性胸腺瘤一般容易局部复发，但较少向远处转移，手术切除后尚应进行放疗和化疗。

（二）胸内甲状腺肿块

虽然胸内甲状腺肿块在须行甲状腺切除术的患者中仅占 1% ～ 3%，但它在全部纵隔肿物中占有相当的比例。其中最多见的为结节性甲状腺肿，它多发于 40 ～ 50 岁的人群，女性较多见，为男性的 3 ～ 4 倍。少数为甲状腺炎或甲状腺癌。大多数纵隔内甲状腺肿是颈部甲状腺肿在胸骨下的直接延伸，在胸廓开口附近，有一个小的峡部将颈部和胸内两处的甲状腺肿连接起来，或为颈部结节性甲状腺肿的下极朝下滑行到上纵隔内，一般位于气管前的上纵隔内，也有少数位于气管，头臂静脉和头臂动脉或锁骨下动脉之后。极少数纵隔内甲状腺肿块与颈部甲状腺完全无联系，推测为胚胎期异位发生的甲状腺组织。

许多纵隔内甲状腺肿块患者没有自觉症状，仅于其他原因行胸部 X 线检查时偶然发现。常见症状包括呼吸困难（常于颈部活动时加重）、咳嗽、声嘶、胸骨后疼痛等，偶见上腔静脉阻塞现象。体检可发现患者做吞咽动作时肿物向上移动，听诊可闻及吸气或呼气期喘鸣音。偶见位于气管后的肿物引起吞咽困难。少数患者可见甲状腺功能亢进的表现，极个别患者甚至出现甲状腺功能亢进危象。

胸部 X 线检查见纵隔内边缘清楚、密度均匀的圆形或卵圆形肿块影，边界光滑或呈分叶状。典型者位于上纵隔前部，可使气管向后移位。肿块内较常见钙化。有认为肿块上端宽大与颈根部软组织影连续；肿块上缘轮廓影消失，紧靠颈根部软组织影；气管受压自颈部开始，向下延续至上纵隔：以上三点提示肿块呈颈纵隔连续征象，可作为纵隔内甲状腺肿块的 X 线诊断依据。胸部 CT 检查具有重要价值，下述征象提示纵隔内甲状腺肿块：①肿块与颈部甲状腺相连；②肿块内有局部钙化灶；③肿块的 CT 值相对较高，一般比邻近的肌肉组织高 15HU；④应用碘造影剂静脉注射后肿块密度明显增高，且持续时间较长。对于异位迷走的甲状腺肿块根据胸部 X 线检查甚难做出诊断。

放射性核素碘 131I 检查对于明确纵隔内甲状腺肿块的性质很有帮助，但应注意常有假阴性发生。对临床怀疑纵隔内甲状腺肿块而131I放射性核素扫描检查未能发现阳性征象者，胸部CT检查可能会有所帮助。

对于纵隔内甲状腺肿块一般应积极争取手术，既可切除肿块，避免对纵隔内重要脏器的压迫，又可获得明确的病理学诊断。但对于无临床症状，手术耐受性较差，且根据其他资料判断胸内肿块为恶性病变的可能性较小者，亦可暂缓手术治疗，但应严密随访观察。

（三）纵隔畸胎瘤

畸胎瘤是指含有所在部位正常时所没有的多种形态组织的肿瘤，这些组织通常起源于外胚层、中胚层和内胚层中的2种甚至3种胚层。畸胎瘤常见于身体的中线部位、如颅底、颅咽管、颈部、纵隔、后腹膜、卵巢、骶前、睾丸等处、纵隔尤其是前纵隔是最常见部位之一。纵隔畸胎瘤在所有纵隔肿块中所占的比例较高，是临床较常见的纵隔原发性肿瘤。

畸胎瘤的来源问题迄今仍无一致意见，目前一般认为这类肿瘤是来自个体发育初期的卵黄囊向泌尿生殖膈移动过程中被遗留下来的全能性干细胞。畸胎瘤的病理组织结构十分复杂多样，一般按其组成组织的成熟度分为成熟畸胎瘤和未成熟畸胎瘤，前者多为良性囊性型，后者多为恶性实体型。成熟畸胎瘤又分囊性和实性两种。囊性成熟畸胎瘤又名皮样囊肿，为薄壁单房或多房囊肿，镜下除见外胚层组织外，亦可见中胚层和内胚层组织。皮样囊肿发生恶变者不多见，约占10%。实性成熟畸胎瘤主要为实性肿块，镜下可见源自所有胚层的各种组织成分，内以内胚层源性上皮成分居多，而外胚层源性皮肤和神经组织等则较囊性者少见，组织的成熟程度介于良性囊性畸胎瘤和恶性未成熟畸胎瘤之间。未成熟畸胎瘤由未分化成熟的组织组成，以实体性者居多，其原始上皮细胞多排列成腺癌形象，一般不见由外胚层衍生的神经组织、皮肤或牙齿等。

畸胚瘤的临床表现依其成熟度不同而异。成熟畸胎瘤多呈良性经过。良性畸胎瘤多见于儿童和青年人，在儿童发病率无明显性别差异，而在成年人中男性较多见。50%～70%的纵隔畸胎瘤为良性，在儿童期发生的畸胎瘤几乎均为良性，仅1%为恶性。患者可无临床症状，仅偶然于因其他原因行胸部X线检查时被发现。肿瘤逐渐增大压迫邻近纵隔结构可导致胸痛、胸闷不适、咳嗽、吞咽困难等临床症状。少数患者可因支气管受压而发生阻塞性肺炎或肺不张。偶有肿瘤溃蚀到支气管内，可见咳出毛发或皮脂样物，此时仅凭该临床表现即可较有把握地诊断胸内囊性畸胎瘤。囊性畸胎瘤偶可破溃入纵隔而引起纵隔炎，破溃入胸膜腔并继发感染而引起脓胸，破溃入心包可引起心包炎或心脏压塞。囊肿继发感染时临床症状可明显加重。

未成熟畸胎瘤多为恶性，男性较多，肿瘤生长快，呈浸润性生长，常见上腔静脉阻塞综合征，患者消瘦、干咳、声嘶、呼吸困难，可见膈神经麻痹，肿瘤侵犯心包可致血性心包积液，侵犯胸膜可见血性胸腔积液。少数患者肿瘤可向远处转移到肝脏、骨骼等，引起相应症状。

胸部X线检查见大多数畸胎瘤位于前纵隔，邻近心脏大血管起始部。良性肿瘤呈圆形或卵圆形，轮廓光滑，而恶性肿瘤多呈分叶状。皮样囊肿的周边可见钙化，由于胸腺癌也可见钙化，故该X线征象对于二者的鉴别诊断并无帮助。少数患者于瘤体内可见成熟骨骼和牙齿影像，据此即能较可靠地诊断成熟畸胎瘤。肿块增大速度较快多为恶性畸胎瘤的征象，但须注意成熟畸胎瘤亦可因瘤内出血而致瘤体较快增大。胸部CT检查诊断纵隔畸胎瘤的价值明显高于常规X线检查者，它可以更清晰准确地显示肿块的部位、大小、外周轮廓、有无钙化、有无骨骼结构或牙齿等。出现肺炎、肺不张、胸腔积液、心包积液、纵隔炎等并发症时X线检查可见相应的改变。

由于畸胎瘤有发生感染、破溃，压迫邻近器官、出血和恶变的可能，故不论肿瘤大小和性质良恶，均应早期手术治疗，力争彻底切除。一期切除困难时，可分期手术。对恶性畸胎瘤可于术后辅以放疗和化疗。

（四）纵隔神经源性肿瘤

在纵隔肿瘤中非常常见，约占全部纵隔肿物的20%。

纵隔神经源性肿瘤病理组织学类型较多，起源于外周神经的有神经鞘瘤（又名施旺细胞瘤）、神经纤维瘤和神经源性肉瘤，起源于交感神经节的有神经节细胞瘤、神经节母细胞瘤和神经母细胞瘤。其中神经鞘瘤、神经纤维瘤、神经节细胞瘤等为良性肿瘤，神经节母细胞瘤为中间型肿瘤，神经源性肉瘤和神经母细胞瘤为恶性肿瘤。良性肿瘤的发病率远远高于恶性肿瘤者。

神经源性肿瘤可发生于任何年龄，但以青年人的发病率最高，其中神经纤维瘤、神经鞘瘤和神经源性肉瘤多见于成人，而神经节母细胞瘤和神经母细胞瘤多见于儿童。绝大多数（90%以上）的纵隔神经源性肿瘤位于后纵隔脊柱旁沟内，约占后纵隔肿瘤的四分之三；极少数纵隔神经源性肿瘤发生于前纵隔，多来源于迷走神经、膈神经等。

神经鞘瘤和神经纤维瘤多见于头部、颈部、上下肢和躯干部，位于纵隔者仅占少数；尽管如此，它们却是纵隔神经源性肿瘤中发病率最高者。通常无临床症状，仅于因其他原因行胸部X线检查时偶然发现。少数病人可有胸痛和肩背疼痛，或沿肋间神经走向出现疼痛。极少数肿瘤可向邻近的椎体或肋骨挤压生长，靠近椎间孔的可扩大椎间孔，位于肋间的可使肋间隙增宽，肋骨缘变形增厚。患者亦可有咳嗽、咯血、吞咽困难等，或出现喉返神经麻痹、Horner综合征、Pancoast综合征等。

胸部X线检查见肿块大多位于后纵隔脊柱旁，在侧位片见肿块的后缘大都重叠于椎间孔。肿块呈圆形、卵圆形或哑铃形，哑铃形的一部在椎间孔内，边界清楚，密度均匀。胸部CT可以清楚地显示病变形状和部位，对于向椎体挤压生长者可显示椎体骨质压迫性吸收。肿块大多数为单个，若呈多发性则提示为神经纤维瘤病。其余纵隔神经源性肿瘤的临床和X线表现与上述相似。

纵隔神经源性肿瘤仅凭临床表现和X线检查结果甚难推断其病理学类型，也不易判断其良恶性，例如根据椎体受侵蚀或出现喉返神经麻痹、Horner综合征等并不能肯定即为恶性肿瘤，而且，与纵隔内其他肿块也很难鉴别。因此，对于发现纵隔占位性病变疑为纵隔神经源性肿瘤者应积极争取手术切除。良性肿瘤易切除，但要注意复发问题。恶性肿瘤预后不佳。

（五）纵隔囊肿

纵隔囊肿（mediastinal cysts）属纵隔肿物（mediastinal masses）中的一类，有将其归属于纵隔肿瘤（mediastinal tumors）者，但较多人主张将其与纵隔肿瘤分别叙述。纵隔囊肿的发病率占全部纵隔肿物的 20% 左右。其种类繁多，大多是因先天性发育异常所致，如来源于气管或支气管芽的气管和支气管囊肿，来源于前肠芽的胃囊肿和胃肠囊肿以及由于中胚层组织发育异常所致的心包囊肿和囊性淋巴管瘤等。这类发育异常性囊肿，不发生恶变；此外，纵隔囊肿尚包括寄生虫性（如包囊虫性）囊肿、血肿囊性变和胰腺假性囊肿等。

1. 气管支气管囊肿

气管支气管囊肿是纵隔先天性发育异常性囊肿中较常见的一种。大多数气管支气管囊肿发生于受孕后第 26 ～ 40 天，发生较早者多形成纵隔内肿物，而发生较晚者多形成肺内肿物，个别病例亦有见于横膈内或横膈下者。纵隔气管支气管囊肿依其所在部位可分为气管旁、隆突周围，肺门旁、食管旁和其他部位等 5 组，其中大多数位于隆突周围，多有蒂与大气道相连。位于隆突周围的囊肿易因压迫邻近组织而引起临床症状。

纵隔内气管支气管囊肿的临床表现主要与其部位有关，位于隆突周围的囊肿可以在体积尚不大时即引起明显的临床症状，而其他部位的囊肿可以长到很大而仍无明显临床表现。常见的临床症状包括呼吸困难（活动时尤为明显），持续性咳嗽以及喘鸣，在儿童患者易误诊为哮喘、喘息性细支气管炎、气管支气管狭窄或气道异物等。囊肿与气道相通者易并发感染而出现相应的临床表现。个别病例囊肿可致气管阻塞或右心室流出道阻塞。

胸部 X 线检查常见中纵隔隆突附近边界清楚，质地均匀的纵隔内肿物多为圆形或卵圆形，随呼吸运动其形状可发生变化。亦可见于纵隔内其他部位。一般无分叶，无钙化。隆突下的囊肿可使隆突角度增大，食管旁的囊肿钡餐检查可见食管有明显受压。与气道相通而继发感染者可见囊肿在短期内扩大，可出现气液平面。胸部 CT 扫描可以明确囊肿的位置及其与周围结构的关系，典型的囊肿呈圆形或卵圆形，CT 值为 0 ～ 20HU，囊壁十分菲薄；囊腔内液体含蛋白量高时 CT 值升高，反复慢性感染者囊壁可以增厚。

较大的气管支气管囊肿一般应行手术切除治疗。对于无临床症状而手术耐受性较好的患者可行择期手术；呼吸道压迫症状明显者（多见于小儿患者）有时须行急诊手术；囊肿继发感染者可先予抗生素和局部引流治疗，感染控制后再行手术切除。手术治疗效果良好，但个别患者术后囊肿可复发。

2. 食管囊肿

食管囊肿来源于胚胎期前肠，为食管发育过程中未能形成正常管腔的结果。囊壁内衬非角化鳞状上皮，有双层平滑肌，可见食管腺体。有时可见小范围的纤毛柱状上皮，可能与覆盖纤毛上皮的胎儿食管结构相似，不可误认为起源于支气管的结构，壁内无软骨有助于鉴别。食管囊肿多位于食管旁。多数患者无症状，少数因压迫食管而出现吞咽困难。部分患者可因慢性咳嗽而误诊为哮喘或慢性支气管炎。

胸部X线检查见病变位于后纵隔前部食管旁，圆形或卵圆形，边界清楚。食管吞钡检查可见食管明显受压，但黏膜皱襞完整。如囊肿发生溃疡而与食管相通，囊肿内可见气体，吞钡检查时可见钡剂进入囊肿内。食管囊肿与位于食管旁的支气管囊肿X线表现完全相同，不易鉴别，往往须待手术后病理学检查才能确诊。

手术切除是本病的唯一治疗方法。

3. 胃肠囊肿

胃肠囊肿较罕见。关于其起源有数种学说解释，多认为系因胚胎早期内胚层与脊索未完全分离所致。胃肠囊肿的内衬细胞包括胃黏膜上皮细胞、小肠上皮细胞和纤毛柱状上皮细胞等，其中胃黏膜上皮细胞可具有分泌功能，导致消化性溃疡。

本病男性较常见。临床症状出现较早，多于儿童期或更早即有临床表现，包括疼痛、呼吸困难、咳嗽、呕吐、消瘦、呕血等，囊内的胃黏膜上皮细胞分泌酸性物质和某些蛋白酶，使囊壁发生溃疡，并可累及邻近组织，在气管支气管和食管等部位形成瘘管，引起相应的临床症状。

胸部X线检查见囊肿位于纵隔脊柱旁，圆形或椭圆形，轮廓清楚光滑，密度均匀。囊肿多通过蒂与脊膜及胃肠道相连接。若连接处位于胸内食管则多无交通；相反，若连接处位于腹腔内胃肠道，则大多数其中有交通，空气可进入囊腔内，造影检查时钡剂亦可进入囊腔内。常可见胸椎、颈椎畸形，如半脊柱畸形、后位脊椎裂、脊柱侧弯等。

外科手术切除是本病唯一的治疗方法。为避免发生气管支气管瘘、食管瘘、胸椎破坏等并发症，应争取早期手术治疗。

4. 心包囊肿

心包囊肿大多数为先天性疾病，个别病例可于患急性心包炎多年后发生心包囊肿。

心包囊肿一般呈梭形或卵圆形，壁菲薄，内含清亮的或草黄色的液体，囊壁由单层扁平或柱状细胞覆盖，细胞形态极似间皮细胞。

胸部X线检查见心包囊肿通常位于前纵隔心膈角区，但也有位置较高者，少数患者可延伸至上纵隔区，右侧明显较左侧多见。囊肿轮廓清楚光滑，密度均匀，一般无钙化影。有时在侧位胸片可见囊肿呈水滴状上尖下圆的阴影，可能为囊肿嵌入叶间裂所形成，具有一定的特征性。大多数囊肿直径为3～8cm，但也有小至1cm和大至28cm的报道。CT检查有助于明确阴影的囊性结构，对位于不典型部位者诊断价值更高。透视下囊肿的形态可随体位变动和呼吸动作而有变化。

大多数心包囊肿不引起临床症状，仅于常规体检或因其他原因行胸部 X 线检查时发生；个别患者因囊肿过大压迫邻近结构而产生胸骨后压迫感、呼吸困难或咳嗽等症状；极个别报道心包囊肿继发感染者。

一般不须处理，症状明显者可手术切除。

5. 胸腺囊肿

胸腺囊肿较为罕见，仅占全部纵隔肿物的 1% ～ 2%。大多数为来自胸腺咽管上皮的先天性囊肿，可发生于从颈部到前纵隔的胸腺下降线的任何地方；也有个别报道与手术创伤、炎症等有关者。

病理学上胸腺囊肿应与胸腺瘤、霍奇金淋巴瘤等形成的假性囊肿相鉴别，假性囊肿壁一般较厚，在其纤维性壁内可找到残余的瘤组织。

患者多为儿童和年轻人，大多无临床症状，仅于因其他原因行胸部 X 线检查时被发现。少数囊肿过大者可出现胸部疼痛或胀闷感、咳嗽、呼吸困难、吞咽困难、声嘶等症状。

胸部 X 线检查无特异性表现，囊肿边缘光滑，圆形或卵圆形，位于前纵隔。CT 和磁共振检查有助于明确囊性特征。

手术治疗既可切除囊肿，也有助于明确组织学诊断。胸腺囊肿切除后不复发，预后好。

第四节　膈肌疾病

膈肌是由肌肉和腱膜组成的隔膜，其功能是分隔胸腹腔和主要的吸气肌肉，同时也参与多种与胸腹腔压力维持有关的活动功能，如分娩、排便过程等。从广义的角度来看，膈肌疾病应该包括膈肌的萎缩和无力，而且比较常见，该部分将会在呼吸力学部分阐述。本章讨论狭义的膈肌疾病，主要包括膈肌麻痹、膈膨出、膈肌疝和膈肌肿瘤。临床上以膈肌疝和膈肌麻痹较为常见。长时间的膈麻痹导致膈肌萎缩引起后天性膈膨出；而先天性膈膨出是膈肌发育的异常，膈肌呈薄膜状，缺乏肌肉组织，但膈神经正常。

一、膈肌麻痹

膈肌麻痹系由于一侧或两侧的膈神经受损，神经冲动传导被阻断而产生的膈肌麻痹，导致膈肌异常上升和运动障碍。

（一）病因

病因多样，以恶性肿瘤直接侵犯、颈椎疾病导致的压迫和外科手术或外伤等创伤性因素为最常见的病因。

（二）病理改变

膈肌麻痹使膈肌处于松弛状态。由于胸膜腔的负压牵拉使膈肌被动延长和向上膨隆，长期膈肌麻痹可产生膈肌萎缩形成一层薄膜，最后形成后天性膈膨出，表现为薄膜状的膈肌与腹腔脏器明显向胸腔内膨升。

（三）病理生理

从吸气肌肉的组成角度来看，左右膈肌之间属于“并联”的连接，单侧的膈肌麻痹将会降低 50% 的膈肌力量，但仍然可以与肋间吸气肌肉等吸气肌肉共同维持相对有效的吸气肌肉功能；膈肌与肋间吸气肌肉之间属于“串联”的连接，双侧完全的膈肌麻痹将会导致整个吸气肌肉功能几乎丧失。肋间吸气肌肉的收缩，只能通过牵拉麻痹的膈肌产生被动的张力，形成微弱的吸气力量，这是膈肌折叠术治疗双侧膈肌麻痹的理论基础。

（四）临床表现

膈肌麻痹可以是单侧、双侧、完全性或不完全性。单侧完全性膈肌麻痹使膈肌升高和矛盾运动（吸气时患侧膈上升而健侧下降），但由于健侧膈肌的代偿，肺活量仅减少约 30%。由于人体的肺通气功能有较大的储备能力，对平静状态或轻中度运动时的通气量无影响。因此，单侧膈肌麻痹者多数无症状，而在胸部 X 线检查时发现膈肌升高和矛盾运动。部分患者主诉剧烈运动时有呼吸困难。左侧膈麻痹因胃底升高可能有嗳气、腹胀、腹痛等消化道症状。双侧完全性膈肌麻痹时，肺活量的降低通常超过 80%，静息状态下的通气亦受到明显的影响，导致明显呼吸困难、腹部反常呼吸（吸气时腹部凹陷）、呼吸费力和动用辅助呼吸肌肉。通常有发绀等呼吸衰竭的表现，甚至造成呼吸机依赖。由于肺膨胀受限和排痰无力，容易有反复肺炎和肺不张。

（五）诊断

双侧完全性膈肌麻痹时的临床表现有一定的特征性，可以根据临床上严重的呼吸困难和腹部反常呼吸，结合有可能引起膈肌麻痹的基础疾病做出临床诊断。单侧膈肌麻痹者，尤其是不完全性麻痹者，临床上通常无症状，需要通过辅助检查来明确诊断。对膈肌麻痹有确诊意义的检查包括 X 线胸部透视与摄片和膈神经电或磁波刺激诱发动作电位与跨膈肌压测定。

（六）鉴别诊断

只要提高认识和警惕性，本症诊断不难。主要需要与膈肌膨出相鉴别，后者是膈肌局部或单侧薄弱，导致膈肌位置上升，但膈神经的功能存在，表现为吸气时仍然有一定程度的下降，诱发的膈神经复合动作电位存在；在成人应与肺底积液相鉴别。

（七）治疗

本症病因广泛，治疗上应该首先争取明确病因，做有针对性的治疗。牵拉性和炎症性的膈神经麻痹，大部分患者可在 4 ～ 7 个月内自然恢复。切断性或侵犯性（如恶性肿瘤）膈神经麻痹是永久性损害。单侧膈肌麻痹通常无明显的症状，无须进行特殊治疗。两侧膈肌麻痹引起严重呼吸困难和呼吸衰竭时，多数须用机械通气辅助呼吸。应该首选无创性鼻（面）罩正压机械通气或胸外负压通气。当无创机械通气不能达到理想的通气效果或有明显肺部感染时，应考虑做作气管插管或切开。对于双侧膈神经永久性麻痹的患者，当基础疾病稳定时，可考虑做膈肌折叠术，以减轻呼吸困难的症状。

二、膈肌疝

膈肌疝是指腹腔内或腹膜后的脏器通过膈肌裂孔或缺损进入胸腔的病理状态。临床上将膈肌疝分为：①先天性膈肌疝，包括胸腹膜疝和胸骨旁疝等，其发病率约 0.159/10 万新生儿；②创伤性膈肌疝，包括膈肌非穿透伤和穿透伤所造成的破裂，手术损伤或膈下感染引起的膈肌穿破等原因引起的膈肌疝；③食管裂孔疝。亦偶有主动脉裂孔疝的病例报道。

（一）先天性胸腹膜疝

腹腔内脏器通过膈后外侧部的胸腹膜孔疝入胸腔者称胸腹膜疝（又称 Bochdalek 疝或膈肌后外侧疝）。主要见于新生儿，常合并其他畸形。在成年人此疝罕见。好发于左侧，占 70% ～ 90%。右膈有肝脏保护，且右侧的 Bochdalek 孔在胚胎发育期较左侧闭合早，故右侧胸腹膜疝较少见。

1. 膈肌发育的胚胎学与膈疝的病因

胚胎发育过程中，由横中膈、纵隔和胸壁肌肉的一部分发育成膈肌，最后闭合的部分是后外侧三角区，即胸腹膜裂孔。如膈的胚胎发育障碍使胸腹膜裂孔延迟闭合或肠管过早转入腹腔，腹内脏器易经此孔向胸膜腔疝出，造成胸腹膜疝。可合并肠旋转不全、左侧阑尾等畸形。

2. 病理

胸腹膜裂孔位于膈的后外侧部，左右均有，呈三角形，尖端朝膈的中央部，底边在肾脏之上。缺损的胸腹膜裂孔大小不等，从 1cm 至单侧膈肌大部分面积，大多数无疝囊。左侧的常见疝内容物有胃、大网膜、结肠、小肠、脾、肾和胰腺等。右侧的常见疝内容物有肝、小肠和结肠，约 1/3 的患者伴有小肠旋转不全。部分病例合并高位肾，肺发育不全、支气管囊肿或先天性心脏病等。

3. 病理生理

与疝的大小和内容物有关，小的疝和疝内容物没有受到阻塞或嵌顿时，可能无特殊的病理生理学变化。大的疝内容物可以对患侧肺挤压，导致外压性肺不张和影响肺部的通气和换气功能。纵隔移位使大血管扭曲，回心静脉血量减少而造成低心排血量。疝内容物为胃肠时，由于管腔的扭曲，可能引起胃肠梗阻。当疝内容物的血液循环受阻时，有可能导致绞窄而引起疝内容物的坏死。

4. 临床表现

胸腹膜疝常导致呼吸系统和消化系统的异常。

（1）症状：在新生儿最常见的表现为急性呼吸困难和呼吸衰竭，大多数在出生后数小时内出现发绀，吸奶或啼哭时加重。如果进入胸腔的腹部脏器较多，常因急性呼吸衰竭而危及生命。当合并明显呕吐症状时，应考虑有肠梗阻或肠道旋转不全。年长儿童或成人，多有轻度慢性呼吸系统和胃肠道症状，表现为反复呼吸系统感染，剧烈活动时气促明显，间歇腹痛、呕吐、消化不良等，但很少有急性呼吸困难。当出现绞窄和梗阻时，有相应的表现。

（2）体征：患侧胸廓活动度变小，胸部叩诊浊音或鼓音（取决于疝入胸腔内的脏器含有气体、液体或实质性脏器），患侧肺泡呼吸音减弱甚至消失，常可听到肠鸣音（疝内容物为胃肠，且做较长时间的耐心听诊时才能听到），心音遥远。

5.X 线表现

胸腹膜疝胸片或胸透时的典型表现为：患侧胸腔内有多个气袢，腹部充气的肠袢减少，心和纵隔向健侧移位，多数发生在左侧。右侧胸腹膜疝时，如果疝内容物为肝脏，则表现为右下胸腔内有一不透明的肿块影，纵隔向左移位，伴有“缺肝征”（即在右上腹的肝区出现充气肠袢）。在新生儿，X 线钡餐检查可能加重胃肠道梗阻，使嵌顿的肠袢进一步膨胀，加速坏死和破裂。故尽可能避免做此项检查。然而，年龄≥ 3 岁的患者，出现肠梗阻或绞窄的可能性很低。可考虑做钡餐（疝内容物为胃）或钡灌肠（疝内容物为结肠）协助明确诊断。人工气腹检查可见气体进入胸腔，有确诊意义。近年来，MRI 和 CT 检查的普及应用，可通过矢状面或冠状面断层显示，能够清晰地显示疝的部位和疝入的内容，具有确诊的意义，已经成为主要的诊断手段。

胸腹膜疝应与下述疾病相鉴别；先天性肺囊肿、先天性局部肺气肿、先天性囊性腺样畸形和肺发育不良等。当疝比较小且疝内容物为实质性脏器（如大网膜等），需要与下肺部的肿瘤相鉴别。当疝内容物含有较多液体时，有误诊为胸积液的报道。当疝内容物含有较多的气体时，亦有误诊为气胸的报道。只要提高认识水平，通过上述检查，同时注意腹部脏器因移位而减少，通常鉴别不难。

6. 治疗

通常需要外科手术治疗。在新生儿，巨大的疝如不做手术治疗，约 75% 的病婴在 1 个月内死亡。然而，产后 2 天内行手术，死亡率较高(50% ～ 75%)，产后 2 天以上手术，其死亡率明显降低。因此，选择合适的手术时机很重要。当病情严重时，可考虑做机械通气或体外膜肺氧合，待产后 2 ～ 5 天再做手术治疗，有利于降低死亡率。手术疗效和预后还与患侧肺发育不良的程度，是否有胃肠道扭转、梗阻、绞窄或合并其他畸形等因素有关。

年长儿童和成人的胸腹膜疝内容多为胃、结肠、肝脏等，对呼吸和循环影响不大。一般肠梗阻和绞窄的可能性较低。应该择期手术治疗，死亡率低(1% ～ 3%)，疗效多满意。

（二）先天性胸骨旁疝

先天性胸骨旁疝是指腹内脏器经 Morgagni 孔疝入胸腔形成。因此裂孔位于膈的前部胸骨后方，故也称胸骨后疝或前膈疝。此疝罕见，1761 年 Morgagni 首次报道。根据临床统计，右侧多见，双侧次之，左侧极少。

1. 病因

胸骨旁疝的形成是由于膈肌先天发育的障碍。由于胚胎期横中膈的胸骨后部分发育不全或合并胸骨与肋骨发育不全，在胸骨下端膈肌的前内侧形成小三角形缺损区（Morgagni 裂孔）。由于左膈前部有心包膈面相贴保护，所以大多数胸骨旁疝在右侧出现。

2. 病理

胸骨旁疝多有由腹膜构成的疝囊，无真疝囊者少见。常见的疝内容物为大网膜和横结肠，胃和肝也可能被累及；也有报道盲肠、末段回肠和升结肠均可疝入胸腔。在某些病例，部分胃壁疝入胸腔，但无症状；当出现梗阻或嵌顿时才被发现。通常疝的内容物不会很大。

3. 临床表现

（1）症状：大部分患者无症状，只在查体时被发现心膈角处的阴影。有症状者，通常以胃肠道症状为主，亦可有呼吸系统症状。胃肠道症状主要是由于疝出的内脏嵌顿、扭转造成梗阻所致。常见的症状有上腹胀痛，站立或弯腰时加重；也可有痉挛性腹痛、不定位的腹部绞痛、呕吐等肠梗阻症状。但多数为不完全性梗阻，完全性肠梗阻、坏死或穿孔的并发症少见，因肺受疝内容物挤压，引起咳嗽、反复肺部感染或呼吸困难。上述症状因年龄而异。在婴儿，以肺受压引起的呼吸系统症状为主；而在儿童，则以胃肠道症状为主，可伴有呼吸系统症状；在成年人，多数无症状，个别有胃肠道症状。

（2）体征：多数无异常体征。个别巨大疝的患者，可见患侧呼吸动度减弱，局部叩诊呈鼓音或实音，呼吸音减弱。当合并有肠梗阻时，腹部有相应的体征。

4.X 线表现

胸骨旁疝的诊断主要依据 X 线检查。后前位胸片的典型征象是在心膈角有一类圆形阴影，多见于右侧。侧位胸片示阴影在前心膈角，占据膈和前胸壁的相连区。如疝囊内有肠袢，在阴影内就有气袢影，有确诊的意义。若疝内容物为大网膜，显示为密度均匀的致密影。如疝内容物为横结肠，钡灌肠可见横结肠上提，其远段因重力作用而呈下垂状。当阴影不含气袢，钡餐和钡灌肠又难以判断时，则需要与胸膜心包囊肿，局部型胸膜间皮瘤、纵隔脂肪瘤、膈肌肿瘤、前胸壁肿瘤以及肺癌鉴别。CT 和 MRI 检查有较大的诊断价值。

5. 治疗

Morgagni 裂孔较小，疝入的内脏较容易嵌顿或绞窄。因此，通常推荐手术治疗。部分无症状的病例，不愿意接受手术治疗或有手术的相对禁忌证时，应该严密观察，一旦出现症状，应争取手术治疗。不能排除肿瘤时，亦是手术指征。

（三）创伤性膈疝

创伤性膈疝包括胸腹部外伤、手术或膈下感染后所致的膈肌破裂，腹腔脏器疝入胸腔。由于右膈肌有肝脏保护，所以，创伤性膈疝常见于左膈肌。

1. 病因

引起创伤性膈疝的常见原因有：①严重的胸腹闭合伤，如压伤、钝性外伤，爆炸伤等，由于胸腔和腹腔内压力突然改变，亦可导致膈肌破裂；②直接外伤，胸腹部贯穿伤（枪弹伤、刀刺伤等）；③手术损伤，如涉及食管贲门或其他在膈肌附近的手术；④膈下炎性或膈肌的囊肿引起膈肌的穿破。

2. 病理

创伤性膈疝的病理改变主要决定于损伤的原因和严重程度。外伤性引起的，需要注意并发其他脏器损伤的可能性，尤其是肝脾破裂、腹腔内出血等。常见的疝内容物为胃、大网膜、结肠、小肠等。一般无疝囊。病程长者疝入内脏多有与膈肌或肺粘连。

3. 临床表现

（1）病史与症状：膈肌的破裂通常是外伤或疾病的一部分。复合伤者由于病情严重，容易掩盖膈肌破裂的症状。常见的临床表现有呼吸困难、胸腹部疼痛向肩部放射等，严重者可有发绀、低血压等。但这些症状缺乏特异性。

（2）体征：无特异性体征，与疝的大小、部位，疝的内容物，是否合并有嵌顿、绞窄等因素有关。

4. 诊断

创伤性膈疝的临床表现缺乏特征性。在处理胸腹外伤时，要提高警惕性，有膈肌破裂可能性时应做相应的检查。需要剖腹或剖胸治疗时，要仔细检查膈肌有无破裂。一般外伤性膈疝，通过常规胸部 X 线检查、胃肠造影、人工气腹、CT 或 MRI 检查（做矢状面或冠状面断层显示），可以明确诊断。亦有报道在急性损伤时未发现，经过数月乃至数年后出现膈肌疝引起的症状时，始被发现。

5. 治疗

外伤性膈疝常见于复合伤的患者，应该在严密观察和护理的前提下，争取尽早手术治疗，修复损伤的膈肌，避免胃肠道梗阻和肺受压的危险。非急性期的患者，亦应争取手术治疗。通常选择经胸入路，能够较好地分离粘连带。

（四）食管裂孔疝

食管裂孔疝是指胃贲门、胃上部和部分胃前壁甚至全胃经膈肌的食管裂孔，疝入膈上的后纵隔。食管裂孔疝是最常见的膈肌疝。根据贲门有否移位及胃疝入的情况，可分为下列类型。①滑动型：由于食管裂孔明显扩大和膈食管韧带松弛，贲门和胃体上部经扩大的食管裂孔，连同膈肌的食管韧带疝入后纵隔。站立位或腹腔内压力降低时，疝入部分的胃自动回纳。这类可上下自由滑动的疝较常见，约占临床病例的 90%，称为滑动性食管裂孔疝；②食管旁疝；贲门位置不变，部分胃底部和胃前壁经扩大的食管裂孔，疝入食管前或两侧有腹膜形成的盲囊；③少数病例兼有上述两种类型的特征，称为混合型食管裂孔疝；④大滑动型：整个胃经扩大的食管裂孔翻入后纵隔，但贲门仍留在原来位置，胃底高于食管，幽门也可疝入食管裂孔。

1. 病因

食管裂孔疝形成的原因有先天性因素，如食管裂孔发育不良、裂孔周围组织薄弱造成解剖结构上的弱点。然而，食管裂孔疝多见于 40 岁以上的病人。可见，后天性因素也起很重要的作用。肥胖、习惯性便秘、慢性咳嗽、多次妊娠和练武功时不正当屏气等因素，可致使腹压长期增高，食管裂孔逐渐扩大，构成食管裂孔疝的发病基础。

2. 病理生理

食管胃交界处的贲门具有活瓣样的作用，食物和液体只能咽下入胃，而不能经贲门反流入食管。当贲门部疝入胸腔时，食管下段括约肌的功能明显减弱，容易出现胃液反流。因此，食管裂孔疝时常合并有反流性食管炎。

3. 临床表现

食管裂孔疝多见于中年以上的男性。不少有食管裂孔疝 X 线征象的病人并无症状，有症状者多数由于胃液反流造成食管下段反流性食管炎相关的症状，引起胸骨后不适、疼痛和烧灼感等。严重者有可能引起吸入性肺炎等其他反流相关的临床表现。食管裂孔疝也可并发绞窄、出血和胃壁坏死与穿孔，但发生率低。

4. 诊断

食管裂孔疝的诊断主要依靠 X 线钡餐检查。检查时要嘱患者平卧或头低位，当胃内被钡剂充满后，在上腹部加压及令患者用力屏气，观察贲门与胃的位置有否变化及反流的程度，并注意食管下段黏膜炎症的影像学表现，有否溃疡或狭窄。典型的食管裂孔疝的征象包括：膈下食管段变短、增宽或消失，贲门上移牵拉胃黏膜呈幕状，食管胃狭窄环上移至隔上（Schalzki 环形狭窄），膈上见有粗大的胃黏膜。

纤维食管镜检查有助于了解反流性食管炎的情况和食管下括约肌松弛的程度；也可以了解有无合并食管下段狭窄、慢性溃疡或恶变等。

食管测压和 pH 值的动态测定有助于明确诊断反流性食管炎，对于难以与心肌梗死、胆道疾病、胃和十二指肠溃疡等鉴别时，食管测压和 pH 值的动态测定有助于明确诊断。

5. 治疗

部分食管裂孔疝病人无症状，大多数病人的症状轻微，而且，出现嵌顿和绞窄的可能性很小。所以，主要是采用内科治疗。可通过下列措施来降低腹腔内压力与减少胃液反流。常用的具体措施有：①饮食调节，控制饮食量，避免过饱，饮酒及服用刺激胃酸分泌的食物，如辣椒、葱蒜以及酸性、油脂或糖含量高的食品；②适当减肥，有利于降低腹腔压力；③避免抬重物或弯腰、扎过紧的宽腰带、穿着紧身衣服等增加腹腔压力的因素；④抬高床头睡眠：睡眠时将床头抬高 20° ～ -30° ，以防止胃液反流；⑤应用制酸剂和促进胃动力的药物，常用组胺 H_2 受体拮抗剂和多潘立酮等胃动力药，通过减少胃酸和促进胃的排空，可以减少反流，缓解症状。

个别病例症状严重，影响工作和正常生活，或严重的反流性食管炎引起黏膜溃疡出血、反复吸入性肺炎或合并有食管下段瘢痕性狭窄，应考虑手术治疗。如果并发疝的嵌顿绞窄，应进行急诊手术治疗。手术效果多数满意。近年来越来越多应用腹腔镜诊断和治疗食管裂孔疝。

三、膈肌肿瘤和肿块

膈肌的原发性肿瘤（tumor of the diaphragm）罕见。尽管邻近的器官组织的恶性肿瘤，如胃癌、肝癌、胆囊癌、肺癌、结肠或盆腔和后腹膜的恶性肿瘤，经常直接侵犯或转移累及膈肌，但通常与原发肿瘤相连或者是胸部或全身性转移性肿瘤的一部分，不在本节论述。此外，膈的肿块还有可能是由于有先天性和后天性囊肿（如创伤后血肿或脓肿所遗留的囊肿）以及包虫病等疾病所引起的。由于临床表现和影像学改变类似，在本节一起论述。

（一）病理

膈肌肿瘤中，良性（包括囊肿）占40%，恶性肿瘤占60%。良性肿瘤以脂肪瘤最为常见，其他有纤维瘤、间皮瘤、血管瘤、神经纤维瘤、神经鞘瘤、纤维肌瘤、淋巴管瘤、畸胎瘤、错构瘤、皮样囊肿等。恶性肿瘤以纤维肉瘤最常见，其他文献有报道的恶性肿瘤还有脂肪肉瘤、横纹肌肉瘤、神经源性肉瘤、平滑肌肉瘤等。

（二）临床表现

良性肿瘤和囊肿多无症状，多数在胸部X线检查时发现。恶性肿瘤常有胸背痛；侵犯膈神经时可有肩部和上腹部放射性疼痛、呃逆和咳嗽（与膈神经的感觉纤维受刺激有关），严重者可引起膈麻痹；部分患者合并胸腔积液或腹腔积液；巨大肿瘤挤压肺可引起呼吸困难等压迫症状。肿瘤向腹腔生长可产生胃肠道症状和肝区剧痛。有报道膈肌恶性肿瘤可引起杵状指（趾）和骨关节肿痛等类似肺性骨关节病的表现，切除肿瘤后症状缓解。通常无特异性体征。

（三）诊断

X线检查是发现和诊断膈肌肿瘤与肿块的主要方法。常规X线胸片显示膈面上的球形或块状阴影，随膈肌上下活动。良性者多数表面光滑，恶性者多呈分叶状。当恶性肿瘤侵犯膈神经时，可引起膈肌麻痹的表现，可伴有胸腔积液或腹腔积液。这些X线影像学改变有时较难与膈疝、肺底肿瘤、肺底包裹性积液、膈下肿瘤和局限性膈膨升等鉴别。

病灶CT或MRI检查有助于鉴别。必要时可进行人工气胸或气腹、胸腔镜或腹腔镜的检查，有利于证实诊断。

（四）治疗

膈肌肿瘤应争取手术治疗，根据良性或恶性及病理类型，在术后做放疗或化疗。膈肌的缺损可以直接缝合或用补片修复。

第五节　肺癌

肺癌（lung cancer）为原发于支气管、肺的癌，又称原发性支气管肺癌，主要包括鳞癌、腺癌、小细胞癌、大细胞癌几种主要类型。

肺癌是当今世界上严重威胁人类健康与生命的恶性肿瘤，发病率在多数国家呈明显上升趋势，在重工业发达国家中发病率较高，城市高于农村，男性多于女性。近年来，我国许多大城市，肺癌已在恶性肿瘤发病率中占据第一位。肺癌在男性常见肿瘤中占首位，在女性常见肿瘤中占第二位。在癌症死亡中，肺癌已是男性的第一死亡原因，女性为第三死亡原因。预计至2025年，我国每年死于肺癌者达90万人。世界卫生组织报道肺癌和艾滋病将是21世纪危害人类最严重的两个常见病，我国积极发展肺癌的防治研究具有非常重要的现实意义。

一、病因和发病机制

肺癌病因和发病机制目前尚未明确，多数学者认为与下列因素有关。

（1）吸烟：目前已经公认吸烟是肺癌发生的重要危险因素。研究表明，吸烟者肺癌死亡率比不吸烟者高10～13倍。吸烟者发生肺癌的概率是不吸烟者的4～10倍，重度吸烟者（每天20支以上）可达10～25倍。吸烟量越大，吸烟年限越长，发生肺癌的概率就越高。被动吸烟是肺癌的致病因素之一。肺癌的危险性随戒烟时间增加而下降，戒烟1～5年后可减半。证明，烟雾中含有苯并芘、亚硝胺、尼古丁等多种致癌物质。一支烟的致癌危险性高于0.01～0.04mGy的放射线。

（2）空气污染：室内小环境和室外大环境都可能存在空气污染。室外大环境如城市中的工业废气、汽车尾气、公路沥青、空气中或飘尘中含有的3,4-苯并芘、氧化亚砷、放射性物质等多种致癌物质，空气污染严重的城市居民每日吸入的苯并芘量可超过20支纸烟的含量，增加纸烟的致癌作用。室内小环境如厨房中的煤焦油、煤烟或煤不完全燃烧物、烹调产生的烟雾及室内被动吸烟等都是肺癌的危险因素。

（3）职业致癌因素：目前已被确认的肺癌职业因素主要有石棉、砷、铬、镍、铍、煤焦油、煤烟、芥子气、二氯甲醛、氯钾及烟草的加热产物等。铀、镭等衰变时产生的氡和氡子气电离辐射、微波辐射也导致肺癌的危险因素。有资料表明，人工纤维、玻璃纤维、二氧化硅、氯乙烯、石油等也具有致癌作用。接触石棉的吸烟者肺癌死亡率为非接触石棉吸烟者的8倍。

（4）遗传因素：与肺癌的关系密切。研究发现，许多基因与肺癌的易感性有关。肺癌患者常有第3号染色体短臂缺失，正常细胞发生癌变前期常有一系列基因改变，包括原癌的激活、抑癌基因的失活、自反馈分泌环的活化和细胞凋亡的抑制，导致细胞生长失控，提示肺癌具有一定的潜在血缘遗传性。

（5）饮食与营养：食物中长期缺乏维生素A、β胡萝卜素和微量元素（锌、硒）等易发生。

（6）其他诱发因素：肺结核、慢性支气管炎、肺间质纤维化等疾病与肺癌的发生有一定关系。美国癌症学会还将肺结核列为肺癌发病因素之一。结核病患者患肺癌的危险性是正常人群的10倍，主要是腺癌。此外，免疫功能低下、内分泌功能失调等在肺癌的发生中也有一定作用。

二、临床表现

1. 由原发肿瘤引起的症状和体征

（1）咳嗽：由于肿瘤生长部位、方式和速度不同，咳嗽的表现不尽相同。肿瘤生长在较大气道时，为阵发性刺激性呛咳、无痰或少许泡沫痰；细支气管肺泡癌则可有大量浆液痰；当继发感染时，痰量增多或呈黏液脓性。

（2）咯血：多为痰中带血或间断血痰，偶有大咯血，以中央型肺癌多见。

（3）喘鸣：因肿瘤引起支气管狭窄，造成部分阻塞，可产生局限性喘鸣音。

（4）胸闷、气急：肿瘤引起气管狭窄、转移至胸膜引起大量胸腔积液、转移至心包出现心包积液或肺部广泛侵犯时，均可引起胸闷、气急等症状。

（5）发热：由肿瘤继发肺炎、肺不张时，常伴有发热，抗生素治疗可暂时有效；如为肿瘤坏死引起的发热，称为“癌性热”，则抗菌治疗无效。

2. 肿瘤局部扩展引起的症状和体征

（1）胸痛：肿瘤侵犯胸膜或胸壁时，可出现胸部的隐痛或钝痛，随呼吸、咳嗽加重。侵犯肋骨、脊柱时，疼痛持续而且明显，与呼吸、咳嗽无明显关系。上肺叶内侧近纵隔处的肺癌外侵常可引起肩部或胸背部持续疼痛。

（2）呼吸困难：肿瘤压迫大气道，可出现吸气性呼吸困难和“三凹征”。

（3）吞咽困难：肿瘤侵犯或压迫食管所致。

（4）声音嘶哑：肿瘤直接或转移至纵隔淋巴结后压迫喉返神经使声带麻痹，而导致声音嘶哑。

（5）腔静脉阻塞综合征：肿瘤直接侵犯纵隔或肿大淋巴结压迫上腔静脉，使上腔静脉回流受阻，导致胸壁静脉曲张和上肢、颈面部水肿。严重者还可出现皮肤色紫暗、眼结膜充血、视物模糊、头晕头痛等。

（6）霍纳综合征：肿瘤侵犯或压迫颈交感神经，则可引起患侧眼睑下垂、瞳孔缩小、眼球内陷，同侧额部与胸壁无汗或少汗、感觉异常等。

（7）臂丛神经压迫征：肿瘤压迫臂丛神经可致同侧自腋下向上肢内侧放射的烧灼样疼痛。

3. 由肿瘤远处转移引起的症状和体征

（1）脑、中枢神经系统转移：常有头痛、呕吐等颅内压增高的征象，还可表现为眩晕、共济失调、复视、癫痫发作、性格改变，或一侧肢体无力甚至半身不遂等神经系统症状。出现背痛、下肢无力、膀胱或肠道功能失调，应高度怀疑脊髓束受压迫。

（2）肝转移：可表现食欲缺乏、肝区疼痛、肝大、黄疸和腹腔积液等。

（3）骨转移：表现为局部疼痛及压痛，常见转移部位包括肋骨、脊椎骨、骨盆及四肢长骨。

此外，可出现皮下转移性结节，多位于躯干或头部。肺癌在浅表部位主要是颈部淋巴结的转移，多见于锁骨上窝及胸锁乳突肌附着处的后下方。

4. 肺癌的肺外表现

有些肺癌患者可出现一些少见的仅表现于胸外脏器，且不是由肿瘤直接作用或转移引起的症状体征，称为肿瘤综合征，又称肺癌的肺外表现。

（1）异位内分泌综合征：指肿瘤细胞分泌一些具有生物活性的多肽或胺类激素，而使肺癌患者表现出内分泌异常的临床表现。①抗利尿激素分泌异常综合征（SIADH）：在患者中的发生率为 7% ～ 12%。常表现为低钠血症和低渗透压血症，可出现倦怠嗜睡、易激动、定向障碍、癫痫样发作甚或昏迷。诊断依据：低钠血症，低渗透压血症，尿钠排出持续增加，水负荷试验显示摄入水量等于排出水量，尿渗透压增高，血中肾素活性正常，肾功能和肾上腺皮质功能正常；②异位 ACTH 综合征：约 70% 肺癌患者的血浆中 ACTH 增高，多数为不典型的库欣综合征表现，如水肿、色素沉着、肌萎缩、高血糖或高血压、低钾血症、代谢性碱中毒等，向心性肥胖和紫纹较罕见。大剂量地塞米松抑制试验阳性。

（2）神经肌肉综合征：最常见为多发性周围神经炎、重症肌无力和肌病、小脑变性等，小细胞癌多见。

（3）高钙血症：轻症患者表现为口渴、多尿；重症患者可有恶心呕吐、便秘、嗜睡和昏迷等症状。常见于鳞癌。

（4）其他：分泌促性腺激素可引起男性乳房发育，常伴有肥大性肺性骨关节病。5- 羟色胺分泌过多可引起支气管痉挛、皮肤潮红、水样腹泻、阵发性心动过速等，多见于燕麦细胞癌及腺癌。

三、辅助检查

（一）胸部 X 线检查

（1）中央型肺癌的X线特征：肿瘤发生于总支气管、叶和段支气管。①直接X线征象：多为一侧肺门见类圆形阴影，边缘毛糙，或有分叶或切迹等表现，支气管造影可见支气管壁不规则增厚、狭窄、中断或腔内肿物；②间接 X 线征象：由于肿块的生长，可使支气管部分或完全阻塞，形成局限性肺气肿、肺不张、阻塞性肺炎和继发性肺脓肿等征象。

（2）周围型肺癌的 X 线特征：肿瘤发生于肺段以下支气管。早期常呈现局限性小斑片状阴影，也可呈球状、网状或结节状阴影。肿块周边可有毛刺、切迹和分叶，常有胸膜被牵拽即胸膜皱缩征。动态观察可见肿块逐渐增大，引流的肺门淋巴结肿大、胸腔积液、肋骨被侵犯等。如发生癌性空洞，多呈偏心性，内壁不规则，凹凸不平，可作为与肺脓肿和肺结核空洞鉴别的参考。

（3）细支气管肺泡癌的 X 线特征：可表现为肺部孤立结节阴影、肺炎型或双肺弥漫性水结节型，后者颇似血行播散性肺结核。部分病灶发展缓慢，可经历数年无变化，易于被误诊为浸润性或血行播散型肺结核、肺炎和间质性炎。

（二）胸部 CT

可发现细小的和普通 X 线摄片难以显示的部位（如位于心脏后、脊柱旁、肺尖、近膈面及肋骨头部位等)的病灶，能显示肺门及纵隔淋巴结的肿大，有助于肺癌的临床分期。

（三）磁共振成像（MRI）

MRI 在明确肿瘤与大血管之间关系分辨肺门淋巴结或血管阴影方面优于 CT，而在发现小病灶（<5mm）方面不如 CT 高。

（四）痰脱落细胞学检查

当怀疑肺癌时痰脱落细胞检查为一项重要检查。为提高痰检阳性率，必须留取气管深部咳出的痰并及时送检，保持标本新鲜，可送检达 6 次以上，痰脱落细胞学检查的阳性率可达 80% 左右，其中中央型肺癌较高。亦可配合免疫组化检查。

（五）纤维支气管镜检查

这是诊断肺癌的主要方法之一，对于中央型肺癌，刷检加活检的阳性率可达 90% 左右。对周围型肺癌，可在荧光屏透视指导下行经纤支镜肺活检（TBLB）或肺泡灌洗（BAL）等检查。荧光肺部内镜成像术（LIFE），可分辨出支气管黏膜的原位癌和癌前期病变，以便进行活检，可提高早期诊断的阳性率，也有助于更好地选择手术切除范围。

（六）经胸壁细针穿刺活检

在透视胸部CT或B超引导下采用细针经胸壁穿刺进行肺部病灶针吸活检或切割镜检，创伤小、操作简便，尤适用于病灶紧贴胸膜或距胸壁较近的病灶。

（七）经胸腔镜、纵隔镜或经支气管内镜超声（EBUS）下活检

有助于肺癌的诊断和临床分期。

（八）锁骨上肿大淋巴结活检

用注射器对锁骨下肿大淋巴结直接穿刺活检，可在门诊进行，操作简便。

（九）核素闪烁显像

（1）骨闪烁显像：可以了解有无骨转移，其敏感性、特异性和准确性较高。

（2）正电子发射断层显像（PET）和 PET - CT：PET -CT 是将 PET 和 CT 整合在一

台仪器上，组成一个完整的显像系统，被称作 PET -CT 系统。患者在检查时经过快速的全身扫描，以同时获得 CT 解剖图像和 PFT 功能代谢图像，使医生同时获得生物代谢信息和精准的解剖定位。

（十）肿瘤标志物的检测

目前尚无任何一种血清肿瘤标志物对诊断肺癌具有理想的特异性。诊断的癌标志物包括癌胚抗原（CEA）、组织多肽抗原（TPA）、鳞癌抗原（Scc-Ag）和细胞角蛋白 19 片段抗原（CYFRA21-1）等；诊断的癌标志物包括神经元特异性烯醇化酶（NSE）、蛙皮素（BN）、肌酸磷酸同工酶 BB（CPK - BB）和胃泌肽（GRP）等。

（十一）肺癌的基因诊断

肺癌的发生认为是由于原癌基因的激活和抑癌基因的缺失所致，因此癌基因产物的突变等有助于诊断早期肺癌。肿瘤细胞以非整倍染色体或四倍体为主，可通过 DNA 定量分析仪对支气管镜活检标本或胸腔积液进行 DNA 定量分析。

（十二）其他细胞或病理检查

胸腔积液细胞学检查、胸膜、肝或骨髓活检。

（十三）开胸手术探查

若经过上述多项检查仍未能明确诊断而又高度怀疑肺癌时，可考虑行开胸手术探查。

四、诊断与鉴别诊断

（一）诊断

肺癌的治疗效果与预后取决于能否早期诊断和合理治疗及肺癌的恶性程度。早期诊断有赖于高危人群的防癌检查和及时就诊，也需要医务人员高度警惕，避免误诊。高危人群或有下列情况者应提高警惕，及时进行排癌检查。

（1）刺激性咳嗽 2 ～ 3 周而抗感染、镇咳治疗无效。

（2）原有慢性呼吸道疾病，近来咳嗽性质改变者。

（3）近 2 ～ 3 个月持续痰中带血而无其他原因可以解释者。

（4）同一部位、反复发作的肺炎。

（5）原因不明的肺脓肿，无毒性症状，无大量脓痰，无异物吸入史，且抗感染治疗疗效不佳。

（6）原因不明的四肢关节疼痛及杵状指（趾）。

（7）X 线显示局限性肺气肿或段、叶性肺不张。

（8）肺部孤立性圆形病灶和单侧性肺门阴影增大者。

（9）原有肺结核病灶已稳定，而其他部位又出现新增大的病灶者。

（10）无中毒症状的血性、进行性增多的胸腔积液者。

一般根据病史、临床表现、体格检查和相关的辅助检查，80% ～ 90% 的肺癌患者可确诊。必要的辅助检查中，发现肺癌的最常用检查是影像学，而确诊的必要手段则是细胞学、病理学检查。

（二）鉴别诊断

肺癌常易被误诊或漏诊，进行痰脱落细胞、支气管镜或其他组织病理学检查有助于鉴别诊断。

1. 肺结核

（1）结核球：须与周围型肺癌相鉴别。结核球多见于年轻患者，可有反复血痰史，病灶多位于上叶尖后段和下叶背段的结核好发部位，边界清楚，边缘光滑无毛刺，偶见分叶，可有包膜，密度高，可有钙化点，周围有纤维结节状病灶，多年不变。如有空洞形成，多为中心性薄壁空洞，洞壁规则，直径很少超过 3cm。

（2）肺门淋巴结结核：易与中央型肺癌相混淆。肺门淋巴结结核多见于儿童或青年，有结核中毒症状，结核菌素试验多呈强阳性，抗结核治疗有效。影像学检查有助于鉴别诊断。

（3）急性粟粒性肺结核：应与弥漫性细支气管 – 肺泡癌相鉴别。粟粒型肺结核 X 线表现为病灶大小相等、分布均匀的粟粒样结节，常伴有全身中毒症状，抗结核治疗有效。而肺泡癌 X 线表现多为大小不等、分布不均的结节状播散病灶，结节密度较高，一般无发热，可从痰中查到癌细胞。

2. 肺炎

肺癌并发阻塞性肺炎表现常与肺炎相似。肺炎起病急骤，先有寒战、高热等毒血症状，然后出现呼吸道症状，X 线表现为云絮影，不呈段叶分布，无支气管阻塞，少见肺不张，经抗感染治疗病灶吸收迅速而完全。而癌性阻塞性肺炎呈段或叶分布，常有肺不张，缓慢炎症吸收后可见块状影。同一部位反复发生肺炎时应考虑肺癌可能。慢性炎症形成性假瘤常与肺癌混淆，可通过纤维支气管镜和痰脱落细胞等检查加以鉴别。

3. 肺脓肿

应与癌性空洞继发感染相鉴别。原发性肺腺肿起病急，伴高热，咳大量中毒症状明显，胸片上表现为薄壁空洞，内有液平，周围有炎症改变，外周血向细胞明显增多。癌性空洞常先有咳嗽、咯血等肿瘤症状，后出现咳脓痰、发热等继发感染症状。胸片癌肿块影有偏心空洞，壁厚，内壁凸凹不平。鉴别应结合支气管镜检和痰脱落细胞学检查。

4. 肺部良性肿瘤

支气管腺瘤、错构瘤等在影像学上与恶性肿瘤相似，但肿块影边齐清楚，多无分叶，多无临床症状，病程长。

5. 纵隔淋巴瘤

影像学检查似中央型肺癌，常为双侧性，可伴发热，但支气管刺激不明显，痰脱落细胞检查阴性，支气管镜检和支气管造影有助于鉴别诊断。

五、治疗

（一）手术治疗

1. 手术治疗原则

解剖性肺切除术是早期肺癌的主要治疗手段，也是目前临床治愈肺癌的重要方法。肺癌手术分为完全性切除、不完全性切除和不确定性切除。应力争完全性切除，以期达到完整地切除肿瘤，减少肿瘤转移和复发，并且进行精准的病理 TNM 分期，应力争分子病理分型，指导术后综合治疗。对于可手术切除的肺癌应当遵守外科原则。

2. 手术适应证

（1）Ⅰ、Ⅱ期和部分Ⅲ期（T1-2N2M0；T4N0-1M0 可完全性切除）NSCLC 和Ⅰ期 SCLC（T1-2N0M0）；②部分Ⅳ期 NSCLC，有单发对侧肺转移，单发脑或肾上转移者；③临床高度怀疑肺癌的肺内结节，经各种检查无法定性诊断，可手术探查。

3. 手术禁忌证

（1）全身状况不佳，心、肺、肝、肾等重要脏器功能不能耐受手术者。
（2）绝大部分诊断明确的Ⅳ期、大部分Ⅲ B 期和部分Ⅲ A 期 NSCLC。

（二）化学药物治疗（简称化疗）

1. 小细胞肺癌的化疗

小细胞肺癌对于化疗敏感，很多化疗药物可提高小细胞肺癌的缓解率，如足叶乙苷（VP-16）、鬼臼噻吩苷（VM-26）、卡铂（CBP）、顺铂（DDP）、长春地辛（VDS）、阿霉素（ADM）、环磷酰胺（CTX）及异环磷酰胺（IFO）等。一般诱导化疗以 2 ～ 3 个周期为宜，较大病灶经化疗后缩小，以利手术治疗及放疗。化疗获得缓解后，25% ～ 50% 于脐部复发，因此，化疗缓解后局部治疗仍很重要。常用方案是足叶乙苷加顺铂或卡铂。

（1）EP 方案：VP-16 100mg/m^2，静脉滴注，第 1 ～ 3 天；DDP 75mg/^{2}，静脉滴注，第 1 天。每 3 周为一周期，共 4 ～ 6 周期。

（2）EC 方案：VP- 16 100mg/m^2，静脉滴注，第 1 ～ 3 天；CBP 300mg/m^2，静脉滴注，第 1 天。每 3 周为一周期，共 4 ～ 6 周期。

2. 非小细胞肺癌的化疗

非小细胞肺癌综合化疗可使 30% ～ 40% 患者部分缓解，5% 完全缓解，一年生存率 40%。对 NSCLC Ⅰ、Ⅱ期患者手术后进行化疗，以防术后局部复发或远处转移。IDA 期患者应于术前、术后进行全身化疗，Ⅲ期及Ⅳ期患者已不宜手术或放疗，可通过化疗延长生存期。

（1）TP 方案：紫杉醇 135 ～ 175mg/m^2，静脉滴注，第 1 天；DDP 60 ～ 80mg/m^2，静脉滴注，第 1 天。每 3 周为一周期，4 周期为一个疗程。

（2）NP 方案：长春瑞滨（NVB）25mg/m^2，静脉滴注，第 1、8 天；DDP 25mg/m^2，静脉滴注，第 1 ～ 3 天。每 4 周为一周期，4 周期为一个疗程。

（3）GP方案：吉西他滨 1000mg/m^2，静脉滴注，第 1、8 天；DDP 25mg/m^2，静脉滴注，第 1 ～ 3 天。每 3 周为一周期，2 ～ 3 周期为一个疗程。为二线方案。

对化疗无效或不能耐受化疗的患者，可进行优势人群筛选后采用吉非替尼、厄洛替尼等靶向药物治疗，靶向药物联合化疗可提高临床疗效。

3. 姑息治疗

目的是缓解症状、减轻痛苦、改善生活质量。所有肺癌患者都应全程接受姑息医学的症状筛查、评估和治疗。筛查的症状既包括疼痛、呼吸困难、乏力等常见躯体症状，也应包括睡眠障碍、焦虑抑郁等心理问题。

（三）放射治疗（简称放疗）

放疗是肺癌治疗的重要手段，利用放射线可缩小或消除病灶。肺癌放疗包括根治性放疗、姑息性放疗、辅助性放疗和预防性放疗等。

1. 放疗的原则

（1）根治性放疗：适用于 Karnofsky 功能状态评分标准评分 ≥ 70 分的患者，包括因医源性和（或）个人因素不能手术的早期 NSCLC、不可切除的局部晚期 NSCLC 和局限期 SCLC。

（2）姑息性放疗：适用于对晚期肺癌原发灶和转移灶的减症治疗。对于 NSCLC 单发脑转移灶手术切除患者可以进行术后全脑放疗，广泛期 SCLC 的胸部放疗。

（3）辅助性放疗：适应于术前放疗、术后放疗切缘阳性（R1 和 R2）的患者；外科探查不够的患者或手术切缘近者；对于术后 pN2 阳性的患者，鼓励参加术后放疗的临床研究。

（4）术后放疗：设计应当参考患者手术病理报告和手术记录。

（5）预防性放疗：适用于全身治疗有效的 SCLC 患者全脑放疗。

（6）同步放化疗适用范围：不能手术的Ⅲ A 及Ⅲ B 期患者，建议同步放化疗方案为 EP 方案（足叶乙苷 + 顺铂）、NP 方案（长春瑞滨＋顺铂）和含紫杉类方案。如果患者不能耐受，可以行序贯化放疗。

（7）接受放化疗的患者，潜在毒副反应会增大，治疗前应当告知患者。放疗设计和实施时，应当注意对肺、心脏、食管和脊髓的保护。治疗过程中应当尽可能避免因毒副反应处理不当导致放疗非计划性中断。

（8）采用三维适形放疗技术或图像引导放疗等先进的放疗技术，建议在具有优良的放射物理技术条件下，开展立体放射治疗（SBRT）。

（9）放疗靶区勾画时，推荐增强 CT 定位或 PET-CT 定位。可以参考 PET-CT 的肿瘤生物屏障，在增强 CT 定位影像中勾画肿瘤放疗靶区。

（10）接受放疗或放化疗的患者，治疗休息期间应当予以充分的监测和支持治疗。

2.NSCLC 放化疗的适应证

放疗可用于因身体原因不能手术治疗的早期 NSCLC 患者的根治性前疗、可手术患者的术前及术后辅助治疗、局部晚期病灶无法切除患者的局部治疗和晚期不可治愈患者的重要姑息治疗手段。

3.SCLC 放疗的适应证

放化疗综合治疗是局限期 SCLC 的标准治疗。局限期患者建议初始治疗就行同步化放疗或先行 2 个周期诱导化疗后行同步化放疗。如果患者不能耐受，也可行序贯化疗。如果病情允许，局限期 SCLC 的放射治疗应当尽早开始，可以考虑与第 1 或第 2 期化疗同步进行。如果病灶巨大，放射治疗导致肺损伤的风险过高，则可以考虑在第 3 个周期化疗时同步放疗。

4. 预防性脑照射

局限期 SCLC 患者，在胸内病灶经治疗达到完全缓解后推荐行预防性脑照射，达到部分缓解的患者也推荐行预防性脑照射。广泛期 SCLC 在化疗有效的情况下，行预防性脑照射亦可降低 SCLC 脑转移发生的风险。预防性脑照射推荐时间为所有化放疗结束后 3 周左右进行，之前应行增强脑核磁检查以排除脑转移，建议全脑放疗剂量为 25Gy，2 周内分 10 次完成。

5. 晚期肺癌患者的姑息放疗

主要目的是解决因原发灶或转移灶导致的局部压迫症状、骨转移导致的疼痛以及脑转移导致的神经症状等。

6. 治疗效果

放射治疗的疗效评价按照 WHO 实体瘤疗效评价标准（RECIST）进行。

7. 防护

采用常规的放疗技术，应当注意对肺、心脏、食管和脊髓的保护，以避免对身体重要器官的严重放射性损伤。急性放射性肺损伤请参照国际肿瘤放射治疗协作组急性放射损伤分组标准。

（四）生物反应调节剂（BRM）

近年来，生物治疗已经成为肿瘤治疗的重要部分，如干扰素、白介素 -2（IL-2）、肿瘤坏死因子（TNF）、胸腺肽 α、集落刺激因子（CSF）等在治疗中能增加机体免疫力及对化疗、放疗的耐受性，提高疗效。

（五）其他治疗方法

对于失去手术指征，全身化疗无效的晚期癌症患者，可通过支气管动脉灌注化疗（BAI）缓解症状，减轻患者痛苦。经纤维支气管镜介导，将抗癌药物直接注入肿瘤，还可进行腔内放疗、激光切除，以减轻肿瘤引起的气道阻塞和控制出血。

第六节　新型冠状病毒肺炎

2019 年 12 月以来，我国湖北省武汉地区短期内出现了多例以发热、乏力、咳嗽、呼吸困难为主要症状的不明原因的病毒性肺炎病例。2020 年 1 月 10 日，第一例样本基因组测序完成之后，相继有 5 例样本的病毒基因组序列公布。经过基因序列同源性分析，发现本次武汉不明原因肺炎病例的病原体与以前发现的 6 种冠状病毒基因组序列极为相似，但与其他冠状病毒在保守的复制酶结构域（ORF1ab）的序列一致性低于 90%，因此推断为一种以前尚未在人类中发现的新型冠状病毒。2020 年 1 月 12 日，世界卫生组织（WHO）确认并将该病毒命名为“2019-nCoV”（2019 novel coronavirus），2020 年 2 月 11 日，国际病毒分类委员会（International Committee on Taxonomy of Viruses，ICTV）将其命名 SARS-CoV-2，但目前尚未公认。这是目前已知的第 7 种人类冠状病毒。2020 年 2 月 8 日，国务院联防联控机制发布会上将新型冠状病毒感染的肺炎统一称为“新型冠状病毒肺炎”，简称“新冠肺炎”，英文名为“Novel Coronavirus Pneumonia”，简称“NCP”。2020 年 2 月 11 日，世界卫生组织（WHO）在日内瓦召开“2019 新冠病毒全球研究和创新论坛：制定研究路线图”，在论坛上 WHO 发布新冠病毒肺炎的疾病名称：COVID-19，中文译名“2019 冠状病毒病”。从认识上，新冠病毒并不仅仅引起肺炎，的确存在无症状感染者或仅以上呼吸道感染为表现的患者，因此 COVID-19 被一些学者认可。但同样有学者曾经提出建议命名为传染性急性呼吸综合征冠状病毒（transmissible acute respiratory syndrome coronavirus，TARS-CoV）、肺炎相关呼吸综合征（pneumonia-associated respiratory syndrome，PARS-CoV）等。根据 WHO 准则，病毒命名必须便于发音且与疾病相关联，命名要做到与地理位置、动物、个人或人群无关，从而防止对特定国家地区或种族人群的歧视。

新型冠状病毒有包膜，颗粒呈圆形或椭圆形，常为多形性，直径 60 ～ 140nm，表面有独特的棘突，棘突长度为 9 ～ 12nm。新型冠状病毒的基因组具有典型的 β 属冠状病毒的特征，包括 5' 端非翻译区（5' UTR）、复制酶复合体（ORF 1ab）、S 基因、E 基因、M 基因、N 基因、3' 端非翻译区（3'UTR），以及几个非结构蛋白的开放读码框（ORF）。目前研究显示 2019-nCoV 与 SARS-CoV 基因组序列相似度约为 80%，与 2017 年 2 月从国内的蝙蝠中采集到的蝙蝠 SARS 样冠状病毒（Bat SARS-like coronavirus isolate，bat-SL-CoVZC45）基因组序列相似性最高，相似度为 88%。

体外分离培养时，新型冠状病毒 96 小时左右即可在人体呼吸道上皮细胞内被发现，而在 Vero E6 和 Huh-7 细胞系中分离培养约须 6 天。

一、临床表现

（一）潜伏期

目前的流行病学调查显示，新型冠状病毒感染的潜伏期为 1 ～ 14 天，多为 3 ～ 7 天。

（二）主要症状

以发热、肌肉酸痛或乏力、干咳为主要表现。少数患者伴有鼻塞、流涕、咽痛、肌痛和腹泻等症状。超过一半的患者可出现呼吸困难。轻型患者仅表现为低热、轻微乏力等，无肺炎表现。普通型患者则有肺炎影像学表现。轻型和普通型患者须严密监测其病情变化，部分患者会进展为重症患者。重症患者多在发病 1 周后出现呼吸困难和 / 或低氧血症，严重者快速出现急性呼吸窘迫综合征、脓毒症休克、难以纠正的代谢性酸中毒和凝血功能障碍及多器官功能衰竭等。少数重症、危重症患者病程中可为中低热，甚至无明显发热。

二、辅助检查

（一）实验室检查

1. 常规化验检查

发病早期外周血白细胞总数正常或减少，淋巴细胞计数减少。淋巴细胞减少程度与患者病情严重程度相关，重症患者外周血淋巴细胞呈进行性减少，轻症患者淋巴细胞减少不显著。部分患者可出现丙氨酸转氨酶(ALT，又称谷丙转氨酶)和天门冬氨酸转氨酶(AST，又称谷草转氨酶)、乳酸脱氢酶（LDH)、肌酸激酶（CK）和肌红蛋白（MYO）升高。多数患者C反应蛋白(CRP)和血沉升高，降钙素原正常。重症患者D-二聚体升高。重型、危重型患者常有炎症因子升高。

2. 病原学检查

目前研究发现能够从患者鼻咽拭子、痰、下呼吸道分泌物、粪便标本中分离出活病毒，但血液标本中是否能够分离出病毒颗粒有待进一步研究。血清学检查：新型冠状病毒特异性IgM抗体多在发病3～5天后开始出现阳性，IgG抗体滴度恢复期较急性期有4倍及以上增高。需要充分甄别检测试剂盒对患者诊断的影响，严格把握送检指征。

（二）影像学检查

胸部CT早期呈现多发小斑片影及间质改变，多双肺受累，以肺外带明显。逐渐发展为双肺多发磨玻璃影、浸润影，严重者可出现肺实变影，胸腔积液少见。疾病后期的胸部CT图像显示双肺磨玻璃样密度影，而实变影已被吸收。

三、治疗

（一）一般治疗

（1）卧床休息，保证充足热量的摄入；注意水电解质平衡，维持内环境稳定；监测生命体征、血氧饱和度等。

（2）及时给予有效的氧疗措施，包括鼻导管、面罩给氧和经鼻高流量氧疗。

（3）避免盲目或不恰当地使用抗菌药物，尤其是联合使用广谱抗菌药物。

（二）抗病毒治疗

需要强调目前没有明确有效的抗病毒药物。以下药物仅结合国家诊疗方案供参考，使用药物时需要严密监测其不良反应及禁忌证，如患有心脏疾病者禁用磷酸蚕喹，出现严重消化道反应避免使用洛匹那韦/利托那韦等，以及与其他药物相互作用等问题。

1. α－干扰素

成人每次500万U或相当剂量，加灭菌注射用水2mL，每日2次，雾化吸入。

2. 洛匹那韦/利托那韦

成人每次2粒（200mg/50mg/粒)，每日2次，口服，疗程不超过10天；注意腹泻、恶心、呕吐、肝功能损害等不良反应。

2020年3月3日，由中日友好医院、中国医学科学院呼吸病学研究院曹彬教授和湖北省武汉市金银潭医院张定宇院长负责的洛匹那韦/利托那韦（克力芝，一种抗艾滋病病毒药物）治疗重症新型冠状病毒肺炎患者的疗效和安全性的临床试验（随机、开放、标准治疗对照研究）完成试验入组及统计分析，结果显示如下。

（1）洛匹那韦/利托那韦治疗重症新型冠状病毒肺炎，与对照组相比，缩短了临床改善时间，提高了第14天的临床改善率。

（2）洛匹那韦/利托那韦治疗重症新型冠状病毒肺炎，与对照组相比，上腹部不适、恶心、呕吐等胃肠道不良反应发生率高，但并发症（严重不良事件）发生率较低。

此项研究基本可以为洛匹那韦/利托那韦的治疗定位做出结论：有其疗效，副作用偏高但尚可接受。至此，洛匹那韦/利托那韦成为被临床研究确证的首个治疗新型冠状病毒肺炎的有效药物，尽管其治疗的显著性和安全性不十分满意。

3. 利巴韦林

每次500mg，每日2～3次，静脉输注，可与α-干扰素或洛匹那韦/利托那韦联合使用。疗程不超过10天。

4. 磷酸氯喹

成人体重50kg以上者，每次500mg，每日2次，疗程7天；体重50kg及以下者，第1、第2天每次500mg，每日2次，第3～7天每次500mg，每日1次，疗程7天。

5. 阿比多尔

成人每次200mg，每日2次，疗程不超过10天。截至本书发稿，该药仅有体外实验数据，缺少临床试验证据，临床使用需要谨慎。

6. 联合抗病毒治疗

不建议同时应用3种及以上抗病毒药物，注意严密监测药物不良反应，出现不可耐受的副作用时应及时停止使用相关药物。

第六章　呼吸内科常用检查与治疗术

第一节　可弯曲支气管镜检查术

可弯曲支气管镜检查术于20世纪70年代开始应用于临床，之后不断发展，使呼吸系统疾病在诊断和治疗方面取得了巨大进展。随着此项技术的日臻成熟，其应用范围越来越广，现已成为呼吸系统疾病诊断、治疗的重要手段。目前传统的纤维支气管镜已逐渐被电子支气管镜取代，可获得高清晰度的数字图像，但因为仍有不少单位在使用纤维支气管镜，所以当前通称可弯曲支气管镜（支气管镜）。

一、常规支气管镜检查

常规支气管镜检查技术主要包括经支气管镜普通检查和经支气管镜活检术。

（一）经支气管镜普通检查

经支气管镜普通检查，是指经支气管镜对气管支气管进行简单形态学观察。利用支气管镜不同成像模式，观察气管支气管黏膜及管腔表现出的不同形态学表现，对气管支气管病变进行判断。目前支气管镜的不同成像模式主要包括：白光支气管镜、荧光支气管镜及高倍放大窄带成像支气管镜。

1. 白光支气管镜（white light bronchoscopy，WLB）

（1）适应证：白光支气管镜主要在常规检查过程中用于对已经产生肉眼可见异常表现的病变进行镜下观察，根据异常发现明确病变部位，并且可以根据不同表现选择后续不同的检查方法，提高诊断率。

（2）镜下表现：白光支气管镜模式下，气管支气管黏膜异常可表现为充血、水肿、糜烂、溃疡、坏死、色素沉着等，气管支气管管腔异常可表现为管腔异常分泌物、管腔狭窄、变形、局部隆起、间峰增宽、肿物增生、肉芽肿形成等。

但是，同样的形态学表现可能代表不同的疾病，同一疾病可以有多种形态学表现。因此，试图单纯根据白光气管镜下的形态学特征来推断其组织学类型是不可取的，也是不准确的。但白光气管镜下的异常发现，可以对后续的检查方法有提示作用。如支气管结核镜下可表现为黏膜充血、水肿、糜烂、溃疡、坏死、管腔狭窄、肉芽肿形成等多种形式，也可表现为正常；对支气管镜浸润增殖型、肉芽型应联合刷检和组织活检；充血水肿型则应在病变部位行刷检和灌洗；这在一定程度上可以提高诊断阳性率。

2. 荧光支气管镜（fluorescence bronchoscopy）

与普通支气管镜工作原理不同，荧光支气管镜观察的是支气管黏膜上皮细胞发射出的荧光，根据荧光的不同来判断细胞是否发生了癌变。目前，国外开发设计较成熟的荧光支气管镜系统有 4 种，分别是加拿大学者 Lam 等设计的 LIFE（light – induced fluorescence endoscopy，LIFE）系统、德国 Storz 荧光支气管镜系统、日本 OLYMPUSCV-260SL 自发荧光系统及 PENTAX SAFE-3000 自发荧光系统。

（1）适应证：荧光支气管镜对中央气道黏膜不典型增生和原位癌检出的敏感性明显高于普通支气管镜，使得许多原先被普通支气管镜漏诊的早期中央型肺癌患者得到及时诊断和治疗；此外对于已确诊的肺癌患者，可以协助明确肿瘤侵犯的边界，从而为相应的治疗措施（手术、内照射或其他措施）提供可靠依据。对肺癌高危人群（如长期吸烟或慢性呼吸道感染者）、临床表现高度怀疑肺癌者（如痰脱落细胞阳性、咯血、久治不愈的肺炎、持续咳嗽和胸片有阳性发现等），使用荧光支气管镜也有助于提高诊断率。

（2）镜下表现：正常组织自发荧光显绿色，随着组织学向肿瘤的进展，细胞从正常（nomal）、增生（hyperplasia）、化生（metaplasia）、轻度不典型增生（mild dysplasia）、中度不典型增生（moderate dysplasia）、重度不典型增生（severe dysplasia）、原位癌（carcinoma in situ）直到浸润癌（invasive cancer）的出现，绿色荧光波谱范围荧光强度逐渐减弱，最终表现为棕色或棕红色荧光。

但某些因素可使荧光支气管镜检查出现假阳性结果，如瘢痕组织、镜检时摩擦和吸引造成的管壁创伤、部分炎症反应、口服抗凝药物、3 个月内服用视黄酸和致光敏药物、6 个月内接受过细胞毒性剂的化疗和胸部放疗等。尽管荧光支气管镜存在较高的假阳性率，但因为活检组织的病理学检查能帮助临床医师识别这些假阳性结果，因此一般并不会影响诊断结果。

3. 高倍放大窄带成像支气管镜（high magnification bronchovideoscopy with narrow band imaging）

窄带成像的原理是通过使用特定的红、绿、蓝滤光片，只让特定波长的光线穿透出来；波长愈长，穿透力愈佳。红光（600nm）可以穿透到最深层，显示出深色的较大的血管，蓝光（415nm）则在最浅处，显现出红色的微血管，绿色（540nm）则显示红蓝之间的颜色。由此可以清晰显示上皮下血管的增生情况。

（1）适应证：非典型增生或原位癌病变在病理学上显示有支气管上皮增厚和上皮下血管的增生，应用高倍放大型支气管镜对可疑病变处行放大观察可能对其诊断及鉴别诊断提供有益帮助。但单纯高倍放大型支气管镜对上皮下血管的增生显示仍不够清晰，而采用带有窄带成像技术的高倍放大支气管镜可清晰显示上皮下血管的增生，从而对支气管上皮非典型增生或原位癌的诊断具有较高的临床价值。

（2）镜下表现：正常支气管上皮有较少的微血管，支气管炎可见整齐的血管网，在鳞状不典型增生中可见增多的复杂的血管网及各种大小的扭曲血管。应用高倍放大的支气管镜能发现支气管鳞状不典型增生中增加的复杂血管网，高倍放大的窄带成像支气管镜可以发现血管源性鳞状不典型增生的毛细血管袢。血管源性鳞状不典型增生内微血管的形成是癌前病变向浸润性肿瘤发展的关键环节，因此在肺癌高危人群中发现鳞状不典型增生的毛细血管袢对肺癌早期诊断是非常有价值的。

白光支气管镜主要用于一般检查中气道黏膜或管腔肉眼可见的明显异常改变的观察，不需要特殊的辅助设备，易于开展，适用于各级医院；荧光支气管镜主要用于发现中心气道支气管黏膜不典型增生和原位癌，并可确定病变范围；高倍放大的窄带成像支气管镜可以发现血管源性鳞状不典型增生的毛细血管袢；超细支气管镜主要用于诊断外周细支气管病变。镜检时应按照以下顺序进行：①常规的白光支气管镜检查；②荧光支气管镜检查；③高倍放大的窄带成像支气管镜检查；④在常规支气管镜下对可疑癌变部位取活检送病理检查。

（二）经支气管镜腔内活检术

经支气管镜活检术有两种含义：广义上讲泛指通过支气管镜进行的所有活检术，其中包括经支气管镜肺活检术；狭义上讲是指单纯针对支气管腔内进行的活检术，如支气管黏膜活检、支气管内肿物活检等，不包括肺活检及针吸活检术。本节主要介绍狭义的经支气管镜活检术，即经支气管镜腔内活检术，主要应用于各种支气管腔内病变。

1. 适应证

各种通过支气管镜直视可见的气管支气管腔内病变：气管支气管结核、气管支气管良恶性肿瘤、支气管淀粉样变及结节病等。

2. 活检钳的选择与使用

常用支气管镜取活检标本的腔道，直径一般在 2.0 ～ 2.6mm 的范围内，因此只能使用相应大小的活检钳。选择活检钳在很大程度上取决于术者既往的经验和习惯，一般来讲，大活检钳取得的标本较大，病理诊断的误差相对较少。目前临床使用的活检钳有多种类型，适用于不同的情况。

随着使用的次数增加，活检钳的两个叶片张开的困难增加，大多数由于活检钳的清洗不正规所致。每次使用之后，应当用有溶解力的洗涤剂和薄尖的机械性毛刷彻底清洗活检钳，特别是联动部分，因为血液和其他分泌物易粘住活检钳叶片中的关节部。一般活检钳使用 20 ～ 25 次之后即可变钝，钝的活检钳由于易压碎组织而造成人工伪差。

3. 经支气管镜腔内活检术的应用与评价

（1）支气管腔内黏膜活检：支气管镜腔内黏膜活检主要有钳检和刷检两种方法，钳检可获取组织学标本，刷检主要获取细胞学标本。

钳检是使用各种活检钳对病变部位进行钳取，获得的组织标本较小。活检完后可使用滤纸片蘸取组织标本后统一固定，一般使用 10% 甲醛溶液；刷检是用纤支镜所配套的毛刷经工作通道逐步深入亚段及更深的分支内，至有阻力时反复刷取 3 ～ 6 次后与纤支镜一起退出，涂玻片数张并用 95% 无水乙醇固定，可以分送细胞学病理检查或细菌学检查。

操作时一般根据直视或参照肺 CT 所示病变部位的肺段支气管定位进行钳检或刷检；但对于病灶较小而部位深的病变，无法钳检及直接刷检，只能经支气管镜通过毛刷从可疑病变部位支气管深入进行盲刷。这种盲刷可以在无法经支气管镜直视及不能进行经皮肺穿刺的情况下使部分病例得以确诊，具有一定的优势。但总体而言，镜下异常表现对肺部准确病变部位的提示作用较肺 CT 或 X 线胸片等影像资料好，如能选择在支气管黏膜充血、水肿或管腔有变形、变扁的部位进行刷检或钳检，可以提高阳性率。

有学者认为支气管镜钳检取材范围较小，而且对支气管黏膜损伤较刷检大，容易引起出血，而刷检范围较大，毛刷伸出后可以达到整个病区周围，前后刷片，故获得阳性结果的机会也较多；同时检查时间短，患者痛苦小，费用也较低。但刷检的深度不如钳检，如将二者结合应用，则阳性率更高。

（2）支气管腔内肿物活检：支气管腔内肿物最多见的是中心型肺癌支气管浸润。取材部位和方法主要根据肺部 CT 所示的病变位置及支气管镜下的特征来决定。对于中央型肺癌，增值型应以钳检、针吸为主；管壁浸润型以刷检、刮匙为主。内镜下所见肿瘤的表面可能被覆着黏液或脓性分泌物，在用毛刷或活检钳取标本之前应把这些分泌物除掉。

由于肿瘤所在部位、采样方法及技术的不同，其诊断的阳性率有很大差异。一般而言，支气管镜下可见肿瘤的活检阳性率高于未见者，增殖型的阳性率高于浸润型者，多种采样方法联合应用的诊断价值高于单一方法，一般认为在一次检查中要用两种或两种以上的方式获取标本，以提高诊断率。实际操作中首先用毛刷取样，因为毛刷取样要比活检钳取样出血的机会少，降低细胞涂片上的血液给病理学家辨认恶性细胞带来的干扰；对支气管镜内可见的肿物活检次数以 3 次为最佳，过多的活检非但不能提高阳性率，反而会增加出血的机会。此外，阳性率在很大程度上与使用的工具本身、操作者的技术、病理科技术员操作习惯和熟练程度以及病理科医师的经验与水平有关。

对于支气管腔内的其他病变，如支气管结核、支气管淀粉样变及结节病等，其在诊断操作技术方面与支气管腔内肿瘤大同小异。

4. 并发症

除了在进行支气管镜检查时常见的并发症如喉痉挛、支气管痉挛和低氧血症等，使用毛刷和活检钳检查时，最常见的两个并发症是出血和气胸。对于病情危重的患者、具有凝血功能障碍者或血液病患者应尽可能地避免应用；值得注意的是，对于一些血供丰富的病变，即使凝血功能正常者，亦可发生严重的、致命的大出血。

二、经支气管透壁肺活检

经支气管透壁肺活检（transbronchial lung kungbiopsy，TBLB）应该属于广义经支气管镜活检的一部分，是通过气管镜对肺部弥漫性病变及周缘型肺内局灶性病变进行活检的一种方法。

（一）常规 TBLB 的操作方法

1. 无 X 线引导的 TBLB

多用于肺部弥漫性病变的活检。活检部位应选择病变受累较重一侧的下叶，一般选择下叶的 9、10 段；如两侧受累大致相同，则取右下叶，应避开中叶。插入活检钳至事先选择的肺段或亚段支气管内，直至遇到阻力时再将活检钳后撤 1 ～ 2cm，此时嘱患者深吸气，同时张开活检钳，再向前推进 1 ～ 2cm，再嘱患者深呼气，于深呼气末将活检钳关闭并缓缓退出。如患者感胸痛，应退回活检钳，更换部位另行活检。

对于周缘型肺内局灶性病变也可采用此法，但事先应根据 X 线胸片或肺部 CT 来确定好病变的位置。支气管镜达到病变所在的肺段或亚段后，插入活检钳，按术前的定位估计好距离，掌握活检钳头离开镜头的距离。如遇阻力，轻加压亦不能推进，且进钳深度已足够，此时稍后退，在吸气中张开钳子，再向前稍推进遇阻力时钳取组织，然后退出活检钳；如遇阻力但深度不足，则可能是触到小的支气管分叉处，可稍后退轻轻旋转再加压推进。

2.X 线引导下的 TBLB

多用于周缘型肺内局灶性病变的活检。支气管镜达到病变所在的肺段或亚段，在 X 线电视透视下，活检钳循所选择的亚段支气管插入，穿过支气管壁达病变区。X 线多轴投射透视，核对活检钳的位置，张开活检钳，推进少许，在呼气末关闭活检钳，缓缓退出。此法较无 X 线引导下的 TBLB 对周缘型肺内局灶性病变的诊断阳性率高。

对于肺部弥漫性病变也可采用此法，活检部位选择与无 X 线引导的 TBLB 相同，在 X 线电视透视下，将活检钳送至肺外周近胸膜处，患者如无胸痛，活检钳后撤 1 ～ 2cm，嘱患者深吸气，同时张开活检钳，再向前推进约 1 ～ 2cm，再嘱患者深呼气，于深呼气末将活检钳关闭并缓缓退出。与无 X 线引导下的 TBLB 相比，此方法发生气胸的机会有所降低。

3. 适应证

TBLB 主要应用于肺部弥漫性病变及周缘型肺内局灶性病变。

肺部弥漫性病变的病因学非常复杂，而 TBLB 是其活检的主要手段，能够经 TBLB 识别的疾病主要有结节病、嗜酸性肉芽肿、淋巴管性肌瘤病、肺泡癌、肺泡蛋白沉积症、硅肺和某些特殊的感染性疾病（如卡氏肺囊虫感染、霉菌、结核等）；其中结节病是肺间质病中经支气管镜活检确诊阳性率最高的疾病，其他几类疾病结合特异的病理技术或染色也可以得到较明确的诊断。但对于间质性肺炎、肺纤维化等一大类肺间质疾病，由于特异性差，TBLB 所取的标本较小，难以得出可靠的组织学诊断，在诊断方面有其局限性；对于这些疾病，开胸肺活检可以获得更有利于诊断的组织标本。

4. 禁忌证

（1）严重心肺功能不全患者。

（2）咳嗽剧烈或其他不能配合检查者。

（3）严重肺动脉高压或高血压。

（4）穿刺范围有严重肺大疱。

（5）凝血功能障碍、出血倾向者。

5.TBLB 标本质量的评价

由于 TBLB 所取标本较小，因此标本质量与能否得到明确的病理诊断有很大关系；如果标本质量不好，即使一些能够通过 TBLB 确诊的疾病，如结节病、肺泡癌等，也难以确诊。因此，为了获得质量较好阳性率高的标本，标本应足够大；活检次数以 3～4 次为好，过多次数并无必要，反而可能增加出血及气胸的机会。

6.TBLB 的并发症

出血和气胸是 TBLB 最常见的两种并发症。理论上讲，当进行 TBLB 时，如果活检钳放置到靠近胸膜的位置时，可以降低出血的发生率，因为在气道远端支气管动脉较细，即使被活检钳夹破出血量也较少，但却增加了气胸的发生率。避免气胸的最好方法是使用 X 线透视控制活检钳的位置，对于无 X 线透视引导的 TBLB，术者根据触觉及患者胸痛的反应情况来控制活检钳的深度，亦可在一定程度上防止气胸的发生。

（二）超细支气管镜及导航技术的应用

超细纤维支气管镜是 1981 年首先由日本介绍应用于临床的一种纤维支气管镜，外径 1.8mm，前端可弯曲，可通过普通纤维支气管镜 2.6mm 活检口插入，可深入直径 <2mm 的 5 级以上细支气管。之前这种超细纤维支气管镜没有活检孔道，只能对病变部位进行观察，不能进行组织活检；随后出现了有活检孔道，可进行组织活检和刷检的超细纤维支气管镜，但超细纤维支气管镜在外周气道打折或旋转后较难控制，活检孔道小，活检组织较少会影响到诊断率。

1. 适应证

外周细支气管病变。

2. 检查方法

（1）进行常规支气管镜检查，确定病变部位支气管。

（2）在X线透视定位下将超细支气管镜插入至病变部位。

（3）进行组织活检和脱落细胞检查。

3. 镜下表现

与常规支气管镜类似。细支气管壁的异常改变如黏膜充血、苍白、水肿、表面没有光泽，血管肿胀、黏膜表面不光滑、黏膜隆起等；细支气管管腔的异常改变如狭窄、阻塞、扩张、外压、管口变形、管脊处的异常等；管腔内的异常物质如分泌物、色素沉着等。

虽然在X线透视定位下可以将超细支气管镜插入至病变部位，但一般操作起来较为困难，有时则难以成功。近年来，随着医用物理学、电磁学及医用导航设备的不断进展，一项全新的用于周围性肺部疾病的诊断技术——电磁导航支气管镜（electromagnetic navigation bronchoscopy，ENB）问世。

ENB的原理是基于CT获得肺和支气管镜完整的数字图像，将其进行三维重建，创建支气管树结构的三维虚拟结构。检查时由计算机控制定位探头，将探头引导至CT中确定的病灶部位，最后通过活检针进行活检。

通过ENB技术的导航，可以准确到达常规支气管镜无法到达的肺部周围病灶部位获取病变组织。近两年来，ENB设备已通过美国FDA认证，并已在美国及欧洲的一些医疗机构应用于临床。

三、经支气管壁针吸活检术

（一）经支气管壁针吸活检术

经支气管壁针吸活检技术（transbronchial needle aspiration，TBNA）是应用一种特制的带有可弯曲导管的穿刺针，通过纤维支气管镜的活检孔道送入气道内，然后穿透气道壁对气管、支气管腔外病变，如结节、肿块、肿大的淋巴结以及肺部的病灶等进行针刺吸引，获取细胞或组织标本进行细胞学和病理学检查的一种新技术。广泛应用于紧贴气管、支气管周围病灶的定性诊断，并使支气管镜技术参与恶性肿瘤的临床分期。

1. 适应证

肺门和纵隔肿物或肿大淋巴结的确诊；进行肺癌分期和随访；气管黏膜下或外压性病变的诊断；穿刺获取的组织块较大时可用于淋巴瘤及纵隔良性病变如结节病的诊断；纵隔囊肿或脓肿的诊断及引流。

2. 禁忌证

TBNA 虽是有创检查，但安全性很高，大致同气管镜检查。主要包括：严重心肺功能不全、严重高血压或心律失常；严重出、凝血机制障碍或活动性大咯血；主动脉瘤或上腔静脉阻塞。

3. 王氏 TBNA 淋巴结分组、分布及定位

美国约翰·霍普金斯医院的王国本教授根据美国癌症联合会（AJCC）对胸内淋巴结的分组重新制定了一种较为简洁的分组方法，便于临床使用。其将纵隔淋巴结分为 11 组，分属 4 个层面：隆突层面淋巴结；右主支气管层面；右中间支气管层面；左主支气管层面。

TBNA 是通过镜下可视的气道内某一点穿刺至管腔外不可视的病变或淋巴结来针吸获取标本，因此管腔内穿刺点的准确定位是操作成功的前提。胸部 CT 是发现纵隔淋巴结增大较理想的方法，要掌握 TBNA 技术，必须熟悉胸部淋巴结的位置及其与气道、肺血管的关系，掌握与胸部 CT 的病变位置相对应的支气管镜下穿刺点。

4. 操作过程

（1）拟订穿刺计划，确定穿刺部位。

（2）器材准备：包括穿刺针、支气管镜、玻片、固定液等，有条件的医院可以开展现场细胞学检查。

（3）完善术前准备，除除禁忌证。

（4）穿刺操作：支气管镜进入气道，确定好预定穿刺点，检查穿刺针活检部的进出状态良好后将活检部退入金属环，保持支气管镜自然弯曲状态下将活检针通过活检孔道送达正好可见金属环，然后推出穿刺针，自软骨环之间完全透过气道壁，接 20mL 注射器，抽吸至 15mL 左右，保持负压 20 秒，在保证穿刺针不退出气道黏膜的情况下，带着持续负压，来回进出病灶进行抽吸活检，以便获取更多标本。如抽出血液，可能是误穿入纵隔血管，应及时撤掉负压并拔出穿刺针，重新选择穿刺点。拔针前撤掉负压，以防吸入气道黏液或血液稀释或污染标本。如果使用的为组织学穿刺针，在拔针前应维持负压，以免丢失组织标本。同时要确保针尖回退入保护套内，再经活检孔道拔出穿刺针，标本推至玻片，及时用 95% 乙醇或其他方法固定。穿刺不同病灶时如不能确定是否为肿瘤，则需要更换穿刺针。

具体穿刺方法有突刺法（jabbing method）、推进法（pushing method）、咳嗽法（cough method）、金属环贴近气道壁法（hub against the wall method）等几种。在操作时，有时要将上述几种方法结合起来使用。

注意事项：选择合适的穿刺针；一定要在两个软骨环之间进针；应尽可能以垂直于气道壁的角度进针；要确定穿刺针已完全透过气道壁后再行抽吸；及时、正确处理标本并送检。

5. 并发症

数十年的经验证明，TBNA 是一项非常安全的技术，仅少数患者术后发生气胸，其发生率不足 1%，纵隔气肿及纵隔出血的发生率更低。TBNA 对支气管黏膜损伤很小，即使刺入血管或刺入易脆的肿瘤组织内，也不会引起太多出血。对于初学者，常见的并发症是支气管镜活检孔道被损坏，因此要谨慎操作。出针时，要保证在支气管镜末端能看见穿刺针，穿刺结束后及时将活检针退回保护套内，再退回活检孔道。

（二）超声引导下经支气管壁针吸活检技术（EBUS-TBNA）

TBNA 是一项看似简单、实则有一定技术难度的操作，操作技巧极大地影响着操作的结果，穿刺和定位是其中两大难点。很多医生逐渐了解该技术并尝试开展，但最终能坚持开展并获得较好效果的医生较少。作为一项具有重要临床价值的诊断技术，TBNA 的阳性率受到诸多因素的影响，包括操作技术问题、细胞学支持问题以及对 TBNA 无信心等。因此，一直有医生致力于穿刺部位定位的研究。

1992 年 Hurter 和 Hanrath 首次在英国 Thorax 上报道了支气管镜引导下的超声技术。随着支气管镜下超声应用技术问题的解决，2003 年日本 Olympus 公司研制成功可以同时插入穿刺针的新型凸式气管内超声探头（convex probe EBUS，CP-EBUS），终于实现了实时支气管内超声引导下经支气管针吸活检。

CP-EBUS 配置了一个位于可弯曲支气管镜顶端的凸面传感器，频率为 7.5MHz，可沿着支气管镜插入的方向平行进行扫描。可以通过探头直接接触获得图像，或通过其顶端配置的一个可注入生理盐水的气囊获得超声图像，经由专门的超声扫描仪器进行处理，在同一监视器中可同时显示超声图像及支气管镜图像。超声图像可以定格并可通过游标测量病变的平面大小，结合专用的吸引活检针，可在实时超声引导下行经支气管针吸活检（TBNA），搭载的电子凸阵扫描的彩色能量多普勒同时可帮助确认血管的位置，防止误穿血管。

一直以来，限制支气管镜超声引导下 TBNA 应用的主要问题在于进行 EBUS 和 TBNA 操作时，两者不能保持连贯性。而 CP-EBUS 增加了工作孔道，能够在直视淋巴结的情况下进行即时 TBNA。目前大量的临床实践证明，应用这种设备可以提高肺门及纵隔肿物诊断的阳性率。

总体来说，CP-EBUS 的适应证与传统的常规 TBNA 类似，但由于支气管内超声可用于识别和定位靠近气道的组织结构（纵隔、肺组织及血管等），在活检术中所能定位的病变部位超越了淋巴结的分区，因而应用得更为广泛。在这些情况下，支气管内超声可以弥补常规 TBNA 的不足，而用于气管支气管周围各种病变的穿刺与诊断。

四、其他介入操作

十余年来，随着科学技术的发展，经支气管镜介入治疗，尤其是应用微型、实用的设备来治疗支气管内局限性病灶，已有了很大进步。常用的介入方法包括激光（Nd:YAG）、高频电灼（electrocautery）、氩等离子凝固术（argon plasma coagulation，APC）、冷冻（cryotherapy）、球囊扩张（balloon dilation）、气管支架植入等。下面将就各项技术进行一一介绍。

（一）激光

激光在国内开展相对较少，主要是作为一种姑息性疗法，应用于失去手术机会的支气管内肿瘤，特别是有大气道阻塞者；对于局限于支气管壁的早期肺癌，如因高龄、心肺功能差或其他不适于手术治疗者亦可采用；对于支气管腔内良性病变也有较好的治疗效果。

激光治疗的主要并发症有气管内大出血、气管表面烧伤、气管穿孔、气胸、纵隔和皮下气肿等，汽化烟雾可引起咳嗽、哮喘、呼吸衰竭、心动过缓甚至心脏停搏，严重并发症可导致死亡。

（二）高频电灼

高频电灼技术是将电能转换为热能，并通过支气管镜伸入针状或圈状电极对腔内肿瘤组织进行热凝切的一种方法。由于人体组织电阻比较大，电流在通过活体组织时就转换成了热能，热量通过微小的探头集中在接触组织表面上的一个点状区域，从而导致组织的凝固或汽化，高频电流的使用可以减少对神经肌肉组织的刺激。组织破坏的程度依赖于使用的功率、接触时间的长短、接触面积的大小及组织的密度与湿度。

高频电灼治疗的适应证及治疗效果与激光治疗类似，通过高频电烧灼切割使气道内的病变凝固、汽化，进而解除气道梗阻症状；其并发症也与激光治疗十分相似。因此，这两种操作方法均具有一定危险性，并可能导致死亡等严重并发症。

（三）氩等离子凝固术

鉴于激光、高频电灼治疗在支气管腔内操作具有一定危险性并可能导致一些严重并发症，近年来一种新的相对安全的电凝技术——氩等离子凝固术（argon plasma coagulation，APC，俗称氩气刀）开始在呼吸领域广泛应用。

1. 工作原理

氩气是一种性能稳定、无毒无味、对人体无害的稀有气体，它在高频高压作用下，被电离成氩气离子，具有极好的导电性，可连续传递电流；电流可以产热，随着温度由40℃升高至超过200℃，组织依次产生如下变化，不可逆损伤、凝固、干燥、碳化和汽化。同时，超过350kHz的高频电对神经肌肉无刺激作用，APC凝切的深度与电流强度和作用时间有关，在不超过5秒的情况下，一般在1～3mm之间，具有很好的安全性。

2. 适应证

中心气道内的良性增生性病变、恶性肿瘤和出血。

良性增生性病变主要包括瘢痕性增生肉芽、各种良性肿瘤、炎症增生性病变如结节病等，恶性肿瘤主要是各种原发性支气管肺癌或少数转移瘤。此外，中心气道表浅病变导致的出血也是 APC 的适应证之一。

3. 禁忌证

非管腔内增生性病变导致的狭窄，包括外压性狭窄、管壁塌陷性狭窄、瘢痕挛缩性狭窄；血供丰富的增生性病变；携带心脏起搏器的患者等。

4. 治疗设备

包括治疗性软质支气管镜、硬质支气管镜及辅助设备，如负极板、软质及硬质 APC 导管等。

5. 操作过程

（1）术前评估：决定手术时机（急诊或择期），确定麻醉和通气方式及手术方案。对于健康状况较好的患者，气管轻度阻塞或单侧支气管阻塞病变可选用局部麻醉；如果患者耐受性差，难以进行治疗，可以加用镇静剂。对于病变严重、手术风险高、心肺功能不全、一般状况差或局部麻醉下可能需要多次长时间手术才可能完成的治疗，应该采用全麻，建立人工气道，采用机械通气。

（2）操作步骤：支气管镜进入气道接近病变近端约 2cm 的位置，将 APC 导管经支气管镜工作管道引导至气道内，导管前端超出内镜前端 1cm 以上，逐渐接近病变，在距离病变约 0.5 ～ 1.0cm，脚踏治疗开关，并继续接近病变，直至出现“火花”，凝切病变组织。随着治疗病变表面出现焦痂，使用活检钳清理，反复处理，直至病变切除。

（3）术中注意事项：患者不能与接地的金属等电流传导物接触，或者避免与皮肤接触，以免烧伤。负极板连接可靠，位于肌肉和血流丰富的部位，如大腿，并尽可能地靠近手术部位，尽可能多地与皮肤接触，以免烧伤。在切除管腔内肿物时，输出功率可以较大，切除病变残根时，功率宜较小，避免穿孔。如果在全身麻醉下操作，需要将氧浓度控制在 40% 以下，防止气道内燃烧。

（4）术后注意事项：由于 APC 术后创面坏死组织脱落和创面渗出物形成膜状物质，粘连于管壁，不易咳出，阻塞气道，甚至导致阻塞加重，因此应该安排术后复诊清除这些物质；一般情况下，术后复诊时间是术后 48 ～ 72 小时。另外，无论良恶性肿瘤，或者其他疾病，气道再通后都需要定期复诊，以便早期发现病变复发和再狭窄的发生，及时处理。

6. 并发症

窒息、气胸、气管支气管管壁穿孔、术后坏死组织脱落导致阻塞加重等，其他如心脑血管意外、气道内燃烧等也有报道，但较少见。

（四）冷冻治疗术

几百年前人们就知道了冰的止痛和抗炎作用，低温可使细胞内的水结晶成冰、血流停止、微血栓形成，进而导致细胞凋亡。应用制冷物质和冷冻器械产生的低温，作用于人体治疗疾病的方法，称为冷冻治疗。

1. 工作原理

冷冻治疗的原理主要有以下 3 种。

（1）利用冷冻的物质或相变制冷法：是利用低温物质或冷冻剂物理状态（固态、液态、气态）的变化过程所发生的吸热，如溶解热、升华热、气化热，使周围介质冷却而制冷。

（2）节流膨胀制冷法：利用焦耳 – 汤姆逊效应（Joule-Thomson effect），即高压气体或液体通过阀门或小孔而绝热膨胀产生低温而制冷。

（3）温差电制冷法：利用帕尔贴效应（Peltier effect），即直流电通过两种不同的导体或半导体交换处所产生的温差而制冷。

2. 适应证

（1）恶性肿瘤的姑息性切除。

（2）支气管内早期肺癌的根除。

（3）良性肿瘤的切除。

（4）冷冻活检或冷冻切除。

（5）异物的取出。

此外，临床经验显示，冷冻治疗后肿瘤的再生要比激光治疗后缓慢，冷冻联合放疗或化疗可以提高肿瘤的治疗效果，但这些还需要长期研究去进一步证实。

3. 禁忌证

主要是各种气道外压性狭窄或气道软化、塌陷不应使用冷冻治疗。

4. 治疗设备

冷冻设备容易使用，费用低，操作较为安全，操作人员不需要接受过多的专门训练，因此在临床上使用广泛。冷冻治疗设备因制造厂家的不同而有不同的规格和型号。

一般包括 3 个部分：制冷源、控制装置和冷冻探头。所用制冷剂有二氧化碳、一氧化二氮和液氮等，不同的制冷剂使冷冻探头顶端有不同的温度，目前较常用的制冷剂有液氮和一氧化二氮。液氮可使探头顶端达 –196℃，温度低，冷冻病变组织迅速，但也易冻伤正常组织，故目前提倡应用二氧化碳或一氧化二氮。这两种制冷源可使探头顶端温度

达 -80℃，组织温度约为 -30℃，可达冷冻目的而对正常组织影响较小。目前临床上也有不同型号的冷冻探头，以适用于不同部位的气管支气管内病变。

5. 操作过程

经支气管镜冷冻治疗是在支气管镜工作通道中用弯曲性冷冻探针进行的。冷冻探针的直径约为 2.4mm，长度约为 90cm，末端长度约为 7mm；运用了焦耳 – 汤姆逊冷冻原理，即压力突减时产生的快速气体膨胀。

通常支气管镜通过鼻腔或口腔进入，而探针是由活检孔进入的。冷冻探针末端可以看见，并直接作用于肿瘤区域。冷冻探针由踩动脚踏板开启，探针末端垂直地沿切线方向直接地作用于并深入到肿块内部，从冷冻到融化大约为 1 分钟/周期，重复 1 ～ 3 次冻融循环。

在冷冻治疗过程中或结束前，任何坏死的组织都要用活检钳去除；1 ～ 2 周重复一次支气管镜检查，如有需要可再实行冷冻治疗，或者再次对延迟坏死的组织进行清除。

6. 并发症

经支气管镜腔内冷冻治疗的并发症很少。相对其他腔内治疗方法，冷冻很少出现出血、穿孔等并发症，但可能会有局部水肿。另外，有报道冷冻治疗后部分病例可有轻度发热，极少患者发生心律失常，但这在通常的支气管镜检查中也可发生。

（五）球囊扩张术

气道球囊扩张技术借鉴于血管扩张技术，于 1984 年首先由 Cohen MD 等报道，在荧光透视下扩张气管和双侧支气管成功。此后这一技术逐渐被推广，于 20 世纪 90 年代被普及，用于气道吻合口狭窄、长时间气管插管和气管切开后气管狭窄、肺移植后气道狭窄、内膜结核气道狭窄、放疗后气道狭窄、结节病和韦格纳肉芽肿气道狭窄等，也用于恶性病变导致的气道狭窄；除单独使用扩张气道和伸展不充分的支架外，也用于协助放置各种介入导管。由于这一技术在某些良性病变的处理上有其他技术无法替代的作用，在恶性病变的处理上可以协助补充其他技术进行治疗，因此成为呼吸内镜介入治疗必不可少的技术之一。

1. 适应证

（1）良性气道狭窄各种病因致瘢痕挛缩导致的气道狭窄。

（2）恶性气道狭窄各种外压性或者合并外压性的气道狭窄。

（3）协助扩张气道支架主要用于伸展不充分的支架或者作为气道支架的维护工具。

（4）协助放置各种导管，例如后装放疗导管和支架放置导管等。

对于良性气道狭窄，恰当的处理可以获得 100% 的即刻效果，并且大约有 50% ～ 70% 的患者仅用球囊扩张即可取得理想的远期治疗效果，但往往需要重复多次；恶性病变的即刻效果一般也可以达到 90% 以上，但由于疾病性质，远期疗效则不理想。

2. 禁忌证

经支气管镜球囊扩张的禁忌证与其他气管介入治疗的禁忌证相同，即远端肺功能丧失，或者远端无法解除的广泛小气道阻塞等。其他与支气管镜检查的禁忌证相同，一般状况极度衰弱，有严重呼吸衰竭、严重心脏病（如心力衰竭、频发心绞痛、严重心律失常或有主动脉瘤破裂危险者）、新近有严重哮喘发作、严重呼吸道感染和高热，以及无法控制的出血倾向等，均属禁忌。另外，由于球囊扩张可能导致气管壁出血，需要常规检查血小板和凝血象，并须术前停止所有抗凝药物。

3. 治疗设备

软质支气管镜、球囊扩张导管、高压枪泵（由附带压力表的耐高压注射器以及充－放气装置组成）等。

4. 操作过程

（1）术前评估：狭窄段气道的术前评估；远端气道和肺功能的评估；狭窄气道周围组织器官评估。

（2）球囊导管的选择：主要是球囊直径的选择。对于良性气道狭窄，主要根据病变气道近端气道直径和健侧对应气道的直径，球囊直径介于二者之间或者达到对应的健侧气道直径。对于恶性气道狭窄，如果为了扩张未充分展开的支架，主要参考支架的功能直径决定球囊直径；如果为了协助放置各种导管，因为扩张的目的是放置支架或导管，只要扩张后支架或导管能够放入狭窄气道，目的即实现，气道直径会随着后续的治疗逐渐增加。

（3）麻醉方法的选择：选择局部麻醉还是全身麻醉，主要根据病变位置、严重程度、患者的一般状况、肺功能、扩张时间和患者的耐受程度，以及远端肺部感染状况决定。

（4）操作步骤：支气管镜到达狭窄段气道近端，通过工作管道引人球囊导管，根据狭窄段气道的长度，将球囊插入狭窄段气道，保证球囊覆盖了所有病变气道。随后球囊导管接高压注射器，根据球囊直径和相应的压力，通过高压枪泵注射生理盐水，直至达到相应的压力，维持压力 30 ～ 180 秒。然后减压，观察扩张效果和有无并发症。必要时再度重复上述操作。

（5）注意事项避免球囊插入过深，以免扩张时伤及远端正常气道，导致正常气道撕裂。扩张前保证球囊完全进入气道，否则扩张时可能损伤支气管镜。扩张时逐步加压，使球囊直径逐渐增加，每次扩张完成后观察扩张结果，以决定是否继续扩张。扩张时需要高度关注氧合，必要时中止扩张即可进行通气，氧合改善后再进行扩张；如果扩张主支气管，应注意监测气道峰压；局麻下操作时，还须观察患者的耐受性。

5. 并发症

（1）病变气道撕裂。

（2）管壁出血。

（3）正常气道撕裂。

（4）气胸或纵隔气肿。

（5）其他并发症，如胸痛、病变位置少量出血、胸痛、咯血，很快即可好转。

（六）硬质气管镜技术

20 世纪 60 年代中期，软性支气管镜技术（flexible bronchoscopy，FB）的发展导致支气管镜技术领域发生了显著变化，但硬质支气管镜术（rigid bronchoscopy，RB，简称硬镜）仍是介入肺脏病学专业的基础，在气道疾病的处理中仍是重要的补充工具。

硬质支气管镜是一种具有不同长度及直径的不锈钢管，成人硬镜一般长约 40cm，直径 9.0 ～ 13.5mm，管壁厚度 2 ～ 3mm，通常直径 10 ～ 12mm 的硬镜适合大多数的成人气道。近端由中央孔道和几个侧孔构成，中央孔道用于硬质钳等操作工具、软镜及支架的推送，侧孔分别用于连接光源、机械通气及呼气末二氧化碳浓度等；远端由斜面构成，使其可以安全通过声门，此外，还可以把这个斜面当作切除坏死肿瘤的工具；硬质支气管镜远端的管壁上开有一些侧孔，以便通气更好地弥散到对侧肺（短一些的硬质气管镜远端管壁上没有侧孔，防止在治疗气管病变时通气从声门处泄漏）。

1. 适应证

借助于硬镜提供的操作通道，可以进行异物的取出、大咯血的处理、气管支气管狭窄的处理、肿瘤的诊断与切除及各种管腔内介入操作（如气管支气管支架的植入、冷冻、APC、球囊扩张等）。

2. 禁忌证

对于有经验的医生而言，硬镜操作是安全的；但由于硬镜须在全麻下进行操作，因此患者同时会面临全麻对人体所带来的风险。硬镜操作的禁忌证主要有：①不稳定的心血管状态；②威胁生命的心律失常；③合并难治性缺氧的急、慢性呼吸衰竭；④头颈部活动范围严重受限；⑤上颌面创伤；⑥头颈部畸形；⑦颈部固定（如颈髓疾病）等。

3. 治疗设备

硬镜的附属器械包括硬质吸引管、球囊扩张器、各种各样的活检钳及多种支架推送器。

4. 操作过程

硬镜操作须在全麻下进行，需要准确的术前评估、良好的麻醉管理、各种人员及设备的配合。

（1）术前评估。术前评估是术前准备的重要部分，可以帮助麻醉医生及气管镜操作医生预测和防止可能的并发症。患者的评估应特别关注心肺疾病、颈椎疾病、风湿性关节炎及凝血疾病等。

（2）麻醉与通气管理。虽然在局麻合并静脉应用镇静药的条件下可以进行硬镜操作，但因为全麻可以提供一个无痛及肌肉松弛的状态，因此是更好的选择。术中患者的监测一般包括：无创血压、二导心电图、持续脉氧饱和度、潮气末二氧化碳波形及神经刺激反应评估等。

（3）操作步骤：硬镜的插入有多种不同方式，医师可以通过硬支镜的近端或在喉镜的协助下暴露喉部解剖结构来直接插入硬支镜，或者将硬质内视镜插入硬镜内，通过视频监视器看着气道的结构来插入硬支镜。

硬镜插入后连接喷射通气系统进行通气。混合气体通过管道引入喷射呼吸机内，喷射呼吸机通过连接管直接连入硬支镜的一个侧孔，同时通过文丘里效应经硬支镜的其他孔道吸入室内空气。气流被迅速压入，然后释放，并满足呼气的时间；通常 8 ～ 15 次 /min 钟通气频率可以提供合适的氧合及通气量。

注意事项：术中须监测氧饱和度及潮气末二氧化碳浓度，在手术时间较长的患者中，还须监测动脉血气分析来确定合适的通气量；此外，为防止气压伤，在取标本时应暂时中断通气。

5. 并发症

硬镜操作过程中较常见的并发症有：低氧血症、心血管意外、气管支气管穿孔、食管穿孔、喉水肿、声带损伤、牙齿创伤、气胸、严重出血、纵隔气肿、喉痉挛、气管支气管痉挛等。

此外，全麻后的恢复是整个手术过程中至关重要的一个方面，患者自全麻的苏醒到拔出硬镜的过程中最容易出现气道相关并发症。在恢复期间最常经历的并发症，包括缺氧、阵发性咳嗽、支气管痉挛和心律失常等。

安全和熟练的技术是硬镜治疗成功的先决条件。对一个经验丰富的支气管镜及麻醉团队而言，硬镜的并发症是极为少见的，且大多数并发症可经过妥善处理解决；因此这种手术不应该由经验不足的医师承担，所有硬镜操作者都应熟悉并能熟练处理硬镜的并发症。

（七）气管支架置入术

公元 9 世纪，英国的牙科医生 Charles R. Stent 发明了牙齿注模的新材料；后人为了纪念他，则以他的名字“Stent”来命名各种用于固定和支撑组织的材料。而现代所言的支架“Stent”一词是指用于维持中空管状结构的人造支撑物，已被广泛用于气道、血管、消化道、胆道、泌尿等几乎所有的腔道脏器。有关气道支架的应用，最早可追溯到 19 世纪 90 年代；此后随着材料科学的不断发展和支气管镜在临床的普及，出现了各种各样的气道内支架及植入技术，使其在临床上得以广泛应用。

1. 适应证

（1）各种原因导致的气管支气管狭窄的管腔重建。
（2）气管、支气管软化症软骨薄弱处的支撑。
（3）气管、支气管瘘口或裂口的封堵。

一般来讲，支架放置容易，但取出比较困难，因此一定要严格把握适应证，谨慎操作。对于气道恶性病变，作为一种姑息治疗手段，气管支架置入术的疗效基本肯定，短期可以改善症状；但对于气道良性病变，因为面临术后长期并发症的问题，放置支架一定要谨慎，如适应证掌握不好或放置不当，将产生难以挽回的并发症。

2. 气道支架的种类

按制作材料大致可分成两大类：非金属材料支架，主要为硅酮(silicone)；金属支架，覆膜或不覆膜。

目前临床常用的支架包括：Dumon、Polyflex、Ultraflex、Wallstent、Dynamic；国内常用国产镍钛记忆合金支架。镍钛记忆合金支架具有强度高、耐腐蚀、组织相容性好及无毒性等优点，有形状记忆效应，在0～10℃时变软，可被任意塑形，在30～35℃时复形。

3. 支架置入方法

气管支架放置方法，国外最早通过气管切开放置，现在则多采用支气管镜引导下，直视或X线引导下通过支架推送器放置支架。

4. 并发症

常见的并发症主要是出血、感染及再狭窄。

（1）出血：这是支架植入后较为严重的并发症。支架压迫周围血管导致血管壁坏死、破裂，造成致命性大出血；选择适当口径支架可减少出血的发生。

（2）感染：支架会影响气道黏膜的排痰功能，支架远端气道分泌物聚集、阻塞可导致感染；因此支架置入初期应加强抗感染治疗，并鼓励患者咳嗽、咳痰，必要时经支气管镜冲洗和吸引分泌物。

（3）再狭窄：支架上下缘或者支架网眼间肉芽或肿瘤组织过度增生，会导致气道再狭窄，是较难处理的并发症；尤其对于良性病变，支架置入后肉芽组织过度增生导致的反复再狭窄往往会导致难以处理的并发症，因此对于良性病变患者进行支架置入时须非常谨慎。

第二节　支气管肺泡灌洗术

一、支气管－肺泡灌洗

支气管肺泡灌洗（bronchoalveolar lavage，BAL）是利用支气管镜向支气管肺泡内注入生理盐水并随即吸出，收集肺泡表面衬液，检查其细胞成分和可溶性物质的一种方法。主要用于对有关疾病的临床诊断、鉴别诊断以及研究肺部疾病的病因、发病机制、评价疗效和预后等。

（一）适应证

（1）肺间质疾病的诊断、鉴别诊断及预后评价。

（2）肺部感染的病原学检查。

（3）肺癌和其他肺部肿瘤的细胞学诊断。

（4）其他肺部疾病的诊断，如肺泡蛋白沉积症、肺含铁血黄素沉着症、弥漫性肺泡出血等。

（5）清除顽固性肺部感染患者气道内潴留的痰液。

（二）禁忌证

除常规支气管镜检查所述禁忌证以外，还包括：

（1）心、肺功能较差，如：心力衰竭、严重心律失常、新近发生的心肌梗死，重度肺功能不全（FEV_1<1000mL 者）及急性呼吸衰竭等。

（2）新近大咯血，排除弥漫性肺泡出血的患者。

（3）活动性肺结核未经治疗者。

（4）有明显电解质异常的患者。

（三）检查方法

1. 支气管肺泡灌洗术的操作方法

一般选择左肺舌段或右肺中叶，也可选择其他肺叶或肺段。但由于重力的原因，平卧位操作时应尽可能选择靠前的肺段进行灌洗，以增加回收量。取温度为 37℃的生理盐水 20 ～ 25mL，用注射器注入支气管镜吸引口，以后用吸引器以 50 ～ 80mmHg 的负压将液体由肺内吸出，收集至 50 ～ 100mL 的标本收集器内（收集器应由不黏附细胞的材料制成，例如聚乙烯或聚碳酸，玻璃器皿应硅化）；每次灌洗总量不超过 300mL。灌洗的回收量，右中叶或左舌叶灌洗回收量应达 40% 以上，下叶或其他肺叶为 30% 以上。收集灌洗液的容器宜置于冰桶中或冷藏，在 2 ～ 4 小时内处理。

2. 支气管肺泡灌洗术的注意事项

（1）操作时，应当避免创伤和引起患者咳嗽，否则可导致黏液和血液的明显污染。

（2）整个灌洗过程中，支气管镜须一直保持适当的“楔入”位置，以防灌洗液溢出及大气道分泌物污染。

（3）负压吸引应小于 80mmHg，否则可使远端气道萎陷，而影响回收量。

（4）在灌洗过程中和灌洗后 2 小时内，对所有患者都应按常规观察生命体征和脉氧饱和度，对缺氧者给予相应氧疗。

3. 支气管肺泡灌洗液的评价

（1）达到规定的回收量。

（2）不混有血液（特别是含有红细胞将影响结果判断），一般红细胞数不应超过 10%。

（3）不应混有多量上皮细胞，上皮细胞应小于 3%。

达到上述要求者，可认为是合格的灌洗标本。

（四）并发症及其预防和处理措施

支气管肺泡灌洗术是一种相当安全的方法，比常规支气管镜检查时间增加 10 分钟左右。其危险主要与支气管镜检查的操作有关，仅出现一些轻的并发症，基本不会发生出血、气胸、严重心律失常、呼吸停止等。

最常见的并发症是灌洗后患者发热，其次为肺浸润性阴影。发热一般无须治疗，可自行退热。发热的发生率与灌洗的肺叶数目和在每一灌洗部位注入液体的总量有关。

二、全肺灌洗

全肺灌洗主要用来治疗肺泡蛋白沉积症，一般在全麻下经 Carlens 双腔气管插管进行全肺灌洗。

（一）适应证

（1）确诊肺泡蛋白沉积症患者。

（2）肺分流率 >10%。

（3）呼吸困难等症状明显。

（4）活动后明显发绀，运动后显著低氧血症。

（二）禁忌证

（1）合并严重的心、肺功能不全者

（2）单侧肺通气后血氧饱和度小于 80%。

（三）全肺灌洗方法

1. 全肺灌洗的麻醉方法

（1）患者进行全肺灌洗前须禁食水 8 小时以上。

（2）全肺灌洗需要全身麻醉。

2. 置管方法及分侧肺通气的建立

（1）静脉诱导麻醉后置入 Carlens 双腔气管插管（可由支气管镜引导或由麻醉科医师置入），插管前端插入左主支气管，后端开口置于气管内，分别将左主支气管及气管内气囊充好气，然后行分侧肺机械通气。

（2）证实两肺完全分隔后，让两肺同时吸入 100% 氧气 10 ～ 15 分钟以驱除肺内氮气。再夹住待灌洗肺侧导管 5 分钟以便氧气吸收。另一侧肺维持通气，将潮气量减少 40% ～ 50%，使灌洗液注入后气道内压增加不超过 20%。

3. 全肺灌洗前的准备工作

（1）患者通常采取侧卧位，拟灌洗的肺脏处于低位，一般先灌洗病变较重的一侧

（2）将灌洗侧的气管插管与一Y形管相接，Y形管的两端分别接输液装置及吸引装置，输液瓶须悬挂于气管隆突水平上 50 ～ 60cm 处。

（3）灌洗过程中要持续监测患者的心率、血压、脉氧饱和度及机械通气各项参数，必要时做动脉血气分析检查。

4. 全肺灌洗步骤

（1）钳夹导管 5 分钟后开始灌洗，灌入约 37℃无菌生理盐水，掌握适当的灌洗速度。

（2）根据患者身高及体重的不同初始可灌入 400 ～ 800mL，一般灌满为止，5 分钟后吸出，观察患者反应，若各项监测指标无明显变化，即可开始重复灌洗。

（3）每次灌洗 400 ～ 800mL 的生理盐水，然后以 80 ～ 120cmH_2O 的负压吸出肺泡灌洗液，详细记录每次出入量，每次回收量的流失不应超过 150 ～ 200mL，灌洗过程反复进行，直至洗出液完全清亮，总量可达 10 ～ 20L，可配合拍击胸壁及抬高治疗侧以增强效果。

5. 全肺灌洗后的注意事项

（1）灌洗结束前，将患者置头低脚高位，将肺内液体尽量吸尽，然后将灌洗肺进行通气，恢复双侧肺机械通气，继续通气直至灌洗肺的顺应性恢复到术前水平。

（2）患者呼吸平稳，一般情况稳定，$SpO_2>95\%$，$PaO_2>60mmHg$，可拔除双腔气管插管，继续氧疗；如患者呼吸急促，缺氧明显，即须换用单腔气管插管行机械通气，必要时加用呼气末正压。

（3）灌洗后可予呋塞米 20mg，以免发生肺水肿。

（4）每次只能灌洗一侧肺，如欲灌洗另一侧肺，须间隔 7 ～ 10 天后进行。灌洗完毕后应立即行 X 线胸片检查，以除外液气胸及其他并发症。

（四）并发症及其预后

1. 全肺灌洗的并发症

（1）低氧血症。

（2）支气管痉挛。

（3）肺活量减少。

（4）灌洗液流入对侧肺。

（5）肺不张。

（6）低血压。

（7）液气胸。

（8）肺部感染。

（9）水中毒等。

2. 注意事项

由于全肺灌洗的开展，肺泡蛋白沉积症患者的预后明显改善，约半数患者经灌洗后病情改善，不须再行灌洗；反复发作的患者，常须每隔 6 ～ 12 个月灌洗一次；少数患者呈进行性发展，尽管反复灌洗，但最终仍死于呼吸衰竭。

第三节 内科胸腔镜

胸膜腔疾病是呼吸内科的常见问题。虽然经病史、查体、影像学以及胸腔积液水检查，部分病例可确定其病因。即使通过胸腹腔穿刺或闭式胸膜活检后，仍有超过 25% 的胸膜疾病不能确定其病因。对于这些病例，内科胸腔镜是一个非常有效的诊断工具。同时，对于反复发生的气胸及难治性胸腔积液，经胸腔镜进行胸膜固定术也是一种非常有效的治疗方法。内科胸腔镜可使用硬镜或半硬镜。曾有报道使用可弯曲支气管镜进行操作，虽然容易操作，但由于支气管镜可弯曲、缺乏支撑，在胸膜腔内操作、转向及活检困难。近年来出现了可弯曲胸腔镜，为头端可弯曲，而镜身主体为硬质，操作部与支气管镜相似。这种设计更适合呼吸科医生的操作习惯，集合了可弯曲及硬质镜的优点，既利于操控和活检，又有很好的视野，更适合于诊断性的胸腔镜手术。

一、内科胸腔镜的适应证

（1）不明原因反复出现或持续存在的胸腔积液。

（2）怀疑恶性胸腔积液，尤其是间皮瘤者。

（3）已知患有支气管肺癌但胸腔积液细胞学检查阴性者，为避免不必要的外科手术可进行胸腔镜检查。

（4）不典型的结核性胸腔积液患者，经其他检查仍不能确诊者。

（5）对于感染或结核性胸腔积液患者用于松解粘连或获取大块组织来评价耐药性。

（6）胸壁或胸膜肿物并胸腔积液胸膜肥厚。

（7）反复自发性气胸，评价发生气胸的原因，查找有无肺大疱。

二、内科胸腔镜的禁忌证

（一）绝对禁忌证

进镜部位脏壁层胸膜粘连致胸膜腔消失、肺纤维化终末期、机械通气、严重肺高压，以及不能控制的凝血功能障碍。

（二）相对禁忌证

（1）控制不佳的顽固咳嗽。

（2）不稳定的心血管疾病。

（3）通气弥散功能不佳致显著缺氧。

（4）出血性疾患。

三、术前患者的准备

虽然内科胸腔镜手术创伤小、安全性高，但由于其面对的患者常常由于大量胸腔积液而可能影响患者的通气和换气功能，因此术前应进行必要的准备。

（一）术前常规检查

常规检测血常规、肝肾功能、凝血酶原时间，有明显呼吸困难者应做动脉血气分析。

老年人应常规做心电图检查。

（二）抽液

对于大量胸腔积液患者，术前应尽可能多抽胸液，以改善症状，减少术中的缺氧，保证手术安全。另外，术前抽液可以减少术中浪费在引流积液上的时间，特别是大量胸腔积液的患者，如果术中引流过快，将可能引起复张性肺水肿造成频繁咳嗽及低氧血症，不仅影响手术进行，还具有潜在风险。

（三）建立人工气胸

术前抽取胸腔积液后向胸腔内注入过滤的气体（最好为 CO_2），而后拍侧卧位 X 线胸片，以确定进镜部位是否存在胸膜粘连。

（四）术前用药

为防止术中刺激胸膜后出现咳嗽及疼痛，可口服可待因。对于精神紧张的患者可静脉给予芬太尼或咪唑地西泮。

四、术前相关手术器械、物品的准备

由于内科胸腔镜手术需要进入无菌腔隙，因此应按照无菌手术去准备相关物品。

（一）胸腔镜及其附件

胸腔镜、穿刺套管（Trocar）应按照无菌要求包裹并进行消毒。

（二）无菌铺巾及单

按照开胸手术准备。

（三）麻药

一般使用 1% 的利多卡因进行局部浸润麻醉。

（四）外科手术相关器械

手术刀、剪刀、皮镊、止血钳、持针器、缝皮针及锋线。

（五）相关引流用品

吸引器及管路、胸管（成人多使用 24 号）、胸腔闭式引流瓶。

（六）电凝装置

用于活检部位的止血，以防活检后出现难以控制的出血。

五、内科胸腔镜的操作步骤

（1）患者保持健侧卧位，健侧腰部垫起以使患侧肋间隙增大，利于进镜。

（2）按照开胸手术要求严格消毒、铺无菌单。

（3）内科胸腔镜手术一般采取局部麻醉即可，对于过于紧张或不配合或病情过于严重者可采取全身麻醉。

（4）局部麻醉时，用利多卡因在选择进镜部位（常在腋中线第 4 至第 6 肋间隙）进行局部浸润麻醉，注意不要将麻醉药物直接注入血管内。

（5）切开皮肤后，用止血钳钝性分离至胸膜，插入穿刺套管。操作中允许空气经套管进入胸膜腔，使胸膜内压力与大气压力平衡。

（6）进入胸腔镜观察，可视具体情况分离粘连带、去除包裹性积液，并将尽可能引流干净以利观察胸膜。

（7）探查脏层及壁层胸膜，没有肺气肿或粘连的患者，气体进入胸腔后肺脏自然塌陷，比较容易观察脏层和壁层胸膜。观察各部位脏层胸膜及肋骨、肋间肌、脂肪、血管和神经等结构。观察顺序为脏层胸膜→后肋膈角→后胸壁→胸廓顶→前胸壁→前肋膈角。正常状态下胸膜透明状，可以通过它看到许多结构。脏层胸膜及肺脏表面上可以看到数量不等的炭末斑。于胸膜常可见大量脂肪组织，多表现为沿肋骨或包绕心包及膈肌的长条形、黄色斑块。恶性病灶常有特殊外观，但肉眼探查有时难与炎症病灶区分。故需要在病灶上多点取材。

（8）壁层胸膜活检通过胸腔镜的活检通道进入活检钳进行活检，对于病变突出不明显的部位，应尽可能使活检钳垂直于胸膜表面进行活检。如果使用可弯曲镜，则应尽可能将镜端接近活检部位，以获取对软性活检钳的最大的支撑力，使其能够施加更大的力量，以获取更深、更大的组织。钳夹活检部位后，应将镜端沿胸膜表面移动，以便对钳夹部位产生一个撕扯力，从而撕下更多的胸膜组织，获得更多组织标本。如果胸膜较薄，应尽可能避免在血管和神经处进行活检。一般取 4 ～ 6 处活检即可。但当高度怀疑为恶性病变，而镜下表现不典型时，如情况允许，应尽可能在胸膜不同部位多取活检。

（9）活检后应观察活检部位出血情况，必要时进行止血处理。可局部喷止血药物或使用电凝，严重出血者应请胸外科医生协助治疗。

（10）操作完成后，胸腔内放置胸腔引流管，用缝线固定。周围留置荷包缝线以备拔管时封闭切口。胸腔引流管接引流瓶，观察管道通畅后，伤口用纱布覆盖完成手术。

六、手术中注意事项

无论是否进行全麻下手术，手术过程中仍需要对患者进行密切的观察，以保证手术操作的顺利及患者安全。术中须常规监测下列项目：

（1）术中监测生命体征及脉氧饱和度。

（2）引流胸腔积液注意速度因过快地引流胸腔积液会导致复张性肺水肿，从而危及患者安全。应注意控制引流胸腔积液的速度，以不出现咳嗽、SpO_2 下降为宜。

（3）活检部位疼痛某些患者对疼痛较为敏感，如出现明显疼痛则可在局部喷入 1% 利多卡因。

（4）手术中不可盲目进镜，应通过视频引导，循胸膜腔进镜。

七、胸腔镜的并发症

硬质胸膜镜操作死亡率为 0.09% ～ 0.24%，尚无可弯曲胸膜镜死亡报道。多数的并发症报道与操作者经验不足有关。目前报告的并发症主要包括：长时间漏气、出血、皮下气肿、术后发热、脓胸、切口感染、心律失常、低血压、肿瘤种植转移等。还可出现复张性肺水肿、空气栓塞、血胸、咯血等。发生率较低，在 0.04% ～ 1.7% 之间。

总之，内科胸腔镜在诊断胸膜病变方面具有很高的价值。通过对胸膜腔做全面探查和直视下胸膜活检，可以对胸膜疾患进行有效诊断。而且其安全性良好，是介入呼吸病学领域一项重要的诊断技术。

第四节　呼吸支持术及呼吸科相关操作

一、氧疗

通过增加吸入氧浓度来纠正患者缺氧状态的治疗方法即为氧气疗法（简称氧疗）。合理的氧疗使体内可利用氧明显增加，并可减轻呼吸做功，降低缺氧性肺动脉高压，减轻右心负荷。

（一）适应证

一般而言，只要动脉血氧分压（PaO_2）低于正常值即可开始氧疗，但在实践中往往采取更严格的标准。对于成年患者，特别是慢性呼吸衰竭患者，当 PaO_2<60mmHg 时是比较公认的氧疗指征。而对于急性呼吸衰竭患者，氧疗指征应适当放宽。

1. 不伴 CO_2 潴留的低氧血症

此时患者主要问题为氧合功能障碍而通气功能基本正常。予以高浓度吸氧（>35%），使 PaO_2 提高到 60mmHg 或经皮血氧饱和度（SpO_2）达 90% 以上。

2. 伴有 CO_2 潴留的低氧血症

CO_2 潴留是通气功能不良的结果。慢性高碳酸血症患者的呼吸中枢化学感受器对 CO_2 反应性差，呼吸主要靠低氧血症对外周颈动脉窦、主动脉体的化学感受器的刺激来维持。若吸入高浓度氧，使血氧迅速上升，解除了低氧对外周化学感受器的刺激，便会抑制患者呼吸，造成通气状况进一步恶化，CO_2 潴留加重，严重时陷入 CO_2 麻醉状态。因此，应予以低氧流量（<35%）持续吸氧，控制 PaO_2 于 60mmHg 或 SpO_2 于 90% 左右。

（二）吸氧装置

1. 鼻导管或鼻塞

（1）主要优点为简单、方便，不影响患者咳嗽、进食、说话。缺点为氧浓度不恒定，易受患者呼吸影响；烦躁不安或意识不清的患者易脱出，易被鼻腔分泌物阻塞；高流量时对鼻黏膜局部有刺激，氧气流量一般限定在 7L/min 以内。

（2）吸入氧浓度与氧流量的关系：FiO_2（%）=21+4× 给氧流量（L/min）。

（3）氧流量 >6L/min 后，增加氧流量也无法提高 FiO_2，此时应选用氧气面罩或储氧面罩。

2. 简单面罩

（1）供氧管直接与面罩相连，供氧浓度可达 0.4 以上。缺点是面罩须贴紧面部以防止漏气，长时间佩戴会引起不适，影响咳嗽、进食等，睡眠变换体位或烦躁不安时易脱落或移位，患者呕吐时易发生呕吐物误吸。

（2）为防止重复呼吸，氧流量须达 5 ～ 6L/min。

3.Venturi 面罩

（1）根据 venturi 原理制成。供氧管与面罩之间由一个带侧孔的狭窄孔道相连接，侧孔大小可调。氧气流经狭窄孔道时产生负压，吸引一定量的空气经侧孔进入面罩，与氧气混合后保持固定比例。调整侧孔大小或氧流量就可改变空气与氧气的混合比例，进而改变吸入氧浓度。

（2）对于多数患者而言，射入面罩的气体流速能够超过患者的最高吸气流速，单位时间内的射入流量超过患者吸入潮气量，所以提供的氧浓度不受患者呼吸影响，可保持在较恒定水平。并且高流速气体在面罩内的冲刷作用使 CO_2 难以滞留，基本无重复呼吸。面罩不必与面部紧密接触，但仍对咳嗽、进食有一定影响。

4. 储氧面罩

（1）在简单面罩上加装一体积约 600 ～ 1000mL 的储气袋而成。欲使储氧面罩充分发挥作用，需要使面罩与患者面部紧密贴合。

（2）该面罩与鼻面部贴合后，不仅能够储氧，还可能造成 CO_2 的积聚。为了避免 CO_2 的积聚，必须有足够的氧流量将其冲出，因此该装置所要求的氧流量一般不低于 5L/min。

（3）面罩上以及面罩与储气袋之间无单向活瓣为部分重复呼吸面罩，有单向活瓣则为非重复呼吸面罩。非重复呼吸面罩对促进 CO_2 的排出和提高 FiO_2 具有重要作用。

（4）理论上该面罩 FiO_2 可达 1.0，但由于面罩与面部难以完全密闭、少数患者吸气流速较高等原因，该面罩的实际 FiO_2 仅为 0.7 左右。

（三）注意事项

（1）密切监测氧疗效果：①呼吸系统监测（RR、SpO_2 等）；②循环系统监测（HR、BP 等）；③动脉血气监测等。

（2）积极氧疗后效果较差者，应及早行无创甚至有创正压通气。

（3）在基本保证氧供的前提下，避免长时间高浓度吸氧（$FiO_2>0.5$），防止氧中毒。

（4）注意吸入气体的湿化。

（5）预防交叉感染，吸氧装置须定期消毒。

（6）注意防火。

二、人工气道的建立与管理

通过气管插管或气管切开等方式建立人工气道，以保证充分的痰液引流，并维持呼吸道通畅，保证有创正压通气的有效实施，是关系到呼吸衰竭患者能否得到成功救治的重要环节。

（一）应用指征

（1）急性呼吸道梗阻。

（2）须及时清除呼吸道内分泌物。

（3）咽喉缺乏保护性反射。

（4）呼吸衰竭引起的低氧血症和高碳酸血症，须正压通气治疗。

（二）操作方法

1. 气道紧急处理

紧急情况下，应先保证患者有足够的通气及氧供，而不是一味地强求气管插管。在某些情况下，一些简单的气道管理方法能起到重要作用，甚至可以免除紧急情况下的气管插管。

（1）清除呼吸道、口咽部分泌物和异物。

（2）头后仰、托起下颌。

（3）放置口咽通气道。

（4）用简易呼吸器经面罩加压给氧。

2. 人工气道建立方式的选择

人工气道的建立分为喉上途径和喉下途径。喉上途径是指经口和经鼻插管；喉下途径是指环甲膜穿刺和气管切开。

3. 插管前准备

（1）喉镜、加压面罩、简易呼吸器、氧气、气管插管、管芯、探条、口咽通气道、插管钳、牙垫、负压吸引设备、气管插管弹性固定带、气管插管弹性固定绳、喷雾器等。

（2）向家属交代清楚插管的必要性和危险性，并取得其一致理解和同意。

（3）尽可能启动床旁的一切监测手段并记录数据。

4. 插管过程的监测

（1）呼吸频率、幅度、方式。

（2）口唇、甲床、皮肤黏膜的色泽，经皮血氧饱和度。

（3）血压、心率。

（4）呼吸末二氧化碳（$ETCO_2$）：监测 $ETCO_2$ 对于确定气管导管是否插入气管，发现导管插入食管或管路脱连接有重要价值。

5. 插管操作方法

插管前让患者持续呼吸几分钟纯氧能使可允许插管时间明显延长，称为“预充氧”。予以镇静、肌松药物，并行口腔及气道的表面麻醉。

经口腔明视气管插管的方法：

（1）患者头向后仰，使其口张开。左手持喉镜自右口角放入口腔，将舌推向左方，然后徐徐向前推进，显露悬雍垂，同时以右手提下颌，并将喉镜继续向前推进，直至会厌暴露为止。

（2）左手稍用力将喉镜向前推进，使窥视片前端进入舌根与会厌角内，然后将喉镜向上、向前提起，即可显露声门。

（3）右手执气管导管后端，使其前端自口右角进入口腔，对着声门，以一旋转的力量轻轻经声门插入气管。导管的弯度不佳以致前端难以接近声门时，可借助管芯，于导管进入声门后再将管芯退出。

（4）安置牙垫，退出喉镜。可接简易呼吸器、呼吸机予以控制通气，观察胸部有无起伏运动，并用听诊器听双侧呼吸音，以判断导管是否插入大气道内。拍摄床旁胸片或进行气管镜检查，以确定导管的合适位置。

（5）导管外端和牙垫一并固定。

6. 经鼻腔插管术的步骤

（1）检查鼻腔是否通畅。

（2）当导管前端过鼻后孔后，在导管头端接近喉部时，术者以耳接近导管外端，随时探测最大通气强度并将导管插入气管。必要时可借助喉镜在明视下确认声门，用插管钳夹住导管前端送进大气道。

（3）插管后拍摄床旁胸片或进行气管镜检查以确定导管的合适位置。

（三）气管插管并发症

（1）动作粗暴可致牙齿脱落，或口鼻腔和咽喉部黏膜损伤、出血，或下颌关节脱位。浅麻醉下进行气管插管可引起剧烈咳嗽或喉支气管痉挛。有时由于迷走神经过度兴奋而产生心动过缓、心律失常，甚至心搏骤停。有时会引起血压剧升。

（2）导管过细使呼吸阻力增加，在痰液引流不畅时容易形成痰痂，从而导致导管堵塞。导管过粗则容易引起声门损伤、水肿、溃疡等。

（3）导管插入过支气管内可引起一侧肺不张。

（四）人工气道的管理

（1）病房管理：最好在空气净化区内，注意环境的消毒和隔离。

（2）固定气管插管：固定好插管，防止脱落移位。

（3）须记录的项目：插管日期和时间、插管人的姓名、插管型号、插管途径（经鼻、经口）、插管外露长度、患者在操作过程中的耐受情况、气囊压力等。

（4）气囊管理：定期监测气囊压力，并将其保持在 25 ～ 30cmH_2O。定期清除气囊上滞留物，以防止滞留物下移，减少呼吸机相关肺炎的发生。注意在拔管前，也必须清除气囊上滞留物。

（5）做好胸部物理治疗，加强痰液引流。

（6）细致的口腔护理：每日 2 次，以预防病原菌随口腔内分泌物移行至气道内，引起呼吸道感染。在做口腔护理前，检查气囊充气是否良好，以防病原菌随护理液向气道内移行。

三、机械通气

机械通气（mechanical ventilation，这里指正压通气）是在患者自然通气和（或）氧合功能出现障碍时运用器械（主要是呼吸机，ventilator）使患者恢复有效通气并改善氧合的方法；该技术可通过改善通气及气体交换、降低呼吸功耗，对呼吸衰竭患者提供有效的支持，为原发病的治疗赢得时间。根据患者与呼吸机连接界面的不同，机械通气可以分为有创正压机械通气（invasive mechanical ventilation，IMV；以经鼻 / 口气管插管或经气管切开导管与患者连接）和无创正压机械通气（noninvasive positive pressure ventilation，NPPV；以鼻罩、口鼻面罩、全面罩等方式与患者无创连接）2 种。

（一）适应证和禁忌证

一般而言，机械通气的目标包括：充分地维持通气和氧合；稳定血流动力学状态；尽量减少和防止肺损伤；为治疗原发病争取时间，改善患者的预后。这些目标是相互联系的，其中改善预后是贯穿机械通气始终的最高目标，也是从接触机械通气开始就必须把握的最基本的原则，在决定是否给患者上机之前，一定要充分估计原发病的可逆程度和患者可能的最终预后。这也是在考虑适应证之前必须考虑的预后因素。对于致呼吸衰竭原因有可逆或部分可逆的患者，按病理生理学分类，其适应证主要包括：

（1）阻塞性通气功能障碍 COPD 急性加重、哮喘急性发作等。

（2）限制性通气功能障碍重症肌无力、格林 – 巴利综合征、脑炎及脑损伤等神经肌肉疾病、胸廓外伤、手术及畸形等。

（3）气体交换功能障碍、急性肺损伤（ALI）/ 急性呼吸窘迫综合征（ARDS）、肺炎、间质性肺疾病、心源性肺水肿、肺栓塞等。

随着设备和技术的进步，机械通气已无绝对禁忌证。相对禁忌证主要为：气胸及纵隔气肿未行胸腔引流者；肺大疱和肺囊肿；严重肺出血；低血容量性休克未补充血容量者；气管食管瘘；缺血性心脏病及充血性心力衰竭。

满足上述条件，是否需要立即给予机械通气，还须参考以下指标：针对呼吸衰竭的一般治疗方法效果不明显，而病情有恶化趋势；呼吸形式严重异常：呼吸频率 >35 次 /min 或 <8 次 /min，或呼吸节律异常、自主呼吸微弱或消失；意识障碍；PaO_2<50mmHg，尤其是吸氧后仍 <50mmHg；$PaCO_2$ 进行性升高，pH 值动态下降。除此之外，需要注意的是，不同疾病上述变化的意义不尽相同，动态变化尤为重要，而在日常临床决策中社会经济因

素亦必须有所考虑。

（二）常用通气模式及参数

通气模式是指呼吸机每一次呼吸周期中气流发生的特点，主要包括以下 4 个环节：吸气的开始（吸气触发），吸气气流的特点（流速波形），潮气量的大小和吸气向呼气的切换（呼气触发）；每一种模式在上述某一个或多个环节都具有较其他模式不同的特点。在选择模式时，往往都会涉及人 - 机协调的概念，即“呼吸机”的气流发生和“呼吸肌”用力的一致性，如果在上述诸环节两者的吻合程度高，则人 – 机协调性好，否则就会发生人 – 机对抗。以下对一些常用和新型通气模式做简要的介绍：

1. 控制通气（CMV）

由呼吸机控制通气的潮气量（***Vt***）/ 压力（***P***）、频率（***f***）和吸气时间（***Ti***）/ 吸呼时间比(I/E)，完全替代患者的自主呼吸。包括容积控制通气（VCV）和压力控制通气（PCV）2 种，前者能保证潮气量和分钟通气量，让呼吸肌得到充分休息，但人为设置参数多，容易出现触发、切换以及流速与患者不协调的情况，容易发生人 – 机对抗、通气过度或不足等，也不利于呼吸肌锻炼，主要用于中枢或外周驱动能力很差及心肺功能贮备较差者，可提供最大的呼吸支持，以减少氧耗量；PCV 则用减速波进行通气，能有效降低气道峰压、改善换气，但需要随时监测潮气量，不断调节压力已达到目标潮气量，主要用于 VCV 时气道压力过高、比较严重的 ARDS 等患者。

2. 辅助控制通气（A/C MV）

自主呼吸触发呼吸机送气后，呼吸机按预置参数（VT，RR，VE）送气；患者无力触发或自主呼吸频率低于预置频率，呼吸机则以预置参数通气。与 CMV 相比，唯一不同的是需要设置触发灵敏度，其实际 RR 大于或等于预置 RR，具有 CMV 的优点，提高了人机协调性；可出现通气过度；对于具有气道阻塞的患者，由于呼吸频率的轻微增加就可能使分钟通气量明显增加，因而有产生明显动态肺充气（dynamic pulmonaryhyperinflation）的危险，所以在具有严重气道阻塞的患者不提倡应用 A/CMV。其应用与 CMV 相仿。

3. 间歇指令通气（IMV）/ 同步间歇指令通气（SIMV）

IMV 是指按预置频率给予 CMV，实际 IMV 的频率与预置相同，间隙控制通气之外的时间允许自主呼吸存在；SIMV 是指 IMV 的每一次送气在同步触发窗内由自主呼吸触发，若在同步触发窗内无触发，呼吸机按预置参数送气，间隙控制通气之外的时间允许自主呼吸存在。IMV/SIMV 与 CMV/ACMV 不同之处在于：前者的控制通气是“间歇”给，每一次“间歇”之外是自主呼吸，而后者每一次通气都是控制通气。该模式支持水平可调范围大（从完全的控制通气到完全自主呼吸），能保证一定的通气量，同时在一定程度上允许自主呼吸参与，防止呼吸肌萎缩，对心血管系统影响较小。发生过度通气的可能性较CMV小。自主呼吸时不提供通气辅助，须克服呼吸机回路的阻力。为了克服这一缺点，可在自主呼吸时给予一定水平的压力支持，即SIMV + PSV。主要用于具有一定自主呼吸能力者，逐渐下调IMV辅助频率，向撤机过渡，但本模式目前已不推荐用于撤机过程。若自主呼吸频率过快，采用此种方式可降低自主呼吸频率和呼吸功耗。

4. 压力支持通气（PSV）

当吸气努力达到触发标准后，呼吸机提供一高速气流，使气道压很快达到预置的辅助压力水平以克服吸气阻力和扩张肺脏，并维持此压力到吸气流速降低至吸气峰流速的一定百分比时，吸气转为呼气。该模式完全由自主呼吸触发，并决定RR和LVE，因而有较好的人–机协调。而VT与预置的压力支持水平、胸肺呼吸力学特性(气道阻力和胸肺顺应性）及吸气努力的大小有关。当吸气努力大，而气道阻力较小和胸肺顺应性较大时，相同的压力支持水平送入的VT越大。PSV为自主呼吸模式，患者感觉舒服，有利于呼吸肌休息和锻炼；自主呼吸能力较差或呼吸节律不稳定者，易发生触发失败和通气不足；压力支持水平设置不当，可发生通气不足或过度。在实际运用时须对RR和VT进行监测并据此调节压力支持水平。主要用于有一定自主呼吸能力、呼吸中枢驱动稳定者；与IMV等方式合用，可在保证一定通气须求时不致呼吸肌疲劳和萎缩，可用于撤机。

5. 持续气道内正压（CPAP）/ 呼气末正压（PEEP）

呼吸机在整个呼吸周期 / 呼气末保持气道内预设正压状态，患者在此压力状态下可自主呼吸或叠加其他通气模式进行通气。其目的均为保持一点恒定的气道正压，改善并维持氧合。目前认为这2种模式的原理、生理学效应类似。

6. 双相气道正压通气（BIPAP）

BIPAP为一种双水平CPAP的通气模式，高水平CPAP和低水平CPAP按一定频率进行切换，两者所占时间比例可调。在高压相和低压相，吸气和呼气都可以存在，做到“自由呼吸”。如果无自主呼吸，即相当于PCV+PEEP。这种模式突破了传统控制通气与自主呼吸不能并存的难题，能实现从PCV到CPAP的逐渐过渡，具有较广的临床应用范围和较好的人机协调。如果在BIPAP中使低水平CPAP所占时间很短，即相当于气道压力释放通气（APRV）。

以上简述了一些常用通气模式，尤其是前5种，调查显示目前临床上前5种通气模式应用总和超过90%，故对患者进行机械通气时，这些模式的理解和掌握至关重要。除上述针对ARDS肺保护性通气策略的BIPAP和APRV模式，近年来为克服以往通气模式的一些弊端，出现很多新型通气模式，如压力调节容量控制通气（PRVCV）、比例辅助通气

（PAV）、适应性支持通气（ASV）、神经调节通气辅助（NAVA）等，虽然尚无较大规模的临床研究证实其显著的优越性，但其良好的设计理念和前期小规模临床观察结果均提示这些模式有一定的应用前景。

（三）并发症

正压机械通气在有效地改善呼吸功能不全患者通气及换气的同时，由于形成了反常的气道内正压，建立人工气道和有时需要长期吸高浓度氧，也会对机体产生不利的影响，引起合并症。在临床工作中深刻地认识和警惕机械通气所可能引起的危害，及时地处理并发症，对于取得良好的治疗效果具有重要意义。机械通气的并发症主要与正压通气和建立有创人工气道有关。

（1）呼吸机相关肺损伤：包括压力伤、容积伤和生物伤，表现为肺间质气肿、纵隔气肿、气胸、肺实质炎性浸润等。

（2）血流动力学影响：胸腔内压力升高，可能出现心排出量减少，血压下降。

（3）呼吸机相关性肺炎（VAP）。

（4）其他气管导管相关并发症：气管导管插入过浅、过深；导管气囊压迫至气管－食管瘘；痰栓阻塞导管。

（四）撤机和拔管

机械通气的撤离（weaning of mechanical ventilation）是指在使用机械通气的原发病得到控制，患者的通气与换气功能得到改善后，逐渐地撤除机械通气对呼吸的支持，使患者恢复完全自主呼吸的过程（简称撤机）。由使用机械通气支持呼吸转而完全依靠患者自身的呼吸能力来承担机体的呼吸负荷，需要有一个过渡和适应的阶段。大部分接受机械通气的病例可以经过这一阶段而成功地撤机。撤机的难易程度主要取决于患者的原发和背景疾病及机械通气取代自主呼吸时间的长短。哮喘发作、外科手术和药物中毒时的机械通气所须时间短（数小时到数天），常可以迅速撤离，其方法简单而且易于成功；而 COPD 合并慢性呼衰的急性发作、神经－肌肉病变、伴严重营养不良患者的机械通气所须时间长（1周以上），则须在治疗原发病的过程中采用一些技术方法，逐渐使患者过渡到自主呼吸。如何积极地创造撤机的条件，准确地把握开始撤机的时机和设计、实施一个平稳过渡的技术方案是撤离机械通气中的 3 个主要问题。

在撤机前呼吸衰竭病因应基本去除，各重要脏器功能改善，纠正水电解质酸碱失衡。根据基础疾病和导致呼吸衰竭的原因不同，选择 T 形管、低水平 PSV 或持续气道内正压（CPAP）等方式辅助撤机、拔管。需要提出的是，SIMV 模式因为可能延长有创通气时间，导致撤机时机延后，临床已不再用于有创通气的撤机过程；另外，随着无创正压通气（NPPV）应用范围的逐渐拓展、技术操作日益成熟，NPPV 辅助撤离有创通气也在其他疾病得到尝试，以期望进一步缩短有创通气时间，降低并发症、改善预后。

（五）无创正压机械通气

近年来，无创机械通气（NIPPV）已从传统的治疗阻塞性睡眠呼吸暂停综合征（OSAS）拓展为治疗多种急慢性呼吸衰竭。

NIPPV 无须建立有创人工气道，而是经鼻 / 面罩行机械通气，较有创通气更容易为患者接受，呼吸机相关性肺炎等有创机械通气相关的严重并发症也随之减少，但要求患者具备以下条件：①清醒能够合作；②血流动力学稳定；③不需要气管插管保护（无误吸、严重消化道出血、气道分泌物过多且排痰不力等情况）；④无影响使用鼻 / 面罩的面部创伤；⑤能够耐受鼻 / 面罩。

目前，无创正压机械通气已常规用于 COPD 急性加重、支气管哮喘急性发作、急性心源性肺水肿、部分神经肌肉疾病、外伤和手术等合并呼吸衰竭的治疗，并取得了良好效果；在肺炎、ALI/ARDS 急性呼吸衰竭的治疗虽存争议，也有观察到改善预后的趋势。AECOPD 有创 - 无创序贯通气是以“肺部感染控制窗”为切换点，无创通气辅助撤机的一个成功范例，现已成为 AECOPD 机械通气的治疗规范之一。

四、胸膜腔穿刺术

胸膜腔穿刺术（thoracentesis）常用于检查胸腔积液的性质、抽液减压或通过穿刺向胸腔内局部注射给药等。

（一）适应证

（1）胸腔积液性质不明者进行诊断性穿刺。

（2）因大量胸液压迫导致呼吸循环功能障碍。

（3）结核性胸膜炎合并胸腔积液。

（4）脓胸、脓气胸。

（5）肺炎并发渗出性胸膜炎胸腔积液液量较多者。

（6）外伤性血气胸。

（7）脓胸或恶性胸腔积液须胸腔内注入药物者。

（8）其他为了诊治目的需要进行穿刺抽液者。

（二）相对适应证

病情危重，但需要进行胸膜腔穿刺以明确诊断或缓解症状者。

（三）禁忌证

（1）有严重出血倾向。

（2）大咯血。

穿刺部位皮肤有炎症病灶，如可能应更换其他穿刺部位。胸腔积液量较少者，胸腔穿刺应慎重，或在超声定位指引下进行穿刺检查。

（四）操作方法

行胸膜腔穿刺术之前应向患者及家属交代此项检查的必要性和可能存在的风险及并发症，并签署特殊操作检查知情同意书。并进行心率、血压等生命体征的测试检查。操作步骤如下：

（1）嘱患者取坐位，面向椅背，双前臂置于椅背上，前额伏于前臂上，将后背部充分暴露，选择并保持相对舒服的姿势。不能起床的患者，可取半坐卧位，患侧前臂上举抱于枕部，并保持相对固定的姿势。

（2）穿刺前应进行体格检查，核实胸腔积液的部位并选择相应穿刺点。一般情况下，中等量以上的胸腔积液其穿刺点选在胸部叩诊实音最明显的部位进行，通常选取肩胛线或腋后线的第 7 ～ 9 肋间；有时也选腋中线第 6 ～ 7 肋间或腋前线第 5 肋间为穿刺点。当包裹性积液或胸腔积液量较少时，可于超声定位后进行穿刺。结合 X 线或超声检查结果确定穿刺点，并用龙胆紫棉签在皮肤上标记该穿刺点以提高穿刺的成功率和安全性。

（3）术者进行“六步法”洗手，然后戴帽子口罩和无菌手套，助手协助打开胸穿包，术者于穿刺部位常规消毒皮肤，覆盖消毒洞巾（注意无菌原则）。

（4）用 1% 普鲁卡因或 2% 利多卡因（提前询问药物过敏史）在提前选择的穿刺点处肋骨上缘作为穿刺进针点，自表皮至胸膜壁层进行局部逐层浸润性麻醉。麻药针每到达一个深度先回抽判断是否有回血。当回抽无回血时再推注麻药，但当回抽发现有回血时则需要改变进针部位或深度再行回抽判断有无回血，然后再推注麻药，直至麻醉到胸膜。如需要进行胸膜活检术，则于胸膜处进行多点麻醉。

（5）根据麻醉注射针估测胸腔穿刺针进针深度。当麻醉注射针逐层进针先回抽再注药进行麻醉的过程中，当回抽发现有胸腔积液抽出时，此进针深度即为从表皮至胸膜腔的厚度（即胸腔穿刺针的进针深度），拔出麻醉注射针。

（6）术者准备并检查胸腔穿刺针是否正常，将穿刺针的三通活栓转到与胸腔保持关闭处。以一手固定穿刺部位的皮肤，另一只手持穿刺针，将穿刺针在已经麻醉的穿刺点处缓缓刺入（于肋骨上缘进针），当针锋抵抗感突然消失时，转动三通活栓使其与胸腔相通进行抽液。助手用止血钳协助固定穿刺针，以防刺入过深损伤肺组织。用注射器连接胸穿针的远端并缓慢抽取胸液至满后，转动三通活栓使其与外界相通的方向（管端接空瓶容器），将注射器内液体排出至空瓶容器中，并进行计量。

如用较粗的长穿刺针代替胸腔穿刺针时，应先将针座后连接的胶皮管用血管钳夹住（保持密闭），然后进行穿刺，进入胸腔后胶皮管端再接上注射器(50 ～ 100mL 注射器)，松开止血钳，抽吸胸腔内积液，抽满后再次用血管钳夹闭胶管，取下注射器，将液体注入空容器或试管中，计量或送检。穿刺过程中密切观察患者反应，及时发现胸膜反应等不良事件。

（7）抽液结束后，拔出穿刺针，用无菌棉球按压穿刺点，覆盖无菌纱布，稍用力压迫片刻，再用胶布固定。嘱患者静卧，严密观察患者术后有无不适反应。

（五）注意事项

（1）操作前应向患者说明穿刺目的，消除顾虑，取得配合。对精神紧张者，术前可口服小剂量地西泮等镇静药物。

（2）应尽量避免在第 9 肋间以下穿刺，以免穿透膈肌损伤腹腔脏器。

（3）穿刺针应沿肋骨上缘垂直进针，不可斜向上方，以免损伤肋骨下缘处的神经和血管。

（4）术中应由助手用止血钳固定穿刺针，防止在抽水过程中针头摆动而损伤肺组织。

（5）穿刺中要求患者尽量避免咳嗽、打喷嚏、深呼吸及转动身体，以免穿刺针损伤肺组织。

（6）一次抽液不应过多、过快。诊断性抽液，50 ～ 100mL 即可；减压抽液，首次不超过 600mL，以后每次不超过 1000mL。但积液量大时，可在控制抽液速度的前提下，适当增加抽液总量。如为脓胸，每次尽量抽净。微生物学检查应采用无菌试管留取标本，行涂片革兰染色镜检、细菌培养及药敏试验。细胞学检查应立即送检，以免细胞自溶。

（7）严格无菌操作，操作中要及时转动三通活栓或夹闭胶皮管，防止空气进入胸腔。

（8）恶性胸腔积液者在尽量抽液后，可注射抗肿瘤药或硬化剂，促使脏层与壁层胸膜的粘连，以闭合胸腔，防止胸液重新积聚。注药后嘱患者卧床 2 ～ 4 小时，并不断变换体位，使药物在胸腔内均匀分布，提高胸膜粘连的面积和效果。如注入的药物刺激性强，注药后可导致胸痛，在注药前可给予强痛定或哌替啶等镇痛剂以缓解。

（9）当穿刺或抽水过程中出现胸膜反应、复张性肺水肿或剧烈咳嗽时，应立即停止抽液，并给予相应处理。

（六）并发症

（1）气胸。

（2）血胸。

（3）胸膜反应：头晕、面色苍白、出汗、心悸、胸部压迫感或剧痛、昏厥等。

（4）复张性肺水肿：连续性咳嗽、气短、呼吸困难、咳泡沫痰、双肺闻及湿性啰音或哮鸣音等。当发生胸膜反应或复张性肺水肿时，应立即停止抽液，使患者平卧，并皮下注射 0.1% 肾上腺素 0.3 ～ 0.5mL，或进行其他对症处理。

五、胸腔抽气术

胸腔抽气术是自发性气胸的有效治疗手段，是促进肺尽早复张紧急处理的关键措施。

（一）适应证

肺压缩 >20% 的闭合性气胸；虽然气胸量不到 20%，但患者呼吸困难症状明显，或经休息和观察气胸延迟吸收，均可考虑抽气减压。张力性气胸和开放性气胸也应积极抽气减压。

（二）操作方法

胸腔抽气术之前应向患者及家属交代此项治疗措施的必要性和可能存在的风险，并签署特殊操作检查知情同意书。并对患者进行心率、血压等生命体征的测试检查。操作步骤如下：

（1）嘱患者取坐位，面向术者，双臂下垂，将胸部充分暴露，选择并保持相对舒服的姿势。

（2）应在积气最多处进行穿刺进针。对于无胸膜粘连的气胸患者通常多选择在锁骨中线外侧第 2 前肋间，也可在腋前线 3 ～ 4 肋间作为穿刺点进行穿刺。

（3）术者进行“六步法”洗手，然后戴帽子口罩和无菌手套，助手协助打开胸穿包，术者于穿刺部位常规消毒皮肤，覆盖消毒洞巾（注意无菌原则）。

（4）用 1% 普鲁卡因或 2% 利多卡因（提前询问药物过敏史）在提前选择的穿刺点处肋骨上缘作为穿刺进针点，自表皮至胸膜壁层进行局部逐层浸润性麻醉。麻药针每到达一个深度先回抽判断是否有回血，当回抽无回血时再推注麻药，但当回抽发现有回血时则需要改变进针部位或深度再行回抽判断有无回血，然后再推注麻药，直至麻醉到胸膜。

（5）抽气方法。

①简易法：用胸腔穿刺针进行胸腔抽气时，应先将针座后连接的胶皮管用血管钳夹住（保持密闭），然后进行穿刺，进入胸腔后胶皮管端再接上注射器(50 ～ 100mL 注射器)，松开止血钳，抽吸胸腔内积气，抽满后再次用血管钳夹闭胶管，取下注射器，计量后将气体推出注射器，逐步反复抽气计量。穿刺过程中密切观察患者反应，及时发现胸膜反应等不良事件。

紧急情况下可用消毒指套扎在针头的根部，指套顶端剪小孔，针头插入胸膜腔，借助呼气时胸腔压升高将气体从指套排出，吸气时胸腔为负压，指套闭合空气不能进入胸腔，反复进行呼吸将胸腔内气体排出。此法既适于急救，也便于患者运送。

②气胸箱抽气：借助气胸箱可观察抽气前后胸膜腔内压力，又可记录抽气量，多适合于闭合性气胸的治疗。如果为闭合性气胸，抽气过程中胸腔压力不再增加；开放性气胸者即抽气后压力不变或胸腔内压降低后又很快恢复到零位水平，并随呼吸上下波动。对于开放性气胸或张力性气胸，如果胸腔抽气术效果不佳，可行胸腔闭式引流术治疗。

（三）注意事项

（1）操作前应向患者说明穿刺目的，消除顾虑，取得配合。

（2）术前向患者和家属说明胸腔抽气术的必要性及可能存在的风险和并发症，并签署知情同意书。

（3）询问患者药物过敏史。

（4）术前测量血压、脉搏等生命体征。

（5）让患者采取舒适体位。

（6）严格遵守无菌消毒原则。

（7）事先做好并发症处理的准备。

（8）一般初次抽气量少于 1000mL，然后测量胸腔内压，并观察 5 ～ 10 分钟。

（四）并发症

（1）麻醉意外患者对麻醉药物过敏可出现休克甚至心搏骤停。

（2）复张性肺水肿患者肺复张后出现连续性咳嗽、气短、呼吸困难，咳泡沫痰、双肺闻及湿性啰音或哮鸣音等，酷似急性左心衰竭的症状。

（3）损伤性血气胸。

（4）继发感染。

六、胸腔闭式引流术

胸腔闭式引流术是胸膜疾病常用的治疗措施。通过水封瓶的虹吸作用，使胸膜腔内气体或液体及时引流排出，避免外界空气和液体进入胸腔，从而维持胸膜腔内负压，促进肺膨胀，并有利于控制胸膜腔感染，预防胸膜粘连。

（一）适应证

（1）自发性气胸、大量胸腔积液，经反复穿刺抽吸气体或液体疗效不佳者。

（2）支气管胸膜瘘、食管吻合口瘘、食管破裂者。

（3）胸腔积血较多，难以通过穿刺抽吸解除者。

（4）脓胸积液量较多且黏稠者，或早期脓胸、胸膜、纵隔尚未固定者。

（5）开放性胸外伤、开胸术后或胸腔镜术后须常规引流者。

（二）禁忌证

非胸腔内积气、积液，如肺大疱、肺囊肿等。

（三）操作方法

行胸腔闭式引流术之前应向患者及家属交代此项治疗措施的必要性和可能存在的风险及并发症，并签署特殊操作治疗的知情同意书，然后并进行心率、血压等生命体征的测试检查。操作步骤如下。

1. 体位

依病情轻重，患者可采取坐位或半坐位，头略转向对侧，上肢抬高抱头或置于胸前。

2. 切口部位

依病变部位和引流物性质决定切口部位。一般情况下，引流气体时，切口宜选择在锁骨中线外侧第 2 肋间；引流脓胸、血胸、乳糜胸等积液液体时，切口常选择腋中线或腋后线 6 ～ 8 肋间；如系包裹性胸腔积液，应借助 X 线或超声检查，确定切口部位和引流管的进入点。

3. 消毒、麻醉

术者进行“六步法”洗手，然后戴帽子、口罩和无菌手套，助手协助打开胸穿包，术者于切口部位周围 15cm 范围常规消毒皮肤，覆盖消毒洞巾（注意无菌原则）。局部逐层浸润麻醉（与胸膜穿刺术麻醉相同），当针尖刺入胸腔后试抽，以确定有无积液、积气等，并估测胸腔置管的深度。

4. 插管方法

可选用肋间切开插管法、套管针插管法、肋骨切除插管法。

（1)肋间切开插管法：于确定的置管部位，沿肋间或皮纹方向切开皮肤 2.0 ～ 3.0cm，在肋骨上缘处用中弯血管钳钝性分离肋间组织，用钳尖刺入胸膜腔内，撑开血管钳，扩大创口。用血管钳夹住引流插管末端，再用另一血管钳纵行夹持引流管前端，经切口插入胸腔内，引流管进入胸膜腔的长度以引流侧孔进入胸膜腔 0.5 ～ 1.0cm 为宜。将引流管末端与盛有液体的水封瓶相连接，松开末端血管钳，嘱患者咳嗽或做深呼吸运动，可见气体或液体自引流管内流出，玻璃管内液体随呼吸上下运动。如上述现象不出现，应重新调整胸膜腔内引流管的位置。切口缝合 1 ～ 2 针，用引流管旁缝合皮肤的两根缝线将引流管固定在胸壁上。

（2）套管针插管法：于局麻处切开皮肤约 2cm，紧贴肋骨上缘处，用持续的力量转动套管针使之逐渐刺入胸壁，当针尖进入胸膜腔时会有突破感。先将引流管末端用血管钳夹住，拔出针芯，迅速将引流管自侧壁插入套管腔，送入胸腔内预定深度，缓慢退出套管针套管，注意勿将引流管一并退出。缝合皮肤并固定引流管，末端连接水封瓶。

（3）肋骨切除插管法：在手术室进行，可插入较粗的引流管，适用于脓液黏稠的脓胸患者。手术切除一段肋骨，长约 4cm。术中切开脓腔，吸出脓液，手指伸入脓腔，剥离粘连，以利引流。

（四）注意事项

(1)分离肋间组织时，血管钳要紧贴肋骨上缘，避免损伤肋骨下的肋间血管和神经。

（2）放置引流管时，引流管的侧孔不能太浅，否则易脱出引起开放性气胸或皮下气肿。

（3）留置在胸膜腔内的引流管长度一般应控制在 5cm 左右，不宜插入过深。

（4）缝皮肤固定线时，进针要深，直到肌肉层，关闭肌肉与皮下之间的间隙，皮肤缝合不宜太严密。

(5)水封瓶内玻璃管下段在水平面下 2 ～ 3cm 为宜，如果过深，胸内气体不易逸出。

（6）引流开始时须控制放出气体、液体的速度，特别是对于肺压缩严重且萎陷时间长者，以防止发生复张性肺水肿。

(7)注意观察引流瓶中气液面的波动情况，经常挤捏引流管，不要使之受压、扭曲，确保引流管通畅。

（8）移动患者或患者行走时，要用血管钳夹住近端引流管，防止水封瓶的液体倒流入胸腔或引流管脱落。

(9)拔除引流管时，要嘱患者深吸气后屏气，用凡士林纱布盖住引流口，迅速拔管，压紧纱布避免空气进入胸腔。

（五）并发症

（1）麻药过敏严重时可引起休克。

（2）胸膜反应严重时可引起休克。

（3）继发切口感染，可导致胸腔感染。

（4）损伤出血，可导致血气胸。

七、经胸壁针刺胸膜活体检查术

胸膜活体检查术（pleura biopsy）简称胸膜活检，为原因不明的胸膜疾患有用的检查手段。方法有经胸壁针刺胸膜活检、经胸腔镜胸膜活检和开胸胸膜活检 3 种，以前者最常用。

（一）适应证

各种原因不明的胸膜病变合并胸腔积液患者均为此项检查的适应证。

胸膜穿刺活检可获得小片胸膜组织，以便进行病理组织学和微生物学检查，对渗出性胸腔积液的病因诊断意义甚大。胸腔积液的常见原因为结核性胸膜炎和各种胸膜转移性肿瘤，通过胸膜活检可以发现结核性肉芽肿病变或明确肿瘤性质。胸膜间皮瘤有时也可通过胸膜活检而得到确诊。结缔组织病所致胸腔积液患者，通过胸膜活检可能发现相应的改变。淀粉样变患者胸膜活检也可发现特异改变。

对于恶性肿瘤和感染性疾病，胸腔穿刺联合进行胸膜活检，诊断价值明显优于单独胸腔穿刺抽液检查。

胸膜增厚明显而病因不明时，即使无胸腔积液，也可考虑做胸膜活检。

漏出性胸腔积液，如已确诊为心力衰竭、肝硬化和肾功能不全等引起者，因胸膜无特异性病变，无须行胸膜活检。

（二）禁忌证

（1）严重出血倾向，尚未有效纠正者。

（2）已确诊为脓胸或穿刺部位皮肤有化脓性感染者。

肺动脉高压、心肺功能不全者为胸膜穿刺活检的相对禁忌证。对肺大疱、胸膜下肺大疱及肺囊肿合并胸膜疾患患者，选择穿刺部位时应避开上述病变。

（三）操作方法

（1）患者体位、穿刺部位、局部消毒、麻醉过程同胸膜腔穿刺术。本检查可与胸膜腔穿刺术合并进行，先活检，后抽液。包裹性积液活检部位可根据 X 线胸片、胸部 CT 和 B 型超声检查结果确定，并予以标记。

（2）国内多数医院采用的是改良的 Cope 针。将套管连同穿刺针刺入胸膜腔后，拔出穿刺针，用拇指堵住套管针的外孔，接上 50mL 注射器，并抽出胸腔积液，供实验室检查用。移开注射器，放开拇指，迅速插入钝头钩针。将整个针从垂直位变成与胸壁成 45° 位置。将套管连同钝头钩针缓慢后退，遇阻力时即表示已达壁层胸膜，此时稍用力，将钩针紧紧钩住胸膜并固定，然后将套管推入 1cm 左右，使壁层胸膜切入在套管内，然后将钩针拉出，即可获得活检标本。同时用拇指堵住外套管口，防止进气。为提高活检阳性率，可分别在类似时钟 3、6、9 点处各重复操作 1 ～ 2 次，以获得足够的标本送检。12 点处（肋骨下缘）不可取材，以免损伤肋间血管和神经。胸膜为白色组织，通常先漂浮在标本瓶的表面，稍后再缓慢下沉。如果取出组织为红色则可能为骨骼肌组织，应重复再取。

（3）将切取之组织块放入 10% 甲醛或 95% 乙醇中固定送检。

（四）注意事项

（1）认真仔细操作，减少因套管针漏气，造成气胸。

（2）胸腔积液量大、胸腔压力高的患者，活检后要注意加压包扎或延长压迫时间，以避免胸液外漏。

（3）其他注意事项同胸膜腔穿刺术。

（五）并发症

同胸膜腔穿刺术。

参考文献

[1] 梁名吉 . 呼吸内科急危重症 [M]. 北京：中国协和医科大学出版社，2018.

[2] 李志奎 . 呼吸内科 [M]. 西安：第四军医大学出版社，2014.

[3] 唐华平 . 呼吸内科疾病诊治 [M]. 北京：科学技术文献出版社，2018.

[4] 樊恭春 . 呼吸内科临床精要 [M]. 哈尔滨：黑龙江科学技术出版社，2018.

[5] 王季政 . 呼吸内科临床诊疗 [M]. 天津：天津科学技术出版社，2018.

[6] 王光辉 . 呼吸内科临床诊疗技术 [M]. 天津：天津科学技术出版社，2019.

[7] 毕丽岩，庚俐莉 . 呼吸内科学习题集 [M]. 北京：中国协和医科大学出版社，2019.

[8] 樊淑娟 . 呼吸内科临床诊治精要 [M]. 北京：科学技术文献出版社，2019.

[9] 王英英，高第，祝新凤 . 实用呼吸内科疾病诊疗 [M]. 北京：科学技术文献出版社，2019.

[10] 刘同赏，孙荣丽，唐炳俭，等 . 呼吸内科疾病诊疗学 [M]. 北京：科学技术文献出版社，2018.

[11] 郭娜 . 呼吸内科常见病的诊断与防治 [M]. 武汉：湖北科学技术出版社，2018.

[12] 尹晓玲 . 呼吸内科疾病 诊断及处理 [M]. 北京：科学技术文献出版社，2018.

[13] 曾惠清，曾奕明 . 呼吸内科疑难病例剖析 [M]. 北京：科学技术文献出版社，2018.

[14] 刘慧红 . 呼吸内科常见病诊治学 [M]. 长春：吉林科学技术出版社，2019.

[15] 郭娜 . 临床呼吸内科疾病诊治学 [M]. 长春：吉林科学技术出版社，2019.

[16] 李芳 . 呼吸内科疾病临床诊疗技术 [M]. 北京：科学技术文献出版社，2019.

[17] 郭敏 . 现代呼吸内科常见病诊治学 [M]. 长春：吉林科学技术出版社，2019.

[18]刘东国，宋爱玲，李彬.呼吸内科疾病诊疗思维[M].天津：天津科学技术出版社，2017.

[19] 丁国正 . 呼吸内科诊疗进展 [M]. 长春：吉林科学技术出版社，2016.

[20] 丁淑贞，姜秋红 . 呼吸内科临床护理 [M]. 北京：中国协和医科大学出版社，2016.

[21] 武蕾，刘化峰，霍玉贤，等 . 呼吸内科中西医诊疗学 [M]. 北京：科学技术文献出版社，2018.

[22] 王善全 . 呼吸内科疾病 规范化治疗 [M]. 天津：天津科学技术出版社，2018.

[23] 何朝文 . 新编呼吸内科常见病诊治与内镜应用 [M]. 开封：河南大学出版社，2020.

[24] 樊毫军 . 呼吸内科：健康在于呼吸 [M]. 北京：中国科学技术出版社，2016.

[25] 俞森洋，蔡柏蔷 . 呼吸内科主治医生 760 问 [M]. 第 3 版 . 北京：中国协和医科大

学出版社，2017.

[26] 戴元荣，李兴芳，陈张琴 . 临床呼吸内科常见病诊治 [M]. 上海：上海交通大学出版社，2017.

[27] 黄茂，王虹 . 呼吸内科临床处方手册 [M]. 南京：江苏科学技术出版社，2015.

[28] 刘澄英 . 呼吸内科疾病救治关键（上）[M]. 长春：吉林科学技术出版社，2016.

[29] 刘澄英 . 呼吸内科疾病救治关键（下）[M]. 长春：吉林科学技术出版社，2016.

[30] 何权瀛 . 呼吸内科诊疗常规 [M]. 北京：中国医药科技出版社，2012.

[31] 刘长庭 . 呼吸内科临床问答 [M]. 北京：人民军医出版社，2011.

[32] 林典义 . 呼吸内科疾病诊疗新进展 [M]. 西安：西安交通大学出版社，2015.

[33] 冯原 . 呼吸内科疾病诊疗与用药指导 [M]. 成都：西南交通大学出版社，2015.

[34] 葛建国 . 呼吸内科疾病用药指导 [M]. 北京：人民军医出版社，2014.

[35]刘莹等.呼吸内科诊疗基础与临床处置要点(上)[M].长春：吉林科学技术出版社，2016.

[36]刘莹等.呼吸内科诊疗基础与临床处置要点(下)[M].长春：吉林科学技术出版社，2016.

[37] 孙凤春，王汉林，黄秀莲，等 . 现代呼吸内科教程 [M]. 济南：山东大学出版社，2008.